Kurzgefasste practische

Hydrotherapie.

Von

Dr. Carl Pick
in **Kaltenleutgeben**

. . . Assistent des Hofrathes Professor Dr. Winternitz, . . .
gew. Secundararzt des Wiener allgemeinen Krankenhauses etc.

BERLIN 1902.
J. J. HEINES VERLAG.

Anhaltische Buchdruckerei Gutenberg, e. G. m. b. H., Dessau.

Seinem Lehrer und Meister

Herrn Hofrath

Professor Dr. Wilhelm Winternitz

in grösster Verehrung und Dankbarkeit

gewidmet

vom

Verfasser.

Vorwort.

> Der Glaube an das Recept ist bei den Gebildeten im Niedergange, die Zuversicht zur Heilkraft des Wassers und zu den diätetischen Kurmethoden im Steigen. Auch die unteren Schichten beginnen einzusehen, wie viel sich mit Wasser, Licht, Luft und Regelung der Lebensweise, ohne Arzneien ausrichten lässt. In weiten Kreisen ist sogar das Misstrauen gegen die Arzneimittel, selbst die wirksamsten und durch nichts zu ersetzenden, herrschend geworden.
>
> [Geheimrath, Professor Kussmaul in Heidelberg.]

Vor mir liegt ein vergilbtes Buch von Harveus: „Ars curandi morbos expectatione: „Die Kunst Krankheiten zu heilen, — durch Abwarten." Auch ein kleiner Stahlstich ziert das morsche Titelblatt. Am Krankenbette tastet der Arzt mit der Linken den Puls des Patienten, während er mit der Rechten auf ein leeres Blatt die Verordnung in ein einziges Wort zusammenfasst: „Expecta!" „Warte ab!"

Es ist dies das Glaubensbekenntniss der damaligen therapeutischen Richtung, die auch, — zwei Jahrhunderte später, — von unserer berühmten Wiener medicinischen Schule acceptirt und propagirt wurde.

Der Nihilismus in der Medicin war sehr oft ein Segen für die Kranken; jedenfalls war man damit dem obersten Grundsatze bei Behandlung von Krankheiten am nächsten gekommen; dem Grundsatze, der noch weitaus vor dem inneren Drange, dem Kranken zu nützen, von Aesculaps Jüngern beherzigt werden muss: Nicht zu schaden! Mutter Natur bringt Vieles in's Gleichgewicht — ad normam — zurück, — — wenn der Arzt ihre Bahnen nicht hemmt! Und welche Methode würde dieser idealen Richtung prompter gerecht werden können, als die zuwartende, die passiv beobachtende!

Doch es kam eine Reactionszeit; vielleicht waren es die grossartigen Erfolge und Triumphe der operativen Chirurgie die nicht ohne Einfluss auf unser Thun und Lassen bei der Behandlung interner Erkrankungen geblieben sind. Man wollte auch da Positives leisten. Die Zahl der neu entdeckten und empfohlenen Präparate, sowie der specifisch wirkenden Medicamente war Legion, wenn auch der überwiegenden Mehrzahl ein kurzer Bestand beschieden war. Nicht anders wäre es der damals gleichfalls erst in den Arzneischatz aufgenommenen Wasserheilmethode ergangen; denn dieselbe wurde von einigen Enthusiasten ohne jede wissenschaftliche Grundlage und Stütze proclamirt. Das unbestrittene Verdienst die Hydrotherapie auf ein physiologisches Fundament gestellt und in die Reihe der Heilwissenschaften eingeführt zu haben, gebührt dem Hofrathe und Universitätsprofessor Dr. Wilhelm Winternitz in Wien. Jahrelang fortgesetzte profunde, theoretische und practische Studien und Forschungen, streng objective Beurtheilung der Erfolge und Misserfolge haben die Basis zu der allmählich emporblühenden, jungen Disciplin gebildet. Nur zielbewusste Energie, vereint mit einem Arsenal von Waffen des Geistes und des Wissens konnte die grossen und vielfachen Hindernisse bekämpfen und überwinden, die sich thurmhoch der neuen Richtung entgegenstellten. „Per aspera ad astra" war die Devise an der Winternitz unentwegt festgehalten.

Meine Erfahrungen über die Wirkungsweise des Wassers, gesammelt an einem grossen Krankenmateriale aus den verschiedensten Ständen, will ich in den folgenden Blättern niederlegen.

Meine Thätigkeit durch einen Zeitraum von über 20 Jahren, an einer der grössten und hervorragendsten Heilanstalten Oesterreichs bot mir reichlich Gelegenheit die grossen Erfolge rationell durchgeführter hydrotherapeutischer Massnahmen kennen zu lernen und zu würdigen. Im Palaste des Vornehmen, im Bürgerhause, und in der Hütte des Armen konnte ich sehr häufig die überaus segensreichen Wirkungen methodisch geübter Wasserkuren studieren. Ich beobachtete aber nicht selten auch Misserfolge. Es ist selbstverständlich, dass die Hydrotherapie, gleichwie jede andere Methode in den Händen von Laien, Kurpfuschern und gedankenlosen Fanatikern Unheil stiften könne. Zuweilen sind aber auch lege artis verordnete und regelrecht ausgeführte Kuren nicht von dem gewünschten Erfolge begleitet. Es können hierbei vielerlei Ursachen störend einwirken. Bei mangelnder Ruhe des Gemüthes und Geistes können trotz aller Sorgfalt und Pflege angewandte Kuren gegen nervöse oder neurasthenische Zustände nichts fruchten. Trotz Leibbinden, Stammumschlägen, Schläuchen und Sitzbädern können wir einen verstimmten oder verdorbenen Magen nicht zu Recht bringen, wenn nicht gleichzeitig ein zweckentsprechendes Regime, eine passende Diät geboten und eingehalten wird. Dem Schwächling, der seiner sexuellen Gelüste nicht Herr werden kann, dem Nachtschwärmer, der erst in den Morgenstunden seine Ruhestätte aufsucht, dem Bureaukraten, der Tags über ununterbrochen an dem Schreibpulte sitzt und sich auch nach gethaner Arbeit keine Musse gönnt, wird auch die Wasserkur keinen Nutzen bringen. Es muss das gesammte hygienische und diätetische Regime strenge geordnet und geregelt werden, falls man Erspriessliches erzielen will. Gilt dies schon bei der Anwendung des Wassers bei sogenannten Kräftigungs-, Abhärtungs- und Erfrischungskuren, um wie viel mehr noch muss das oberste Postulat bei der hydriatischen Behandlung pathologischer Zustände im Auge behalten und durchgeführt werden: stricte Individualisirung!

Die Hauptaufgabe, die ich mir gestellt, war, den practischen Theil: Applicationsweise, Indicationen, Dosirung hydriatischer Proceduren und die Wasserkur im Hause des Kranken mit den einfachsten Behelfen, dem Leser möglichst klar vor Augen zu führen, sowohl dem practischen Arzte, als auch demjenigen, der sich der Leitung einer Anstalt widmen will. Wer genauere Forschungen auf theoretischem und practischem Gebiete, bezüglich der physiologischen und chemischen Wirkung des Wassers auf den gesunden und kranken Organismus machen will, den verweise ich auf die umfassenden, classischen Arbeiten unseres Altmeisters: Winternitz.

Kaltenleutgeben, im Juli 1902. **Pick.**

Inhalt.

I. Abtheilung.

A. Scientifische Begründung der Hydrotherapie.

II. Abtheilung.

Practische Anwendung der Hydrotherapie in den einzelnen Krankheitsgebieten.

*) Siehe auch Krankheiten des Harnapparates.

I. Abtheilung.

A. Scientifische Begründung der Hydrotherapie.

1. Einleitung.

Kranke Menschen mit Wasser zu behandeln, gesunde in vielen Fällen, durch Abhärtung mit Wasser vor dem Krankwerden zu schützen, lehrt die Hydrotherapie. Das Wasser wird von uns methodisch innerlich und äusserlich angewendet. Die für unsere Heilmethode erforderlichen Qualitäten desselben sind die eines guten Trinkwassers: krystallhell, frisch, ohne Bei- und Nachgeschmack, mit nicht zu viel festen, mineralischen Bestandtheilen; demnach bevorzugen wir ein Gebirgsquellwasser, sind indess bei dem epidermatischen Gebrauche desselben bezüglich seiner chemischen Zusammensetzung weniger difficil.

Bei der äusserlichen Anwendung des Wassers kommen in Betracht: Der thermische Reiz, der je nach der Temperatur des Wassers variirt, und der mechanische Reiz, der verschiedenartig einwirkt, je nach dem grösseren oder geringeren, künstlichen oder natürlichen Drucke und der grösseren oder geringeren angewandten Wassermenge.

Das Wasser kommt zu Heilzwecken in allen drei Aggregatzuständen und in den diversesten Temperaturen zur Anwendung, am Häufigsten in flüssiger Form, dann in gasförmiger und wohl am Seltensten in fester Form, als Schnee und Eis.

2. Einwirkung des Wassers auf die Temperatur der Haut und der inneren Organe.

Die Temperatur der Haut ist von der rascheren und langsameren Circulation in derselben und von der Temperatur des umgebenden Mediums abhängig. Die Zone innerhalb welcher die Temperatur des Wassers weder eine entschiedene Kälte- noch eine entschiedene Wärmeempfindung an der Körperoberfläche erzeugt, nennen wir

Indifferenzzone. Ausserhalb des Bereiches derselben werden specifische Kälte- respective Wärmesensationen hervorgerufen.

Die Temperatur der inneren Organe variirt je nach der Bluttemperatur und der Quantität des durch dieselben circulirenden Blutes. Abnahme der Temperatur eines Organes entsteht bei vermindertem Blutgehalte, bei Abkühlung des zugeführten Blutes oder bei direkter Wärmeentziehung. Temperatursteigerung eines Organes tritt ein bei vermehrtem Blutgehalte, direkter Zufuhr wärmeren Blutes oder bei direkter Wärmezufuhr zu dem betreffenden Organe. Bei Hyperaemie eines peripheren Körpertheiles wird durch Kälteeinwirkung in loco eine Contraction der Gefässe stattfinden. Dasselbe erzielen wir, wie Winternitz nachgewiesen hat, durch Kälteapplikation auf das zuführende Gefäss und ebenso durch Temperaturherabsetzung des zu dem peripheren Körpertheile zuströmenden Blutes. Bei der Kälteapplikation in loco werden auch die peripheren venösen Gefässe zur Zusammenziehung gebracht; es kann dann auch das ursprüngliche Colorit bei der Kälteapplikation verändert werden. Der Röthung folgt Blässe, dieser neuerdings Röthung und schliesslich livide Verfärbung. Diese Verfärbung ist einerseits von dem Effekt, den die Kälte auf die vaso-constrictoren und vasodilatatoren ausübt, andererseits von der venösen Stase abhängig.

Wir können demnach zu einzelnen Organen und Körpertheilen willkürlich, mittelbar und unmittelbar Blut zuführen und ableiten. Wir werden bei lokaler Hyperaemie eines Körpertheiles kühle Applikationen in loco und kalte an die vom Centrum zur Peripherie gehenden Gefässe und Nerven anwenden; in loco in der Regel nicht kalte um keine venöse Stauung zu erzeugen. Bei der Einwirkung des Wassers auf die Gefässe in der Haut unterscheiden wir thermische und mechanische Reize und thermische Ueberreize. Die Ersteren bewirken zu Beginn eine Verengerung der Gefässe, später eine Erweiterung derselben, welch' letztere eine Hyperaemie zur Folge hat. Bei den thermischen Ueberreizen tritt gleichfalls eine Hyperaemie auf, diese ist aber eine passive; d. i. eine durch Parese der Vasomotoren erzeugte Gefässerweiterung.

---

3. Einwirkung des Wassers bei innerlichem Gebrauche.

Bei dem internen Gebrauche des Wassers wird seine Einwirkung auf die Funktion der einzelnen Organe unmittelbarer und eingreifender sein, als bei der äusserlichen Anwendung desselben. Da die Art der inneren Verabreichung nur vom Magen oder Darmcanal aus geschehen kann, so kommt das Wasser zunächst mit den verschiedenen Abschnitten des Digestionstraktes in unmittelbaren Contakt. Beim Wassertrinken verbleibt dasselbe längere oder kürzere Zeit im Körper; es kommt zu einem Ausgleich der Wassertemperatur mit der Körpertemperatur; späterhin wird das Wasser verdaut, gelangt zum Theile in den Blutstrom und nimmt einerseits direkt auf die Blutzusammensetzung und andererseits indirekt auf die Ernährung der vom Blute versorgten Organe und Gewebe Einfluss.

Ausserdem ist, wie Moleschot nachgewiesen hat, das Wasser ausschliesslich das Vehikel für die Aufnahme verflüssigter Nahrungsstoffe in das Blut, desgleichen für die Aufnahme jedweder Substanz in die Se- und Excrete und in die Gewebe. Die Interstitien der Gewebe und diese selbst sind mit Wasser imbibirt, woraus sich deren Durchgängigkeit für im Wasser lösliche Substanzen erklärt und ebenso das Volumen der Organe, ihre Spannungsverhältnisse und ihre grössere oder geringere Elasticität.

Es ist bekannt, dass vermehrtes Wassertrinken vermehrte Harnausscheidung zur Folge hat. Es ist dies von der grössten practischen Wichtigkeit, indem zuweilen seröse Ergüsse durch abundantes Trinken kalten Wassers weggeschafft werden können. Es werden nicht nur die flüssigen, sondern auch die festen Bestandtheile des Harnes bei grösserer Wasseraufnahme in vermehrtem Maasse ausgeschieden. Phosphor- und schwefelsaure Salze und namentlich der Harnstoff.

Die Harnsäure und Oxalsäure nehmen bei reichlichem Wassergenusse ab; daher ist die Annahme gerechtfertigt, dass bei grösserer Wassereinfuhr die Oxydation im Körper eine energischere und vollkommenere wird. Auf die Schweisssekretion wirkt vermehrtes Wassertrinken gleichfalls vermehrend. Wir lassen bei methodischem Wassertrinken unsere Kranken in der Regel nicht während der Mahlzeiten, sondern in den Zwischenpausen trinken, weil sowohl durch die starke Abkühlung des Magens als auch durch die Verdünnung des Magensaftes Verdauungsbeschwerden aufzutreten pflegen. Hier mag der Beobachtung Moslers Erwähnung geschehen, dass schwächliche Menschen, namentlich Frauen und Kinder über den Durst verabreichtes Wasser nicht wohl vertragen, und namentlich wird man bei Magenerschlaffung oder Erweiterung die Aufnahme grösserer Wassermengen per os wennmöglich vermeiden.

Wassereinfuhr vom Darme aus wirkt auf die Peristaltik und gewöhnlich umso intensiver, je niedriger temperirt dasselbe ist. Bei der spastischen Obstipation (Dr. Carl Kraus) ist hochtemperirtes Wasser seiner antispasmodischen Wirkung wegen indicirter. Die durch Clysmen hervorgerufene, vermehrte Peristaltik bringt aber auch eine lebhaftere Circulation in den Magen- und Darmgefässen und in der Pfortader hervor, so dass die Wassereinführung per Rectum auf die Gallensecretion eine beschleunigende Wirkung ausübt. Auf dieser Thatsache beruht die wohlthätige Wirkung der Irrigationen beim gastro- duodenalen Icterus. Ich habe in vielen Fällen nach lauwarmen Irrigationen eine vermehrte Harnausscheidung beobachtet.

Nach den Versuchen von Hofrath Winternitz ist die Temperatur im Magen nach dem Trinken kalten Wassers sehr herabgesetzt und erreicht in der Regel erst nach drei Stunden ihre ursprüngliche Höhe. Winternitz liess Maximalthermometer von ungefähr 5 cm Länge und $^1/_2$ Centimeter in der Circumferenz am Magenende einer Schlundsonde befestigen und führte dieselbe ein. Gleichzeitig abgelesene Rectal- und Axillarmessungen ergaben gleichfalls Temperatursherabsetzung; ebenso waren bei Applicationen von Irrigationen mit kaltem Wasser Temperaturserniedrigung im Magen zu constatiren. Winternitz erklärt dies aus dem reflectorischen Einfluss des thermischen Reizes auf die Gefässe und Gefässnerven.

Seine sphygmographischen Versuche haben ergeben, dass nach dem Genusse kalten Wassers der Puls infallible Zeichen vermehrter Spannung im Gefässsysteme, nach Trinken warmen Wassers die gegentheilige Wirkung, verminderte Spannung und Dikrotismus dargeboten habe; demgemäss das Wasser bei innerlichem Gebrauche reflectorisch auf die Vasomotoron wirke und Contractionen peripherer Gefässe herbei führe.

---

4. Einwirkung des Wassers auf das Nervensystem.

Der Contact mit dem Wasser wird von den Nerven der Haut als Reiz empfunden; durch different temperirtes Wasser werden die Nerven in verschiedener Weise beeinflusst werden. Die Art des Reizes hängt ausser von der Temperatur noch von anderen Momenten ab und zwar von der Grösse der mit dem Wasser in Berührung gebrachten Hautoberfläche, von der mechanischen Kraft mit der das Wasser mittelbar oder unmittelbar mit dem Körper in Contact gebracht wird, von der Dauer der einzelnen oder combinirten Procedur und endlich von der Irritabilität des Individuums nnd der Anwendungsstelle. Je grösser die Temperaturdifferenz zwischen Wasser und Körperoberfläche um so grösser der Reiz, der Shok auf das Nervensystem. Dies gilt für höher und noch mehr für niedriger temperirtes Wasser als die Blut- resp. Hauttemperatur aufweist. Das Gefühl der Wärme entsteht, wenn ein Medium die Haut tangirt, welches an dieselbe Wärme abgiebt; im Gegensatze wird bei einem Kälte entziehenden Medium Kältegefühl auftreten. Dabei kommt noch in Betracht, dass bei der Berührung, resp. Umhüllung des Körpers mit dem Wasser die Verdunstung an der Körperoberfläche herabgesetzt wird. Wir können die Wirkung des Wassers noch erhöhen, wenn wir dem Wärme zuführenden, Wärme entziehendes, der Warmwasser- resp. Dampfprocedur unmittelbar eine Kaltwasserprocedur folgen lassen. Dasselbe gilt, wenn auch seltener geübt, von einer Anwendung einer Wärme- nach einer Kälteapplication. Diese wechselwarmen Anwendungen ziehen die sogenannten Contrastwirkungen nach sich. Bezüglich der Anwendung von Proceduren mit niedrig temperirtem Wasser gilt die Regel, dass je kleiner die Hautoberfläche die mit dem Wasser in Contact kommt, um so leichter dieselbe vertragen wird. Wir werden also bei empfindlichen Individuen beispielsweise statt der allgemeinen eine Partialabreibung, statt der allgemeinen Brause erst das Wasser auf die Arme, dann auf die Beine und erst dann auf den ganzen Körper, — mit Ausnahme des Kopfes strömen lassen.

Kühlere Proceduren bringen eine Anregung oder Reizung im engeren Sinne des Wortes, höher temperirte eine Beruhigung hervor. Diese Thatsache ist für die Anwendung der Wasserkur bei Nervenkrankheiten von grösster Bedeutung. Dass die allmählige Abkühlung des warmen Bades einen geringeren Nervenreiz hervorruft und von susceptiblen Individuen leichter vertragen wird, ist eine bekannte Thatsache. Wir werden also, wo nicht gerade der Shok erwünscht oder erforderlich ist, dem Ziemssen'schen, allmählig abgekühlten Bade, gegenüber dem wechselwarmen, in der Temperatur brüsk ändernden, den Vorzug geben. Handelt es sich aber um die Auslösung stärkerer Reize, wie beispielsweise Auslösung tiefer Inspirationen, dann werden wir im warmen Bade kalte Uebergiessungen oder dem warmen Bade ein kaltes folgen lassen. Was die mechanische Kraft betrifft, mit der das Wasser mit dem Körper in Berührung gebracht wird, so wird niedriger temperirtes Wasser um so leichter vertragen, je rascher und energischer es mit der Hautoberfläche in Contact gebracht wird und je kürzer derselbe andauert. Ein Heranschleichen mit einem kalten Laken wird bei einer Abreibung weniger leicht vertragen, als ein flinkes Einhüllen und kräftiges Reiben; ein langsames Einsteigen in ein kühles Tauchbad schwerer empfunden als ein stramm entschlossenes Hineinspringen und Untertauchen. Das Wasser eines Regenbades mit hohem Druck wird auf die Haut einen intensiven Reiz ausüben und eine rasche und energische Reaction nach sich ziehen, während ein gleich temperirtes mit niederem Drucke in der Regel indifferent wirken und die getroffene Hautoberfläche reactionslos bleiben wird.

Die Irritabilität der Anwendungsstelle hängt bei sonst gesunder und nicht durch Continuitätstrennung oder durch Erkrankungen veränderter Haut von der betreffenden dünneren oder dickeren Epidermisschichte von der mehr oder weniger tieferen Lagerung der sensiblen Nervenendigungen und endlich von der individuellen Reizbarkeit ab. Die Verschiedenheit der Empfindungen der einzelnen Hautpartieen für Kälte, Wärme, Druck u. s. w. wurden von Donath, Goldscheider, Landois, Langer u. A. genau festgestellt. Als Regel gilt, dass die Dorsalflächen weniger reizempfindlich sind als die Volarflächen. Bei krankhaft herabgesetzter oder krankhaft gesteigerter Reizempfänglichkeit werden auch thermische und mechanische Reize schwächer oder stärker percipirt werden, als bei normaler Innervation. Es kommt aber auch bei gesunden Menschen eine mehr oder minder ausgebildete Idiosyncrasie gegen die Anwendung kühler, kalter, seltener wärmerer Proceduren vor.

Thermische Reize können zu Beginn ihrer Anwendung kräftig empfunden werden; verstärken sich aber weiterhin bei andauernder Einwirkung, wenngleich unveränderter Intensität durch Summirung der Reize; hiedurch haben wir eine Handhabe um leicht erregende Proceduren wirksamer zu machen, indem wir ihre Application prolongiren; andererseits, mächtige thermische Reize leichter vertragen zu machen, indem wir dieselben flüchtig einwirken lassen.

---

5. Einwirkung des Wassers auf die Blutgefässe.

Kaltes Wasser bringt die cutanen Gefässe zur Contraction und zwar sowohl Arterien als auch Venen und Capillaren; erzeugt demnach Anaemisirung der Haut. Dieser folgt eine Hyperaemie selbst bei andauerndem Kältereize; die Hyperaemie entsteht nach Winternitz entweder durch Reizung der vasodilatatoren oder durch Ueberreiz eintretende Lähmung der Vasoconstrictoren. In letzterem Falle tritt Verlust des Tonus der Gefässe auf. Wir haben hiefür zweierlei Erklärungsgründe. Es wird der thermische Reiz von den sensiblen Nerven zum Centrum geleitet und auf reflectorischem Wege auf die motorischen Bahnen übertragen, oder der thermische Reiz wirkt direkt auf vasoconstrictoren oder vasodilatatoren, ist demgemäss bestimmend auf die geringere oder grössere Blutmenge in der Haut und in der Muskulatur. Auf dieser Theorie beruhen die meisten Effecte, die wir mit der Application des Wassers erzielen.

Wir unterscheiden eine active und eine passive Congestion. Die active wird erzeugt durch direkte Erregung oder durch reflektorisch vom Centrum ausgehende Reizung der Hemmungsnerven, also Hyperaemie durch Gefässerweiterung, Vermehrung des arteriellen Blutzuflusses. Die passive Congestion entsteht durch Lähmung der Constrictoren, venöse Hyperaemie, Stauungshyperaemie.

Warmes Wasser erzeugt im ersten Augenblicke auch eine Verengerung und darauf eine Erweiterung der Blutgefässe. Hiebei ist aber, wie Winternitz nachgewiesen hat, der Tonus der Gefässe herabgesetzt. Demgemäss ist die Wirkung des kalten und warmen Wassers, obwohl es bei beiden zunächst zu einer Verengerung, sodann zu einer Erweiterung der Hautgefässe kommt, eine sehr differente; indem bei der Einwirkung der Kälte es zu rascherer Blutzufuhr und vermehrter Gefässspannung, bei Einwirkung des warmen Wassers zur Gefäss**ent**spannung und herabgesetztem Blutdrucke kommt.

Auch die tiefer gelegenen Gefässe contrahieren sich bei der Kälteeinwirkung auf die Oberfläche. Eine sekundäre Erweiterung der in der Tiefe gelegenen Gefässe tritt aber nur auf, wenn sehr hohe oder sehr niedere Temperaturen zur Anwendung kommen.

Einwirkung des Wassers auf den Blutdruck. Thermische Reize wirken auf die Spannung im Gefässsysteme, also auf den Blutdruck. Die Einwirkung der Kälte auf einen grossen Theil der Körperoberfläche applicirt, bringt Blutdrucksteigerung hervor. Dem Kältereiz folgt, wie wir gesehen haben eine Verengerung und dieser wieder eine Erweiterung der Gefässe. Ist letztere nicht mit einem Verluste des Gefässtonus verbunden, so tritt Steigerung des Blutdruckes auf.

Kräftigung der Herzaktion in Folge erhöhtem Tonus der Gefässe und Blutdrucksteigerung erzielen wir durch Application niedrig temperirten Wassers, während abgeschwächte Herzaktion bei geringerem Tonus und niedrigerer Blutdruck nach Anwendung von höher temperirtem Wasser hervorgerufen wird.

Bei länger dauernder Kälteeinwirkung werden ebenso wie durch Proceduren, die mit besonderer mechanischer Erregung angewendet werden, durch ihren retardirenden Einfluss auf Herzaktion und Gefässtonus eine Herabsetzung des Blutdruckes zur Folge haben.

Einwirkung des Wassers auf die Pulsfrequenz. Durch die reflektorische Einwirkung des kalten Wassers auf die Herzaktion tritt anfangs Vermehrung der Contractionen ein; später sinkt die

Zahl derselben; die erhöhte Spannung der Gefässe dauert aber längere Zeit an. Bei Kälteeinwirkung auf den Nacken spielt sich derselbe Vorgang ab; zunächst Beschleunigung, später Herabsetzung der Pulsfrequens.

Nicht blos Kälteapplikation auf das Herz direkt oder auf den Nacken oder Rücken erzeugt Pulsverlangsamung; wir werden eine grosse Reihe von Proceduren kennen lernen, durch welche wir ein durch zu häufige Contractionen erregtes Herz beruhigen können. Eine der eminent wirksamsten ist die feuchte Einpackung, bei welcher durch die horizontale Lage, durch die allgemeine Muskelruhe, durch die Anaemisirung des Cerebrum die Zahl der Herzcontraktionen verringert wird.

---

6. Einwirkung des Wassers auf die Respiration.

Wenn ein Wasserstrahl oder eine Wasserwelle von niedriger Temperatur die Hautoberfläche plötzlich trifft, besonders die Brust- und Rückenhaut, so wird eine tiefe Inspiration ausgelöst. Dieser folgt eine Athempause und darauf eine tiefe Expiration. Wird der Kältereiz öfters wiederholt (Uebergiessung) oder dauert derselbe längere Zeit an, (Regenbad, Halbbad), dann treten häufigere, tiefe Athemzüge auf. Doch kommen auch Abweichungen von dieser Regel vor. Die Athemzüge sind tief, ihre Zahl bleibt unverändert; oder die Zahl der Athemzüge nimmt ab. In manchen Fällen wird auch nach der Procedur die Kältewirkung anhalten, die Athemzüge tief bleiben.

Das durch Kälteeinfluss erzeugte oberflächliche und verlangsamte Athmen entsteht auf reflektorischem Wege, durch Reizung des Athmungscentrums in der medulla oblongata. Das Athembedürfniss wird mit der grösseren Kohlensäureproduktion grösser und mit dieser nimmt auch die Tiefe der Inspirationen zu. Aehnlich wie durch kaltes Wasser werden auch durch Application von warmen, tiefere und häufigere Inspirationen ausgelösst, sowohl durch Anwendung desselben auf die gesammte Körperoberfläche als auch auf Theile derselben. Wir werden einem Dyspnoiker durch Eintauchen seiner Hände und Vorderarme in warmes Wasser Erleichterung verschaffen. Von grossem Einflusse ist nebst dem thermischen auch der mechanische Reiz zur Auslösung tiefer Respirationsbewegungen. Kräftig, energisch applicirtes, niedrig temperirtes Wasser wird am raschesten Tiefe und Frequenz der Athembewegungen vergrössern.

7. Einwirkung des Wassers auf die Muskulatur.

Es ist eine bekannte Thatsache, dass kaltes Wasser auf die Muskeln anregend wirkt und dass die Muskelkraft durch dasselbe gehoben wird; unter der Einwirkung des warmen Wassers wird dieselbe herabgesetzt und nimmt proportional mit der Temperatursteigerung ab. Vinaj und Maggiora haben mit Mosso's Ergographen die Einwirkung differenter Wasserproceduren auf die Muskelkraft und deren Widerstandsfähigkeit gegen Ermüdung erforscht. Die erfrischende Wirkung des kalten Wassers ist durch das gehobene Kraftgefühl erzeugt. Die Einwirkung des Wassers auf die Muskelkraft kommt auch auf reflektorischem Wege durch Vermittlung der sensitiven Nerven zum Centrum und vom Centrum auf motorische Bahnen zu Stande.

Bei dem Einflusse der Wasserkur auf die quergestreiften, glatten und Gefässmuskelfasern kommt auch in Betracht, dass in ähnlicher Weise wie durch thermische auch durch mechanische Einwirkung, Spannung und Entspannung erzielt werden kann. Durch Reibung, Hackung, Druck entsteht an Stelle des Contactes oder in einer grösseren, von demselben Nerven versorgten Muskelparthie eine Contraction, zuweilen in Form eines krampfartigen Wulstes; es kann aber auch in einem von der mechanischen Einwirkungsstelle entfernt gelegenen Muskel eine Zusammenziehung oder eine Relaxation erfolgen. Dass die glatten Muskelfasern durch thermische und mechanische Reize beeinflusst werden, lehrt die tägliche Erfahrung: Beispiele hierfür sind das Auftreten der cutis anserina nach einer Kälteeinwirkung, die Verlangsamung der peristaltischen Bewegung nach einer Abreibung und kaltem Sitzbade etc.

---

8. Einwirkung des Wassers auf Se- und Excrete.

Nach Proceduren mit kaltem Wasser, Abreibung, Uebergiessung, Regen, kaltem Tauch- oder Vollbad tritt in der Regel eine vermehrte Harnausscheidung auf. Derselben pflegt ein intensiver Trismus vorauszugehen. Unmittelbar nach einer solchen Kur nimmt die ausgeschiedene Harnmenge zu, das specifische Gewicht ab; dagegen späterhin, etwa sechs Stunden nach der kalten Procedur pflegt das specifische Gewicht höher, die Menge des ausgeschiedenen Harnstoffes, der Harnsäure, Chloride, Phosphate und anderer organischer Bestandtheile grösser zu werden.

Die der Abkühlung folgende Reaktion, — in Form von Temperatursteigerung — ist nämlich die Quelle vermehrten Stoffumsatzes. Nach Kuren mit warmen Wasser, die eine Herabsetzung des

Blutdruckes und Flüssigkeitsverlust durch die Haut herbeiführen, tritt eine verringerte Harnausscheidung auf; also nach warmen Hochbädern, Dampfkastenbädern, ebenso nach elektrischen Lichtbädern. —

Auf die Schweisssecretion können wir durch hydriatische Proceduren in zweierlei Weise wirken: entweder durch direkte Wärmezufuhr: Hochbäder, Dampfbäder u. dgl. oder durch Verhinderung der Wärmeabgabe, durch prolongirte feuchte und trockene Einpackungen. Der Körpergewichtsverlust, der nach wiederholten, derartigen Anwendungen eintritt, kann ein bedeutender sein; am raschesten erzielen wir denselben nach den Schweiss erregenden Proceduren, die wir oben genannt haben.

Dass wir durch die Wasserkur die Kohlensäureausscheidung durch die Haut beschleunigen können unterliegt keinem Zweifel, denn wir sind im Stande die Haut hyperaemischer zu machen, mit anderen Worten die Circulation in derselben lebhafter und rascher zu gestalten.

Bezüglich der Einwirkung des Wassers auf die Darmsecretion ergiebt sich folgendes: Wir können durch differente Proceduren und differente Temperaturen die Peristaltik anregen und beschleunigen, andererseits beruhigen und verlangsamen. Wir üben also auf die Darmschleimhaut, und die Drüsensecretion, einen regulatorischen Einfluss mit dem Wasser aus. Proceduren, welche auf die Nerven der Bauchhaut und des Darmtraktes anregend, resp. erregend wirken, in Form kurzer, flüchtiger Kältereize, werden in der Regel die peristaltische Bewegung befördern; kurz dauernde, kühle Sitzbäder, Sitzdouchen, Bauchdouchen und ähnliche Anwendungen, ebenso Proceduren, welche die Circulation in den Darmgefässen beschleunigen, Halbbäder, Tauchbäder, Hochbäder. Durch combinirte, mechanohydriatische Hilfsmittel werden wir den Einfluss auf die peristaltische Bewegung erhöhen. Douchemassage, Bauchüberguss, Bauchknetung in der Wanne u. dgl. Ausschliesslich antispasmodische, höher temperirte mit geringen mechanischen Reizen combinirte Proceduren werden wir bei der von Dr. Carl Kraus trefflich beschriebenen spastischen Obstipation erfolgreich anwenden. Wasserproceduren, welche die Hautoberfläche blutreicher machen und dadurch eine Anämisirung der Mesenterialgefässe hervorzurufen, und die Erregbarkeit der Darmnerven herabzusetzen im Stande sind, wirken auf die Peristaltik hemmend. Hierher gehören die eminent und prompt wirkende kalte Abreibung mit darauffolgendem kalten Sitzbade; kleine Kaltwasser- oder Eiswasserclysmen, Leibbinden und Stammumschläge mit different temperirtem, fliessendem, durch einen Schlauch circulirendem Wasser.

9. Einwirkung der Wasserkur auf den Stoffwechsel.

Wir wissen, dass die Sauerstoffaufnahme und die Kohlensäureausscheidung, wenn die Körpertemperatnr eine normale ist, bei Anwendung niedrig temperirten Wassers zunimmt, bei Applikation warmen Wassers abnimmt. Wenn die Körpertemperatur unter 37° herabgeht, so tritt bei Proceduren mit kaltem Wasser verlangsamte Oxydation, bei solchen mit höher temperirtem Wasser eine raschere Oxydation auf. Daraus ergiebt sich, dass sowohl Kälte als auch Wärme Verlangsamung und unter Umständen Beschleunigung des Stoffwechsels bewirken können. Der raschere Stoffwechsel bei Kälteanwendung ist nach Winternitz als Consequenz der durch die Kälte angeregten, sensiblen Nerven aufzufassen, je nachdem dieser Reiz reflektorisch mehr oder minder auf den Tonus und die Contraktionen der Muskeln übertragen wird, ist auch der Stoffwechsel ein mehr oder minder schnellerer. Bei dem durch Kältereiz auf reflektorischem Wege hervorgerufenen, rascheren Stoffwechsel entsteht kein vermehrter Eiweisverbrauch. Wenn dagegen Stoffwechselbeschleunigung durch Anwendung Wärme zuführender Proceduren hervorgebracht wird, also bei artificiell erzeugter Körpertemperaturerhöhung tritt Eiweissconsumption, wie beim Fieber ein. Längere Zeit angewandte Wärmeentziehungen haben sekundär eine Körpertemperatursteigerung und vermehrten Eiweiszerfall zur Folge. Je grösser die thatsächliche Abkühlung nach Wärmeentziehungen, um so grösser die reaktive Temperaturerhöhung und Stoffwechselbeschleunigung. Wenn durch Wärmeentziehung die Körpertemperatur unter die Normaltemperatur gebracht wird, so kann reaktive Steigerung über die Normaltemperatur eintreten. (Diese Temperatursteigerung möchten wir als febris spuria bezeichnen; Dr. Löwy in Sulz nennt sie Malträtirungsfieber.)

Nach dem Gesagten werden Abreibungen mit kaltem Wasser niedrig temperierte Tauch-, Halb-, Hoch-, Voll- und kalte Regenbäder vermehrte Kohlensäureausscheidung und Kohlensäureproduktion nach sich ziehen. Bei gesteigerter Kohlensäureausscheidung tritt vermehrte Sauerstoffaufnahme ein. Der Stoffwechsel wird nach Winternitz umso beschleunigter je intensiver der durch die Wasserprocedur ausgeübte Nervenreiz einwirkt.

Die Schweiss erregenden hydriatischen Kuren, trockene und feuchte Einpackung, Dampfkasten-, Dampfwannen-, Heissluft- und elektrische Lichtbäder werden demnach durch die lebhafte Verdunstung, durch den Flüssigkeitsverlust Steigerung der Wärmeproduktion, Fettverbrennung, (Verbrennung stickstofffreier Substanzen) zur Folge haben; und umsomehr, wenn der schweisserzeugenden eine abkühlende Procedur folgt und diese durch Muskelbewegung, Turnen, Bergsteigen, Reiten einen Abschluss findet.

Unsere Kenntnisse über Stoffwechselveränderungen bei Einwirkung hydriatischer Proceduren, einfacher und combinirter, wurden durch die beiden hervorragenden Arbeiten Strassers*) wesentlich geklärt und bereichert.

Strasser hat nachgewiesen, dass der Nahrungsstickstoff unter der Einwirkung der Wasserkur besser verarbeitet wird; dass die Assimilation des Stickstoffes erheblich gesteigert ist, wenn auch in verschiedener Weise bei verschiedenen Individuen, dass hiebei ein Zerfall von Körpereiweis bei hinreichender Ernährung nicht eintreten muss, ja dass noch trotz und während der Kur Eiweis angesetzt werden kann. Harnstoff, Harnsäure und Phosphorsäure werden unter dem Gebrauche einer entsprechenden Wasserkur in wesentlich vermehrter Menge ausgeschieden. Diese Thatsache ist von grossem therapeutischem Interesse, denn wir haben bei der Behandlung einer Reihe von Stoffwechselkrankheiten in dem rationellen Gebrauche der Wasserkur einen mächtigen Behelf. Durch Strasser wurde an anderer Stelle (Bl. f. Kl. Hydroth. 1896 Nr. 1) nachgewiesen, dass die Alcalescenz des Blutes nach Kälteeinwirkung zunimmt; damit haben wir eine weitere theoretische Begründung für die praktischen Erfolge bei der Gichtbehandlung, indem nach Pfeiffer durch verminderte Alcalescenz des Blutes die Löslichkeit der Harnsäure vermindert wird und zu Ablagerungen von harnsauren Salzen an verschiedenen Körperstellen Anlass giebt. Ein weiteres, zwingendes Argument für die eminente Wirkung der Wasserkur ist die Thatsache, dass wir die Cirkulation durch hydriat. Proceduren anregen und die Harnsäurestauung, wie Ebstein sie annimmt, erfolgreich bekämpfen.

---

10. Reaktionserscheinungen nach hydriatischen Proceduren.

Die erste Bedingung zu einer erfolgreichen Wirkung hydriatischer Kuren ist die Erzielung einer ausreichenden Reaktion. Letztere ist von verschiedenen Momenten abhängig, von der Intensität des thermischen und mechanischen Reizes, der Dauer seiner Einwirkung, von der Lokalisation und von der individuellen Reizempfindlichkeit. Letztere ist verschieden bei gesunden und kranken Menschen, bei kräftigen und schwächlichen, anaemischen und nichtanaemischen.

*) Doc. Dr. Strasser Wiener Klinik 1895. Nr. 4, Doc. Dr. Strasser, Fortschritte d. Hydrotherapie 1897. Das Verhalten des Stickstoffes bei hydr. Therapie.

Die Reizempfänglichkeit ist ferner verschieden zu den verschiedenen Tageszeiten, ebenso bei leerem und gefülltem Magen u. s. w. Zuweilen lässt sich die Reaktionsfähigkeit eines Individuums gegen thermomechanische Reize a priori nicht bestimmen und stehen uns in solchen Fällen präparatorische und explorative Proceduren zu Gebote, wobei aber vor, während und nach dem hydriatischen Eingriffe die Anwesenheit des Arztes erforderlich ist. Bei der Feststellung des Kurplanes sind vor Allem die Beschaffenheit der Cirkulation und Innervation abzuschätzen. Es wird zu erwägen sein, ob die Blut- und Wärmevertheilung eine gleichmässige ist, oder ob bestimmte Körperpartieen (Hände, Füsse) sich kühler anfühlen, ob Nase, Lippen livid gefärbt sind, wir werden darnach die thermische und mechanische Reizwirkung einrichten. Bei schlaffer, welker, blutleerer Haut werden wir kurz dauernde, kräftige Reize mit niedrig temperirtem Wasser verordnen; andere Fälle erfordern eine längere Zeit dauernde Einwirkung eines höher temperirten Wassers; in wieder anderen werden wir einzelne Körpertheile von jeder äusseren Reizwirkung (thermischer und mechanischer) vollkommen ausschliessen; zuweilen wird es nothwendig erscheinen eine Körperpartie besonders intensiv einer thermischen oder mechanischen Einwirkung auszusetzen u. s. w. Die Reaktion, die Gegenleistung des Körpers gegen die durch die Reize gesetzten Veränderungen, lässt sich auf zweierlei Weise erzielen; entweder durch Bewegung im Freien oder durch Wiedererwärmung im Bette.

Die letztere Art der Reaktionserzielung ist oft kategorisch geboten, und zwar, wenn die Bewegungsfähigkeit gehemmt ist, wenn fieberhafte oder inflammatorische Zustände manifest oder im Anzuge sind. — Rascher pflegt die Reaktion durch Bewegung im Freien zu erfolgen.

Je intensiver ein Nervenreiz um so intensiver ist die Wärmeproduktion um so grösser die Reaktion.

Die Reaktion nach einer Abkühlung ist je nach der Temperatur in der sich der Körper vor der Abkühlung befunden hat, verschieden. Die Reaktion ist eine um so intensivere, je wärmer der Körper vor der Procedur gewesen ist. Aus diesem Grunde ist zuweilen eine Wärme zuführende Procedur der Wärme entziehenden vorauszuschicken.

„Der Körper soll warm in's kalte Wasser kommen" sagt **Runge** in seinem Buche: „Wesen der Wasserkur."

Die Wirkung des thermischen Reizes potenzirt sich durch die Mitwirkung des mechanischen.

Die reaktive Temperaturserhöhung ist um so grösser, je intensiver die Temperatursherabsetzung war. Bei der Behandlung Anaemischer und Chlorotischer ist dies entgegen der laienhaften Anschauung, dass man derartige Zustände nicht mit kaltem Wasser behandeln solle, von grosser Bedeutung.

Nach allmähliger und prolongirter Wärmeentziehung ist die Reaktion eine geringere und langsamere. Bei der Bäderbehandlung im Typhus wird uns dieser Grundsatz zur Darnachachtung dienen.

Sehr energische Abkühlungen führen entweder zu einer unvollkommenen oder zu einer verspätet eintretenden, intensiven Reaktion. Bei excessiver Abkühlung kann die Reaktion in Form eines fieberhaften Zustandes oder sogar in Form eines Collapses auftreten, daher vor deren Anwendung gewarnt werden muss.

B. Applicationsweise, Indicationen und Dosierung der hydriatischen Proceduren.

Das Wasser wird entweder auf den ganzen Körper direkt appliciert, oder lokal auf einzelne Körpertheile, oder endlich indirekt durch eine Zwischenschichte, Laken, welches mit Wasser durchtränkt ist.

Zu den allgemeinen direkten Applicationsformen gehören: Das Halbbad, das Hochbad, das Tauchbad, das Vollbad, das Kohlensäurebad, das Regenbad (Douche), das Wellenbad, das Sturzbad, das Dampfkasten- und Dampfwannenbad sowie das Heissluftbad. Die drei letzteren gehören zu den Proceduren mit gassförmiger Wasseranwendung. Direkte Partialproceduren sind, nach der Häufigkeit ihrer Anwendung angeführt: Der bewegliche Fächer, (seltener als allgemeine Procedur angewendet), das Sitzbad, das fliessende Fussbad, das Handbad, das Hinterhauptbad und das Ellenbogenbad. Zu den Proceduren, die vermittelst einer Zwischenschichte auf den ganzen Körper zur Anwendung gelangen, allgemeine indirekte Applicationsformen gehören: Die Abreibung, Mantelabreibung, Abklatschung, das Lakenbad, die feuchte Einpackung; die beiden letzteren sind combinirte allgemeine Proceduren. Hier können noch angereiht werden: Die trockene Einpackung, das elektrische Lichtbad und das Sonnenbad, weil dem Gebrauche derselben stets allgemeine Wasseranwendungen folgen. Die örtlichen Proceduren sind sehr mannigfaltig und verschiedenartig. Zunächst kann wohl die ganze Körperoberfläche, aber nicht gleichzeitig, sondern successive mit dem Wasser in Berührung gebracht werden: Partialwaschung, Partialabreibung; ferner kann bei Bedarf nur ein Körpertheil mit dem Wasser direkt oder indirekt in Contakt kommen, in Form von Umschlägen oder Compressen: Kopf, Hals, Brust, Rücken (Kreuz), Stamm, Leib, Arm, Bein, Oberschenkel, Wadenbinden, Hand, Fuss, Genital — und Haemorrhoidalumschlägen. Hier wollen wir auch die Longettenverbände einreihen, ferner Kühlproceduren, Kühlhaube, Wassercravate, Herzschlauch, Magenschlauch, Rückenschlauch, Unterleibskühlapparat, die Kühlsonde (Psychrophor) der Atzberger'sche- und Vaginalkühlapparat. Die genannten sind sämmtlich für durchfliessendes Wasser bestimmt. Chapmanschlauch und Eisbeutel sind mit seltenerem Wasser- resp. Eiswechsel im Gebrauch. An dieser Stelle sollen auch genannt werden: das Mundbad, der innerliche, methodische Gebrauch des Wassers, die subcutanen Wasserinjectionen und das Clysma.

I. Allgemeine, direkte Applicationsformen.

1. Das Halbbad wird am Zweckmässigsten in einer aus Holz gefertigten Wanne gegeben. Bei Metall-, Porzellan- oder Marmorwannen sind die Wandungen oft bedeutend niedriger temperirt als das Badewasser, auch sind dieselben bei Zimmerbädern schwerer transportabel. Durchschnittlich sind die Dimensionen der Wanne folgende: Länge $1^1/_2$ Mtr., obere Breite 73, untere 53 Ctm., Höhe 56 Ctm. Es ist empfehlenswerth, dass die Wanne nicht in die Erde eingelassen sei, ihre Wandung nicht zu hoch, und von allen Seiten frei zugänglich, damit der Badediener sämmtliche Theile des Körpers während der Procedur entsprechend frottiren und eventuell schwer Kranke leichter in das Bad gelegt und aus demselben gehoben werden können.

Der Wasserstand im Halbbade sei in solcher Höhe, dass die Beine, das Becken und die untere Hälfte des Stammes bis zum Nabel im Wasser eintauchen. Die Temperatur des Wassers richtet sich selbstverständlich nach dem zu behandelnden Krankheitsfalle; desgleichen die Dauer des Halbbades und das energischere oder schwächere Frottiren der einzelnen Körpertheile. Patient wird vor dem Eintritte in das Bad, und das gilt mit wenigen Ausnahmen, von jeder Procedur einer $^1/_2$ bis 2 Minuten dauernden Kopfwaschung, vorwaltenden Augen- und Nackenkühlung unterzogen, um Rückstauungscongestion vorzubeugen, und zwar mit nicht ganz kaltem Wasser, zwischen 12° und 16° C., weil kälteres zuweilen Kopfschmerz erzeugt, und sodann angehalten, sich derart in der Wanne zu placiren, dass das Wasser seinen ganzen Körper, mit Ausnahme des Kopfes tangirt. Dies dauert einige Sekunden, sodann setzt sich

Patient auf und reibt persönlich Gesicht, Brust, Leib, Arme und Beine, während der Badediener den Kranken gleich beim Aufsetzen mit dem Badewasser übergiesst und Theil für Theil mit dem Wasser und in dem Wasser frottirt. Zum Uebergiessen benutzt der Diener ein, einen halben Liter fassendes, mit einem Handgriff versehenes Gefäss (in Oesterreich Sechterl genannt).

Ein allzu starkes Reiben ist für den Kranken weder erspriesslich noch angenehm und gilt diesbezüglich als Regel, dass die Extremitäten stärkerem Frottiren ausgesetzt werden können als Thorax und Unterleib. Gewöhnlich sind stärkeres Reiben und niedrigere Temperaturen, kürzer dauernder Bäder in Fällen angezeigt, bei denen es sich um Anregung der Circulation, bei anaemischen zum Frösteln geneigten Individuen handelt. Je niedriger die Wassertemperatur (bis zu einer gewissen Grenze), um so rascher die Wiedererwärmung, die Reaktion; höher temperirtes Wasser geben wir, wenn es sich um Beruhigung und Calmirung, leicht irritabler Individuen handelt; ferner bei chronischen Spinalleiden, Ataxie, Tabes, Myelitiden etc.; ferner als Temperatur herabsetzende Procedur bei fieberhaften Erkrankungen, endlich als Abschluss oder Combination mit anderen Proceduren. Schwer bewegliche Kranke werden durch zwei Diener in das Bad gebracht, entweder durch direkte Unterstützung mit den Händen am Stamme, unterhalb der Achseln und an den Beinen, unterhalb der Knie oder vermittelst eines Laken, welches anfangs an beiden Längsseiten der Badewanne gespannt ist, herabgelassen. Nach dem Baden wird Patient trocken gerieben, wo es angeht, zum Mitfrottiren aufgefordert und nachdem derselbe sodann sich rasch angekleidet hat, zur sogenannten Reaktionspromenade verhalten. Sehr häufig erfordert es der Zustand oder die Umstände, dass der Kranke nach dem Bade zu Bette gebracht, in das Laken und in Decken gut eingehüllt und „nachdunsten“ gelassen wird.

Die Temperaturen der Halbbäder variiren nach der jeweiligen Indikation zwischen 18 und 33° C. Desgleichen richtet sich die Zahl der Bäder pro die, bei der Behandlung fieberhafter Erkrankungen zumal des Abdominaltyphus auch pro nocte, und die Bäderzahl in toto nach dem jeweiligen Falle, Temperatur, Kräfte- und Herzzustand etc., wie wir dies später genau erörtern werden.

2. Das Hochbad. Beim Hochbade soll der Wasserstand, wenn der Kranke in liegender Stellung darin verweilt, bis zum Kinn reichen. Es wird also, wo es thunlich ist, in Anstalten oder gut eingerichteten Badezimmern die Wanne bis zum Rande mit Wasser gefüllt und fliesst beim Eintritte des Kranken die überschüssige Menge seitlich ab. Indicirt ist das Hochbad vor Allem

bei Erregungszuständen, bei neurasthenischer hysterischer Reizbarkeit bei Unruhe, Angstgefühlen, Beklemmungen, Uebermüdung, Ueberanstrengung, Schlaflosigkeit und bei Algieen der verschiedensten Nervenstämme. Man wird kaum fehlgehen, wenn man bei Bestimmung der Temperaturgrade bei dieser Procedur, falls man es mit einem intelligenten Kranken zu thun hat, sich zum Theile von dem subjektiven Empfinden desselben leiten lässt. Zumeist werden höher gradirte Bäder wirksamer sein und besser vertragen.

Die Temperatur des Hochbades schwankt zwischen 30 und 38 ° C. Zeitdauer 5 bis 40 Minuten. Bei länger dauernden Hochbädern kann nur durch Zuguss warmen Wassers die Temperatur in der ursprünglichen Höhe erhalten werden.

Es ist oft nothwendig zum Schlusse eines Hochbades die Temperatur des Wassers herabzusetzen; dies gilt namentlich von den höher gradirten (und ist es rathsam zur Vermeidung eines peinlichen Shoks dies mit kühlem, nicht mit kaltem Wasser zu thun, also mit 14 ° C.; und dasselbe bei den Füssen des vorher avisirten Badenden einfliessen zu lassen.) Ebenso ist dies geboten bei Kranken die aus äusseren Gründen nach dem Bade ins Freie gehen müssen, weder nachdunsten noch im Bette bleiben können. Die Erfahrung lehrt, dass Hochbäder bei Agrypnie in den Abendstunden unmittelbar vor dem Schlafengehen genommen, in der Regel wirksamer waren, solche gegen allgemeines Unbehagen, neurasthenische Unruhe, des Morgens beim Erwachen oder drei Stunden nach dem Frühstücke mit grossem Nutzen gebraucht wurden. Sehr oft haben wir durch Zusatz aromatischer Substanzen, sogenannter Mandelkleie oder Heublumen, die Wirkung der Hochbäder wesentlich erhöhen können. Reiben, frottiren im Hochbade ist nicht immer zweckmässig; es irritirt zuweilen den sich nach Ruhe sehnenden Kranken; dagegen ist leichtes Bewegen des Wassers durch den Badenden selbst oder durch von dem Diener ausgeführtes Eintauchen und Hin- und Hergleiten der Hände unter dem Wasserspiegel sehr zweckmässig.

3. Das Tauchbad. Wanne, Wasserstand, vorausgehende Kopfkühlung, nachfolgende Trockenreibung, Nachdunsten, oder Bewegung, wie beim Halbbade. Temperatur, je nach dem zu erreichenden Zwecke, in der Regel um 1 bis 5 Grad niedriger temperirt als das Halbbad. Dauer etwa 5 Sekunden (inde nomen) bis zu $1\frac{1}{2}$ Minuten. Das Tauchbad kann als eine eminent anregende Procedur angesehen werden, wobei grössere Wärmeentziehung und das mechanische Reiben vermieden und in Fällen verordnet wird, wo es sich um Hebung des Tonus der Hautgefässe handelt, um Erzielung einer gesteigerten

Hautthätigkeit, um Hebung des Blutdruckes etc. Lege artis ausgeführt, kann es an Stelle des Halbbades, welch' letzteres beispielsweise wegen eines bestehenden Catarrhes der Luftwege contraindicirt ist, gegeben werden.

4. Das Vollbad wird naturkalt in einem Bassin von etwa 2 Cubikmeter Fassungsraum oder grossen Tonne, letztere von beiläufig 1 Cubikmeter Inhalt, genommen. Durch continuirlichen oder häufigen Zu- und Abfluss wird das Wasser gleichmässig kalt und vor Allem rein erhalten. Das Vollbad wird nicht als einzelne Procedur, sondern als Abkühlungsmittel nach erwärmenden und Transpiration erzeugenden Anwendungen eingeschoben oder zum Schlusse derselben gebraucht. Man wird kaum jemals einem Kranken, der eine Wasserkur beginnt oder gar zum ersten Male gebraucht, ein Vollbad verordnen, vielmehr frühestens in der 2., 3. Woche oder späterhin mit einem solchen beginnen können. Nur sehr kräftige Constitutionen vertragen ein durch mehrere Wochen täglich applicirtes Vollbad. Man wird je nach dem Individuum, dem Zustande, dem beabsichtigten Zwecke jeden 2. oder 3. Tag oder noch seltener dieses eingreifende Verfahren anwenden. Es genügt zumeist, wenn das Wasser unter 10° C. hat, ein Eintauchen in das Vollbad in der Dauer von 3 bis 4 Sekunden, in seltenen Fällen lässt man den Patienten bis zu 20 Sekunden im Vollbade verweilen. Das Vollbad wird bei krankhaften Zuständen gebraucht, bei denen es sich um Beschleunigung des Stoffwechsels, um Fettverbrennung, um Elimination metallischer Gifte, Mercur, Blei etc. handelt. Bei der constitutionellen Syphilis, bei Entfettungskuren wird dasselbe häufig angewendet werden. Man beginnt in der Regel mit einer Erwärmungs- resp. Transpirationskur, demnach mit einer feuchten oder trockenen Einpackung, einer allgemeinen Dampfprocedur, einem elektrischen Lichtbade und verordnet nun, falls man die Abkühlung gradatim eintreten lassen will, entweder eine Abreibung, Abklatschung, Lakenbad, Regenbad, Halbbad oder Tauchbad und darauf zum Schlusse das Vollbad. Will man einen stärkeren Reiz, einen stärkeren Temperaturcontrast auf den ganzen Körper, zumal auf die Haut ausüben, so lässt man das Vollbad der Erwärmungsprocedur unmittelbar folgen. Wenn eine rasche Wiedererwärmung nicht angezeigt ist, vielmehr eine grössere Wärmeentziehung, so wird man nach dem kalten Vollbade noch ein kühles Halb- oder Tauchbad verordnen.

Contraindicationen. Bei herabgekommenen, schwächlichen Individuen, bei beginnendem, atheromatösen Prozesse, bei leicht erregbaren Naturen und bei mit Herzfehlern Behafteten sind Vollbäder entschieden zu vermeiden.

5. Das Wellenbad ist eine in dem letzten Decennium bei uns wenig gebräuchliche Badeform. Das Wellenbad kann verschiedenartig construirt sein. Am zweckmässigsten in Form eines mit kleinlöchrigen Holzgradella bekleideten Steinfauteuils auf dem der Patient nach der üblichen Kopfkühlung Platz nimmt und durch mehrere auf dem Nacken, Rücken, Arme, Brust, Leib und Beine streichende Wasserwellen rasch umspült und während der Procedur zum energischen Reiben seines Körpers angehalten wird. Die Wirkung des Wellenbades ist eine leicht derivirende; die peripheren Gefässe werden anfänglich zur Contraction gebracht, später dilatirt, die Haut geröthet und bei nachfolgendem Trockenfrottiren das behagliche Gefühl der gleichmässigen Erwärmung erzeugt. Die Temperatur des Wassers variirt zwischen 10 und 25° C. Je niedriger temperirt das Wasser, umso kürzer sei die Anwendung, umso rascher tritt die Wiedererwärmung ein. Das Wellenbad wirkt anregend auf die Körperoberfläche, sowohl durch das meist niedrig temperirte Wasser als auch durch den mechanischen Reiz, den Anprall der Wasserwelle auf den Körper. Es ist ein vorzügliches Abhärtungsmittel. Ein Revulsivmittel bei schlaffer, welker Haut, bei niedrigem Blutdruck, löst tiefe Respirationen aus, ventilirt daher vorzüglich die Lunge.

6. Das Kohlensäurebad. Das künstliche Kohlensäurebad kann auf zweierlei Weise hergestellt werden; entweder durch eine Mischung von Natrium bicarbonicum mit Salzsäure im Wasserbade (Schott-Sandow'sche Mischung). Zur Vermeidung der, die Athmung störenden Kohlensäureansammlung wird zweckmässiger Weise eine dichte Decke, aus der nur der Kopf hervorragt, über die Wanne gespannt. Diese Art Kohlensäurebäder sind auch im Hause des Kranken leicht durchführbar. Die zweite Art von künstlicher Kohlensäurebädern geschieht durch direkte Mischung von Kohlensäure mit Wasser, wofür verschiedene Vorrichtungen im Gebrauche sind, von denen wir das Lippert, Keller, Rudinger-Körting'sche als die besten anführen wollen. August Schott*) in Nauheim sagt: „Nicht alle Kranke können nach Nauheim oder nach irgend einem Badeorte reisen, so wenig, wie sie entfernte Berge aufsuchen können, wenn ihnen die Heimath keine bietet. Wohl aber können überall künstliche Bäder und Gymnastik mit grösstem Erfolge angewendet werden, sobald man sich nur mit der Methode genügend vertraut gemacht und die Wirkungsweise dieser Heilmittel auf das kranke Herz studiert hat."

---

*) Zur Therapie d. chron. Herzkrankheiten, Berliner Kl. Wochenschr. 1885 No. 33.

7. Das Regenbad. Douche oder Regenbad nennen wir eine Procedur, bei welcher Wasser in Form eines 2 bis 5 cm und darüber dicken Strahles, in Form einer Brause, Regentropfenform, oder vollkommen fein zertheilt, Staubform, oder endlich in Dampfform die Körperoberfläche oder Theile derselben unter grösserer oder geringerer Pression trifft. Die Temperatur variirt zwischen naturkaltem, beiläufig 10 grädigem und 40 grädigem Wasser (Celsius) und 40—50 grädigem Dampfe. Der Druck sollte 1—3 Atmosphären betragen, und ist durch differente Vorrichtungen regulirbar. Die Form des Regenbades hängt ab von dem Ansatzstück, welches auf das Wasser spendende Rohr oder den Schlauch befestigt ist und unterscheiden wir darnach die Strahldouche, bei der das Wasser aus der kreisrunden Oeffnung eines conischen Ansatzes hervortritt, den beweglichen Fächer wobei auf diesem conischen Ansatzrohre eine dreikantige, mehr oder minder abhebbare Metallklappe angebracht ist. An Stelle derselben kann auch der an die Austrittsöffnung entsprechend vorgeschobene Finger die Zertheilung des Strahles hervorbringen. Vermittelst der Klappe resp. des Fingers und des Hebeventiles lässt sich der Druck, die Richtung, die gröbere und feinere Vertheilung des Wasserfächers nach Bedarf verändern.

a) Die Brause. Das Wasser tritt aus der vielfach durchlöcherten, beiläufig 20 Ctm. im Durchmesser betragenden kreisförmigen Scheibe, des sogenannten Rosettenansatzes in Regen- oder Tropfenform hervor und unterscheiden wir je nach der Richtung die absteigende seitliche und die aufsteigende Brause.

b) Die Staubdouche, bei welcher die Oeffnungen des Brausekopfes (der Scheibe) so fein sind, dass das ausströmende Wasser den Körper in Staubform trifft.

Zu den combinirten Regenbädern gehören die beiden folgenden, c und d.

c) Die wechselwarme Douche. Dieselbe besteht aus einem den ganzen Körper, mit Ausnahme des Kopfes treffenden, nach Bedarf temperirten Regen in der Dauer weniger Sekunden bis zu $1^1/_2$ Minuten, und einer darauffolgenden, naturkalten, kurzen Brause (beiläufig $^1/_4$—$^3/_4$ Minuten.)

d) Die schottische Douche wird mit einem temperirten, oder kalten, allgemeinen Regen, der die Körperoberfläche trifft, eingeleitet, worauf abwechselnd der kalte und warme Fächer oder die Dampfdouche und der kalte Fächer applicirt werden. Besonders achtsam und vorsichtig muss man mit der Dampfdouche hantiren. Bei **jedesmaligem Oeffnen** des Dampfhahnes muss das Condensationswasser abgelassen werden, ehe man den

Dampfschlauch gegen den Körper des Patienten dirigirt; weil man sonst Gefahr läuft, den Kranken zu verbrühen.

Die vertical aufsteigende Brause wird in der Weise angewendet, dass sich der Kranke auf einem etwa 40 Ctm. hohen Holzsitze mit Kreisrundem Ausschnitte placirt und das Wasser aus der auf dem Fussboden angebrachten Rosette die Genitalien, das Perineum und die Anusöffnung trifft.

Ausser den genannten Douchearten giebt es noch die Cappelendouche, ein laubenartig construirter, den Patienten von allen Seiten umgebender Apparat, bei welchen im Momente des Eintrittes durch ein Druckventil gleichzeitig von oben, unten und seitlich Wasserstrahlen auf den Körper eindringen.

e) Augen-, Ohren- und Nasendouchen sind, wie schon der Name sagt, Vorrichtungen, die mit den entsprechenden Ansatzstücken versehen, für die betreffenden Körpertheile in Anwendung gebracht werden.

Applicationsweise der Regenbäder, Form, Pression, Temperatur, Dauer und Zahl derselben müssen wir in jedem einzelnen Falle genau erwägen. Eine gewisse Aversion von Seiten der Patienten soll berücksichtigt werden, zumeist ist es indess die Scheu vor dem Unbekannten, die leicht überwunden wird. Wer übrigens Gelegenheit hatte, gesunde Menschen beim eigenmächtigen Gebrauche von Kopf- und allgemeinen Douchen zu beobachten, die überaus lange Dauer und den oft armdicken Strahl, den derartige Wasserschwärmer auf sich stürzen liessen, schaudernd mit angesehen hat, der entschuldigt die Angst der Kranken, die, falls sie nicht vorher belehrt wurden, ein gleiches Schicksal gewärtigen. Als Regel für das Verhalten des Patienten bei dem Gebrauche des Regenbades gilt, dass, nachdem dem Kranken die nothwendige Kopfkühlung zu Theil geworden, derselbe unter den Regen in der Weise eintritt, dass das Wasser auf die Brust, sodann durch Vorneigen des Kopfes auf den Nacken fällt; dabei frottirt derselbe Theil für Theil in umso rascherem Tempo und steigender Energie, je kälter das herabströmende Wasser ist.

Die Wirkung der verschiedenen Doucheformen ist eine sehr differente. Kurze flüchtige Regenbäder bringen eine Anregung der Peripherie und auch der tiefer gelegenen Theile hervor, wobei dem Körper wenig Wärme entzogen wird, sind daher angezeigt, bei anaemischen Zuständen, allgemeiner Schwäche, bei catharrhalischen Processen, in Fällen bei denen es sich um Hebung des Blutdruckes, Beschleunigung der Cirkulation und des Stoffwechsels handelt und endlich bei Abhärtungskuren.

Länger dauernde, niedrig temperirte Regenbäder erregen mehr als die vorgenannten und entziehen dem Körper mehr Wärme. Derartige prolongirte Regenbäder in der Dauer von $^1/_2$—2 Minuten Dauer sind demnach angezeigt als Abkühlungsproceduren nach Schwitzkuren, Dampfbädern, electrischen Lichtbädern, feuchten und trockenen Einpackungen u. dergl.; ferner im Beginne eines Intermittensanfalles (mit gleichzeitigem oder nachfolgendem Fächer auf die Milz,) ebenso bei Abhärtungskuren für robustere, nicht leicht irritable, Naturen. Regenbäder in mittleren Temperaturen von 20—32° C. also lauwarme Regenbäder wirken beruhigend, calmirend, schmerzstillend und können den Uebergang von erwärmenden zu kalten Proceduren bilden, aber auch per se bei Aufregungszuständen, Angstgefühlen, Beklemmungen, Schlaflosigkeit gebraucht werden. Warme Douchen, in einer Temperatur zwischen 30 und 40° C. werden ausser in den eben genannten Fällen, bei frilösen Personen, bei Patienten mit krampfartigen Zuständen, ferner bei rheumatischen arthritischen Processen und bei lancirenden Schmerzen der Tabiker angewendet. Hiebei wird die Vorsicht gebraucht, dass der warmen die kalte Douche mit oder ohne Fächer folgt, (wechselwarm) oder ein kalter Ueberguss, ein kühles Bad u. dergl.

Bei längerem Gebrauche pflegt eine allgemeine Erschlaffung und Müdigkeit, allerdings nur für kurze Zeit, aufzutreten. Technisch korrect administrirte, entsprechend temperirte Regenbäder können in geeigneten Fällen in jedem Lebensalter mit Nutzen gegeben werden.

Eine vorzügliche Einrichtung hat Hofrath Winternitz durch Einführung des Douchekatheters in dem Baderaum geschaffen. Derselbe ist für den Arzt bestimmt und soll derart situirt sein, dass einerseits die Kurproceduren von hier aus überwacht und controlirt und andererseits sämmtliche Douchen vom Arzte bequem administrirt werden können. Die vertical absteigende kalte Brause wird durch einen Druck des Fusses auf das Pedal zum Strömen gebracht und beim Nachlassen mit dem Fussdrucke geschlossen. Der Arzt behält also trotz functionirender Brause beide Hände frei, die er beispielsweise bei Application der schottischen Douche vollauf benöthigt. Die temperirbare Douche wird durch Oeffnen des Mischhahnes in Action gesetzt. Die gewünschte Temperatur, die man an dem hier angebrachten Thermometer ablesen kann, wird durch stärkeres oder schwächeres Aufdrehen erzielt, indem sodann mehr oder weniger warmes Wasser mit einfliesst. Damit die seitliche Strahl- und Fächerdouche functionire, genügt das Erheben des hiezugehörigen Metallrohres mit dem als

Zwischenstück dienenden beweglichen Kautschukschlauche und ist die Masse des hervordringenden Wassers, der Druck, ebenso die Richtung desselben leicht zu reguliren und von der Stellung die man dem genannten Metallrohre und der jetzt in Action tretenden Fächerklappe giebt, abhängig. Ausser den genannten ist noch die Dampfdouche an dem Douchekatheter angebracht. Der Dampf wird durch ein Hanfkautschukrohr und ein conisch geformtes, hölzernes Ansatzstück nach Aussen geleitet.

Patienten, die aus der Bettwärme oder jedenfalls in ihrem Zimmer Regenbäder benöthigen, können den, nach Angabe von Hofrath Winternitz, vom Fabrikanten Steiner in Wien construirten Zimmerdoucheapparat gebrauchen. Derselbe ist in jedem Schlafgemach leicht aufzustellen, mit ab- und aufsteigender Brause, Strahl, Fächerdouche und zwar letztere für kaltes und warmes Wasser, ferner mit Druckpumpe und Manometer versehen. Ein um den ganzen Apparat angebrachte mantelförmige Hülle aus impermeablen Stoffe, sowie die Metallschale auf der die ganze Maschinerie aufgestellt ist, schützen Wände und Fussboden vor der Durchnässung.

f) Der Ombrophor. Zu den im Hause des Kranken anwendbaren Douchevorrichtungen gehört auch der **Ombrophor,** ein von Winternitz und Gärtner erfundener, transportabler Apparat für Regenbäder mit kohlensaurem Wasser. Bei diesem kann man ohne geschultes Badepersonal, ohne Badezimmer, ohne Wasserleitung mit regulirbarem Drucke in bequemster Weise eine chemisch-thermisch und mechanisch wirkende Douche*) appliciren.

Für schwer bewegliche Kranke, Ataktische, Tabiker, Rheumatiker und Artritiker, hat Winternitz einen eigenarttgen Lehnstuhl construiren lassen, mit dessen Hilfe der Kranke jede Art von Douche in sitzender Stellung nehmen kann. Dieser Fauteuil kann bequem verschoben, nach allen Richtungen gewendet, höher und tiefer geschraubt werden, ebenso ein drehbares Krückengestell, bei dessen Gebrauche auch lahme Kranke in stehender Position gedoucht werden können.

g) Die Douche filiforme ist eine in Frankreich und auch bei uns häufig in Verwendung kommende Applicationsform. Der Apparat besteht aus einer Druckpumpe mit langem Kraft- und kurzem Lasthebel, mittelst welchem Wasser unter Pression durch ein biegsames Metallrohr und einen fein durchbohrten, von einem Metallring umrahmten Rubin fadenförmig durchgetrieben wird. Ein durch eine Schraube in grösserer oder geringerer

*) Dieser Apparat ist bei Dr. Raydt I, Wien, Schottenring Nr. 19, erhältlich.

Distanz fixirbares Itinerarium lässt die Entfernung des Rubines von der Applicationsstelle abmessen. Bei einer Distanz von 4—5 Ctm. entsteht an der Einstichstelle eine Blase, aus der sich zuweilen 1—2 Tropfen Blutes entleeren. Die Wasserblase entsteht durch Eindringen des Wassers in das Unterhautzellgewebe. Es ist dem Arzte anheimgestellt, die Propulsionskraft des Wassers bei der Douche filiforme abzuschwächen oder zu verstärken.

Die Douche filoforme wird als leichter Hautreiz bei den verschiedensten Beschwerden und Schmerzen der Neurastheniker und Hysterischen erfolgreich gebraucht. Bei Migräne durch Application am processus mastoideus, bei den verschiedensten Algieen in loco doloris, andererseits als stärkeres Derivans, an Stelle der points de feu bei Spinalleiden.*)

Von den Partialdouchen ist am Häufigsten im Gebrauch der bewegliche Fächer. Bei diesem kommt hauptsächlich neben dem thermischen auch der mechanische Reiz in Betracht. Der kurze, kalte, bewegliche Fächer erzeugt einen flüchtigen Nervenreiz, event. einen Shok auf den Körper. Auf den Nacken, Rücken und Brust applicirt, wird derselbe tiefe Inspirationen auslösen. Auf den Unterleib dirigirt, wird, wenn nicht spastische Obstipation (Kraus) vorliegt, die Peristaltik angeregt. Eine durch längere Zeit an eine und dieselbe Körperpartie gerichtete Fächerdouche wird derivirend wirken.

Gleichzeitiges, oder unmittelbar dem Fächer nachfolgendes Frottiren wird die reaktive Röthung rascher zum Vorschein bringen. In diesem Sinne wird der bewegliche Fächer sehr häufig für sich allein oder nach dem Regenbade, oder dem fliessenden Fussbade verordnet und wirkt ableitend vom Kopfe und der oberen Körperhälfte, z. B. bei Congestionszuständen, Cephalalgie, Hemicranie, in Folge von Hyperaemie der Hirnhäute etc.

Auf die Milz und Lebergegend dirigirt wird ähnlich wie durch den faradischen Strom eine Verkleinerung der genannten Organe (bei Hyperaemia hepatis, resp. lienis) erzielt. Auf Rücken, Kreuz und innere Schenkelflächen unter mässiger Pression angewendet, haben wir günstige Resultate bei Behandlung reizbarer sexueller Schwäche zu verzeichnen. Contraindicirt ist der bewegliche Fächer bei acuten Catarrhen der Athmungs- und Verdauungsorgane, bei Catarrhen der Blase und bei starken Varicositaeten der Unterschenkel.

8. Dampf- und Heissluftbäder. Zum Gebrauche des Dampfbades haben wir dreierlei Vorrichtungen: Den Kasten für trockene Luft einen solchen für Wasserdampf und die Winternitz'sche Dampfwanne.

---

*) Die Douche filiforme ist bei Mathien in Paris Boulevard St. Germain erhältlich.

In gut geleiteten Anstalten werden Dampfkammern in denen auch der Kopf des Kranken dem Dampfe ausgesetzt ist, wegen der dabei kaum zu vermeidenden und nicht ungefährlichen Congestion zu Kopf und Lunge **nicht** verwendet. In dem Dampfkasten verweilt der Patient aufrecht sitzend, in der Dampfwanne ist der Körper des Kranken horizontal gelagert. Schon daraus ergiebt sich, wenn man die Wahl hat, die Regel, Kranke mit schwächerer Körperconstitution liegend dem Dampfe auszusetzen, also die Dampfwanne zu benützen. Man kann hierbei ausserdem, wenn nöthig, bequemer Kühlvorrichtungen für Lunge und Herz anbringen.

Dampfkasten. Die bei uns im Gebrauche stehenden Dampfkasten sind für den aufrecht sitzenden Kranken eingerichtet. Sie sehen wie grosse Würfel aus, deren vordere und obere Wandungen sich in Charniergelenken öffnen lassen. Im Innenraum ist eine Bank zum Sitzen für den Patienten angebracht. Die Wände sind aus hartem, ziemlich dampfdichten Holz gefertigt. In der oberen Wand ist eine Oeffnung für den aus dem Kasten hervorragenden Kopf des Patienten. Die Dampf bereitenden Apparate sind mit dem Kasten durch Röhren verbunden.

Die Winternitz'sche Dampfwanne wird in einer gewöhnlichen Holzwanne mit Zuflussrohr und Abflussöffnung gegeben. Auf 10 cm hohen Füssen ist ein starker mit quer gespannten Gurten versehener Rahmen, Betteinsatz ähnlich, angebracht; auf diesem und einem ähnlichen, am Kopfende aufgestellten, (als Stütze für Kopf und Rücken) ruht der Kranke. Das eine Ende eines Kautschukrohres umschliesst die Zuflussöffnung des Warmwasserrohres, während das andere Ende auf dem Wannenboden liegt. Ein anderer Holzrahmen ist zum Verschluss der Wanne angebracht der nur einen Ausschnitt für den Kopf des Patienten hat. Mit Leintuch und Kotzen wird nun der obere Rahmen bedeckt. Sobald der Hahn für das warme Wasser geöffnet ist, strömt dasselbe auf den Wannenboden und sammelt sich hier bis zur Ausflussöffnunghöhe etwa 5 cm an. Der entströmende Wasserdampf bringt den Körper zur Transpiration.

Dr. Györki in Racinja (Kroatien) hat Dampfbäder in Bauernhütten in der einfachsten Weise construirt. Er liess ein grosses Gefäss mit kochenden Kartoffeln unter einen dreifüssigen Schemel, wie er bei der Landbevölkerung im Gebrauche ist, stellen, den Kranken auf den Schemel setzen mit Kotzen und Decken einhüllen. Die Patienten blieben bis zur gehörigen Transpiration dem Kartoffeldampfe ausgesetzt.

Zweck des Dampfbades ist Erwärmung; zumeist bis zur Transpiration. Herzaktion und Pulsfrequenz werden durch die heisse

Luft oder den Wasserdampf beschleunigt, die Hautgefässe dilatirt, die Hautnerven erregt. Die Haut anfänglich erwärmt, gelangt in Transpiration und dies umsomehr, je länger der Körper dem Dampfe ausgesetzt ist und je höher der Dampf temperirt ist. Wie schon angedeutet, sind Dampfkammern nicht empfehlenswerth. Während bei unseren Apparaten der Kopf frei bleibt, frische Luft eingeathmet und der Rückstauungscongestion zum Kopfe und der direkten Erwärmung der Respirationsorgane vorgebeugt wird, ist dies bei den gewöhnlichen Dampfräumen nicht durchführbar. Unsere Dampfproceduren können drei und vier Mal wöchentlich eine Zeit hindurch sogar täglich ohne Gefahr und mit Nutzen in Anwendung gebracht werden. Sowohl durch die Erwärmung, ungleich mehr noch durch die Durchfeuchtung der Haut wird dieselbe von etwa angehäuften Epidermiszellen, Schlacken, Talgansammlungen, Verunreinigungen, Staub etc. befreit, und da diese häufig Veranlassung zur Entstehung verschiedener Hauterkrankungen geben, so wird durch diese Procedur der Tendenz zur Abszessbildung, Furunkulose, Acuebildung häufig vorgebeugt. Vor dem Eintritte in die Dampfwanne oder den Dampfkasten, wird dem Patienten Kopf und Nacken gehörig gekühlt die nasse Kappe aufgesetzt, die durch häufiges Eintauchen in kaltes Wasser während der Procedur, feucht und kalt erhalten werden soll. Je nach dem beabsichtigten Effekte wird der Dampf kürzere oder längere Zeit in höherer oder niedrigerer Temperatur in Anwendung gebracht. Handelt es sich nur um eine Vorerwärmung um die nachfolgende Procedur wirksamer zu gestalten, so kann der Dampfraum schon vor dem Eintritte 40°—45° C haben und es genügt ein Verweilen von 3 bis 5 Minuten. In diesem Falle kann als abkühlende Procedur ein naturkaltes Regenbad, eine ebensolche Abreibung oder Lakenbad, oder ein kühles Tauch-, Halb- oder Vollbad verordnet werden. Soll durch den Dampf ein stärkerer Schweissausbruch erzielt und längere Zeit hindurch erhalten bleiben, so lässt man den Kranken bei circa 30° C Dampf eintreten und letzteren allmählig ansteigend bis zu 50° C durch 5 bis 30 Minuten auf den Körper einwirken. Bei dem Gebrauche dieser eminent Schweiss erzeugenden Procedur findet stets eine Abnahme des Körpergewichtes statt. Bei Menschen mit gesunden Athmungsorganen, gesundem, kräftigen Herzen könnte man eventuell die Wirkung des Dampfes in der Weise potenziren, dass man dem ersten, gehörigen Schweissausbruche ein höher temperirtes Regen- oder Tauchbad (25—30° C) folgen lässt und nach dieser Abkühlung und Schweissunterbrechung den Betreffenden neuerdings in den Dampfraum treten und in demselben verweilen lässt.

Indicationen. Von der Anwendung des Dampfbades als Vorerwärmungsprocedur, ferner als Unterstützungsmittel bei der Behandlung der Fettleibigkeit und als Prophylacticum gegen Acue-Furunkulose und Abcessbildung haben wir schon gesprochen.

Bei Hauterkrankungen mitabundanter Vermehrung der Epidermiszellen wie z. B. bei der Psoriasis werden wir Dampfbäder erfolgreich anwenden: Ebenso werden Erkrankungen der Lymphdrüsen und Lymphgefässe durch die Beschleunigung des Stoffwechsels, Verkleinerung und Erweichung der Drüsen günstig beeinflusst. Spätformen von Syphilis, hyperplastische Drüsen werden durch Dampfbäder in Combination oder nach vollendeter Innunctionskur gleichfalls gebessert und behoben. Durch ihre Schweiss erzeugende Wirkung sind Dampfbäder von grossem Nutzen bei krankhaften Ablagerungen in Muskeln und Gelenken, bei rheumatischen und gichtigen Processen, bei Uebersättigung und Intoxication des Körpers mit Quecksilber (Mercurialismus.) Die Dampfproceduren haben sich auch bei Transsudaten und Exsudaten, hydropischen Anschwellungen, beim Morbus Brighti sehr oft bewährt.

II. Partielle directe Applicationen.

a) Das Sitzbad. Patient nimmt in einer mit ca. 30 Liter Wasser gefüllten Sitzbadewanne Platz. Letztere soll aus den beim Halbbade erörterten Gründen aus Holz gefertigt sein; der Wasserstand bis zur Nabelhöhe reichen. Dem Sitzbade geht, wie fast jeder hydriatischen Procedur eine Kopf- und Nackenkühlung voraus. Der Oberkörper wird, sobald der Kranke im Sitzschaffe placirt ist, mit einem Laken und Kotzen umhüllt, wodurch Erkältungen vermieden werden. Die Temperatur des Wassers richtet sich nach dem beabsichtigten Effecte, desgleichen die Dauer des Sitzbades. Am Häufigsten und mit bestem Erfolge werden kalte, länger dauernde Sitzbäder bei Darmcatarrhen sowohl acuten als chronischen gebraucht, bei denen eine Contraction und Anaemisirung der Blutgefässe und mit diesen eine Verminderung der Secretion der Schleimhäute beabsichtigt und erzielt wird.

Bei Magenverstimmungen, Catarrhen und nervösen Dyspepsien sind nebst den nothwendigen diätätischen und übrigen hydriatischen Massnahmen Sitzbäder angezeigt, wobei auch dem Kranken einzuschärfen ist, dass derselbe während der Procedur zeitweise, abwechselnd mit der rechten und linken Handfläche oder mit beiden gleichzeitig Magen und Leib mit dem Wasser frottire. Bei Catarrhen der Harnröhre und der Blase sind kalte oder kühle Sitzbäder schädlich; warme hingegen, besonders solche von längerer Dauer durch ihre calmirende, Schmerz und Krampf stillende Wirkung sehr am Platze. Bei warmen Sitzbädern (34.°—40°) wird das Badewasser durch Zuguss warmen Wassers während der ganzen Dauer (6—60 Minuten) gleichmässig temperirt erhalten. Bei spastischer Obstipation (Kraus) werden derartige Sitzbäder (obenso wie warme Hochbäder) meist gute Dienste leisten.

Kühle, kurz dauernde Sitzbäder regen die Funktion der Unterleibsorgane an; erzeugen in den Blutgefässen eine Contraction, welcher rasch eine Dilatation derselben folgt und damit eine vermehrte Blutzufuhr zu den drüsigen Organen (Leber, Milz); vermehrte Secretion der Schleimhäute, des Darmes, Uterus etc. bewirken. Indicirt sind derartige Sitzbäder bei träger Peristaltik, bei Erkrankungen der Leber und Milz; bei Amennorrhoe und Dysmennorrhoe, bei Prostatorrhoe und Spermatorrhoe, bei Schwächezuständen des Genitalapparates.

Wo durch Stasen Depressionszustände vorliegen, werden sich gleichfalls kurze kalte Sitzbäder hilfreich erweisen.

Während wir bei kühlen und kalten Sitzbädern, sei es, dass sie kurz oder prolongirt gegeben werden, die Reaction am Zweckmässigsten und Raschesten durch Bewegung erzielen, ist nach warmen Sitzbädern, Nachdunsten im Baderaume oder Bettruhe und gute Bedeckung bei frischer Zimmerluft empfehlenswerth. Eine Ausnahme von dieser Regel bilden kurze kalte Sitzbäder, die wegen Agrypnie vor dem Schlafengehen gegeben und zuweilen Nachts widerholt werden sollen. Hiebei wird auch von dem nachträglichen Abtrocknen abgesehen und nur ein warmes Einhüllen empfohlen. Bei Fluor albus werden warme Sitzbäder event. mit einem Zusatz von $^1/_8$—$^1/_2$ Kilo Steinsalz verordnet, auch haben wir von Zusatz von Adstringentien und desinficirenden Mitteln zu warmen Sitzbädern bei der Behandlung der acuten oder chronischen Blennorrhoe günstige Resultate erzielt. Wechselwarme Sitzbäder sind bei Behandlung von Haemorrhoidalzuständen und bei Debilitatio sexualis angezeigt.

b) Das fliessende Fussbad wird in einem circa 47 cm langen, 35 cm breiten und 20 cm hohen Holzgefässe mit Zuflussrohr und Abflussöffnung zumeist mit naturkaltem Wasser in Anwendung gebracht. Nachdem der Kopf und Nacken gehörig gekühlt sind, die Badehaube aufgesetzt wurde, die während dieser Kur öfters gewechselt werden muss, nimmt der Kranke auf einem neben dem Fussbade bereit stehenden Sessel Platz, taucht die Füsse unter das fliessende Wasser und beginnt abwechselnd den Fussrücken des einen mit der

Sohle des anderen Fusses zu reiben. Bei den ersten derartigen Proceduren wird Patient zuweilen, falls das Wasser 10° hat oder niedriger temperirt ist, über empfindliches Kältegefühl klagen, und man wird gut thun, namentlich bei susceptiblen Individuen im Anfange wärmeres Wasser einfliessen zu lassen, worauf später das Kalte leichter vertragen wird. Zuweilen vermeidet man dadurch auch das sich in manchen Fällen einstellende, lästige Gefühl in den Beinen, krampfartiges Ziehen in den Waden, welches allerdings bald wieder verschwindet. Das Reiben der Füsse im kalten Fussbade kann auch vom Diener besorgt werden. Beim Beginn des kalten fliessenden Fussbades wird ebenso wie bei einem hoch temperirten, wie wir es, wenn auch seltener, anwenden, eine Contraction der Gefässe entstehen, die dann einer Dilatation Platz macht und zur Aufnahme einer grösseren Quantität Blutes vorbereitet. Die vermehrte Blutzufuhr giebt sich durch deutliche Röthung der Haut kund und tritt um so früher auf, je kälter das Wasser ist, je kräftiger die Füsse frottirt wurden und kann noch erhöht werden, wenn man dem fliessenden Fussbade einen beweglichen Fächer auf die Unterschenkel und Füsse folgen lässt. Indicirt sind die Fussbäder bei Circulationsstörungen, Blutüberfüllung der oberen Körperhälfte, Congestionen zum Kopfe, Migräne auf hyperaemischer Basis, Plethora abdominis, ferner bei habituell kalten Füssen; bei gewissen Formen von Obstipation (reflectorische Wirkung). Contraindicirt ist das Fussbad bei gleichzeitig bestehenden Catarrhen der Luftwege, Schnupfen, Bronchialcatarrh, Catarrh der Blase bei acuten, fieberhaften Erkrankungen, bei Gravidität, — auch wenn eine solche nur vermuthet wird, — und schliesslich bei sehr empfindlichen nervösen oder hysterischen Personen. Wenn keine Vorrichtung für fliessendes Wasser zu beschaffen ist, so kann man sich durch häufigen Zuguss kalten Wasser und Entfernung des gebrauchten leicht behelfen. Warme Fussbäder zwischen 35 und 40° C sind zuweilen bei retardirter Menstruation von Nutzen und wird deren Wirkung durch Zusatz von Steinsalz, Senfmehl oder Asche verstärkt, zumal wenn man auch die Unterschenkel in das Wasser eintauchen lässt und diese Procedur bis zu einer halben Stunde ausdehnt. c) Handbäder werden niedrig oder hoch temperirt oder wechselwarm angewendet 10 bis 40° C. Dieselben finden ähnlich wie die Fussbäder bei ungleichmässiger Blutvertheilung, habituell kalten Händen, bei Hyperhydrosis, übermässiger Transpiration der Hände, ihre Anwendung, ferner durch ihre erfahrungsgemäss günstige Wirkung auf Athmung und Kreislauf, Asthmatische Beschwerden, Palpitationen und Arythmieen (Derivirende Wirkung).

Bezüglich der Contraindikationen gelten dieselben Normen wie bei den Fussbädern.

d) Das Ellenbogenbad ist wegen seiner schmerzstillenden und antiphlogistischen Wirkung bei beginnendem Panaritium erwähnenswerth. Das untere Drittel des Oberarmes und des Vorderarmes bis zum Handwurzelgelenk werden in ein Gefäss mit naturkaltem, womöglich fliessendem Wasser getaucht und eventuell bis zu einer halben Stunde darin belassen. Dadurch, dass sich die zuführenden, grösseren Gefässe brachialis, radialis und ulnaris contrahiren, wird weniger Blut zu dem erkrankten Finger geleitet und die erwähnte Wirkung erzielt.

e) Das Hinterhauptsbad wird in einem halbkugelförmigen Gefässe mit Zu- und Abflussvorrichtung bei Eingenommenheit des Kopfes, Stirn — Schläfen oder Scheiteldruck und zuweilen bei sexuellen Reizungszuständen Priapismus, Satyriasis, Nymphomanie versucht.

III. Allgemeine indirecte Applicationen.

Die Abreibung nimmt der Kranke am Zweckmässigsten des Morgens beim Erwachen aus der Bettwärme uud verträgt diese Kur besser, wenn ihm vorher eine kleine Tasse warmer Milch, Thee oder ein Kaffeelöffel Cognac oder Slibowitz in einem Viertel Glas Wasser gereicht wurde. Dies ist besonders bei Behandlung Anaemischer zu berücksichtigen. Zu anderer Tageszeit ausgeführt, muss man darauf achten, dass der Körper vor der Kur warm oder erwärmt sei und zwar event. durch eine Wärme zuführende Procedur oder durch vorausgehende energische Bewegung. Die nahe an's Bett gerückte Abreibschale ist entweder mit einem Teppich bedeckt, auf den Patient mit Strohpantoffeln bekleidet, tritt, oder dieselbe ist soweit mit warmen Wasser 40° C. gefüllt, dass die nackten Füsse des Eintretenden bis über die Knöchel eintauchen. Die Kopfwaschung wird vorgenommen, die Badehaube aufgesetzt, das Laken in nach Vorschrift temperirtes, in der Regel naturkaltes Wasser getaucht, nach Bedarf mehr oder weniger ausgerungen und der Längsseite nach gefaltet. Patient erhebt beide Arme, der Badediener legt den linken oberen Leintuchzipfel in die rechte Achselhöhle des Kranken, welcher mit dem nun herabgelassenen Arm das Tuch fixirt erhält, führt das Tuch vorne um die Brust unter die linke Achselhöhle; nun wird der linke Arm an den Stamm gelegt, sodann wird Rücken, rechte und linke Schulter in das Leintuch gehüllt, der übrige restliche Theil desselben um den Hals geschlungen, daselbst durch Einschieben befestigt und nun muss noch der an den unteren Extremitäten schlotternde Theil des Lakens durch Einschieben zwischen die beiden Ober- und Unterschenkel zurechtgelegt, geglättet und durch stramme Habtachtstellung des Kranken faltenlos anliegend erhalten bleiben.

Jetzt beginnt der Diener, besser deren zwei, in langen Strichen, — nicht mit den Händen zappelnd, — mit den inneren Handflächen den ganzen Körper kräftig zu frottiren, bis gleichmässige Erwärmung eingetreten ist, gewöhnlich nach $1^1/_2$—3 Minuten, und die tastende Hand des Arztes das Leintuch allenthalben, an der Brust, Rücken, Füssen erwärmt findet. Kinder und schwächliche, gebrechliche Menschen können in liegender Stellung auf einem Ruhebette abgerieben werden, indem man zunächst am Besten einen impereneablen Stoff darauf ausbreitet, auf diesen das nasse Leintuch legt und den Betreffenden sodann mit letzterem rasch umhüllt. Man achte darauf, dass zwischen je zwei sich berührenden Hautflächen, Arm-, Stamm-, Innenflächen der Schenkeln, eine Zwischenlage des Tuches zu liegen komme. Nach der Abreibung wird Patient mit ein oder zwei Leintüchern oder englischem Bademantel trocken gerieben, wobei er zu energischer Mithilfe aufgefordert werden soll, oder einem Luftbade ausgesetzt und nachdem er sich rasch angekleidet hat, zur Wiedererwärmung durch Gehen in frischer Luft angehalten. Herabgekommene, schwer bewegliche Menschen, marastische, hochgradig anaemische Individuen und Kinder werden nach der Abreibung in ein trockenes Leintuch und Kotzen gehüllt und bis zur eingetretenen Wiedererwärmung, nachdunsten gelassen. Es giebt mehrere Modificationen und Combinationen der Abreibungen.

2. Mantelabreibung. Bei der Mantelabreibung wird nach der Kopfwaschung und dem Kopfumschlage dem Patienten das nasse Laken von rückwärts um die Schultern geworfen und der Körper allerseits eingehüllt und während der Kranke Brust und Arme persönlich energisch frottirt, thut der Diener ein Gleiches mit Rücken und Beinen. Bei dieser Abart der Abreibung pflegt die Reaction durch die active Betheiligung des zu Reibenden rascher einzutreten. 3. Bei der Abklatschung, zumeist mit triefenden Tuche gegeben, geschieht die Einhüllung, wie oben beschrieben, nur führt der Badediener statt der Längsstriche mit den Flachhänden ein Tapotement aus, indem er kurze, flüchtige in ihrer Intensität vernünftig dosirte Klopfungen rhytmisch am ganzen Körper applicirt.

4. Partialabreibung. Diese Procedur kann nur an dem im Bette liegenden, gut erwärmten Patienten vorgenommen werden. Zunächst Kopfwaschung, Kopfumschlag, sodann wird Theil für Theil

apart durch Umhüllen resp. Auflegen eines in entsprechend temperirtem Wasser getauchten und ausgewundenen Tuches von beiläufig 85 Ctm. Länge und 75 Ctm. Breite, auf dem Tuche, nicht mit demselben gerieben. Einige nicht unwichtige Winke mögen hier erwähnt werden. Zur korrecten Durchführung sind zwei Diener nothwendig, in Ausnahmsfällen kann Patient selbst das aufgelegte Handtuch in der entsprechenden Lage halten. Das Bett soll so postirt sein, das zu den beiden Längsseiten freier Zugang möglich ist. Nahrungsaufnahme vor der Kur, wie bei der Abreibung erwünscht. Die Reihenfolge der zu frottirenden Körpertheile ist zweckmässig folgende: Nach der Kopfwaschung und dem Kopfumschlage nacheinander die Arme, sodann Hals, Brust und Unterleib gleichzeitig in einem Tempo, sodann der Rücken und zum Schlusse nacheinander die Beine. Die zu reibenden Theile sollen, sobald sie entblösst sind, möglichst rasch von dem nassen Tuche umhüllt, (Arme, Beine) oder bedeckt werden (Hals, Brust, Unterleib, Rücken); nach der feuchten Frottirung ebenso rasch trocken gerieben und wieder bedeckt werden. Es wird zur Verhütung der Rückstauungscongestion empfehlenswerth sein, den Kopfumschlag, event. die Kopfwaschung während und zum Schlusse der Kur zu widerholen.

5. Bei der Partialwaschung wird mit den Cautelen wie bei der Partialabreibung Theil für Theil mit einem in vorgeschrieben temperirtem Wasser oder Essigwasser oder mit einigen Löffeln Alkohol versetzten Wasser getauchten Schwamme, gerieben, sodann abgetrocknet und gehörig zugedeckt.

Die Partialabreibung und die Partialwaschung können als vorbereitende Kuren angesehen werden. Die Reactionsfähigkeit der gesammten Hautoberfläche oder eines Theiles derselben beurtheilen wir am Leichtesten nach Application der genannten Proceduren.

Bei fieberhaften Zuständen werden durch wiederholt im Tage vorgenommene, event. 2—3 Mal einander folgende Partialwaschungen die Körpertemperatur herabgesetzt und dem Kranken das subjektive Gefühl der Erfrischung am ganzen Körper erzeugt.

6. Das Lakenbad im Baderaume besteht aus einer Abreibung, der man einen ganz kurzen Regen auf das Leintuch, sodann eine Abklatschung und zweite Abreibung folgen lässt.

7. Das Lakenbad im Zimmer ist dieselbe Procedur auf der Abreibschale ausgeführt, nur tritt an Stelle des Regenbades eine Uebergiessung des Nackens, Rückens und der Brust mit $^1/_2$—3 Liter Wasser.

Zuweilen ist nach beendeter Abreibung ein spezielles Reiben, Extrareiben der Füsse, nothwendig, besonders bei Personen die an ungleichmässiger Blutvertheilung, kalten Füssen, Congestionen zum Kopfe u. dgl. leiden.

Es giebt Fälle bei denen wir der Abreibung ein Halbbad folgen lassen, andere bei denen nach der Abreibung ein Sitzbad verordnet wird. Die Abreibung wird auch nach erwärmenden Proceduren gebraucht, nach Einpackungen, Dampf- und elektrischen Lichtbädern.

Die physiologische Wirkung der Abreibung ist abhängig von der Temperatur des verwendeten Wassers, praeciser ausgedrückt, von der grösseren oder geringeren Temperaturdifferenz zwischen Körperoberfläche und nassem Laken, der Intensität des mechanischen Reizes, der Dauer und Zahl der Abreibungen, und von der eventuellen Combination mit anderen Proceduren. Je niedriger temperirt das Wasser, je kräftiger und energischer diese Procedur executirt wird, um so anregender wird auf die an der Oberfläche gelegenen Gefäss- und Nervenverzweigungen Einfluss genommen; je triefender das Laken, um so grösser bei jeweilig gleicher Temperatur die Wärmeentziehung; diese lässt sich auch durch Zufuhr von kühlen oder kaltem Wasser noch erheblich steigern, wie dies beim Lakenbade oder der Abklatschung mit Ueberguss der Fall ist. Beabsichtigen wir die anregende oder aufregende Wirkung der Abreibung abzuschwächen, so empfiehlt sich die Combination mit dem nachfolgenden Halbbade.

Angezeigt ist die Abreibung in Fällen, bei denen wir bei geringer Wärmeentziehung eine lebhafte Anregung des Blutdruckes und der Circulation anstreben, bei anaemischen Zuständen, wenn wir die Haut thätiger und blutreicher machen wollen; bei Reizungserscheinungen in Folge von Hyperaemieen tiefer gelegener Organe, ferner bei Abhärtungskuren, um den Körper gegen die äusseren Witterungseinflüsse und Temperaturdifferenzen widerstandsfähiger zu machen. Bei acuten und chronischen Catarrhen der Nase, des Rachens, der Bronchieen, bei Catarrhen des Digestionstractus, bei rheumatischen Schmerzen der Gelenke und Muskeln. Es ist oft zweckmässig nach einer Anzahl von Abreibungen die Methode zu ändern und mit anderen Kurformen zu combiniren.

Contraindicirt ist die Abreibung bei Erregungszuständen, ausgebreiteten Hautausschlägen, Eccemen, Psoriasis, bei Geschwüren etc.

8. Die feuchte Einpackung kann auf jedem Ruhebette, welches hinreichend lang und breit ist, so dass Patient ausgestreckt, bequem darauf gelagert werden kann, vorgenommen werden. In Wasserheilanstalten sind eigens zu diesem Zwecke construirte, nicht zu weich gepolsterte, mit verstellbarem Kopftheile versehene, mit Leder oder starkem Segeltuche überzogene „Einpackungsbetten" vor-

handen. Auf das Bett wird eine Badekotze ausgebreitet, welche 3 m lang, 2 m breit ist, so dass sie für eine zweifache Umwicklung des Stammes und eine dreifache der Füsse hinreicht; auf diese wird ein gewöhnlich, in naturkaltes Wasser getauchtes, gehörig ausgewundenes Leintuch gelegt. Nachdem dem Kranken der Kopf gewaschen und die Badehaube aufgestülpt wurde, legt sich derselbe kerzengerade auf das Laken, in welches er nun vollkommen eingehüllt wird und zwar in der Weise, das auch zwischen je zwei sich tangirende Hautflächen, Arme, Stamm, Ober- und Unterschenkelflächen eine Leinenlage eingeschoben wird. Nun wird die Badekotze straff, ohne aber die Respiration zu behindern, umgewickelt, gehörig zugezogen, am Halse durch ein Renversé und Einschieben befestigt und der an den Füssen noch überhängende Theil der Kotze unter die Waden geschoben. Bei Bedarf wird eine zweite Decke über den Körper des Kranken gelegt, seitlich glatt gegen den Rücken hingestrichen und eingezwängt. Man kann noch ein trockenes Laken frauenhalstuchartig um die Schultern und ein Federbett auf die Füsse legen. Ist der Patient eingepackt, so wird durch Oeffnen des Fensters für Zuströmen frischer Luft (Zugluft muss vermieden werden) Sorge getragen; den Puls kontrolirt man an der temporalis.

Dem angestrebten Zwecke entsprechend, bleibt der Patient entweder bis zur Erwärmung $^1/_2$—1 Stunde (bei Fiebernden oft bloss 10 Minuten) oder bis zum behaglichen Dunsten 1—1$^1/_2$ Stunden, oder aber bis zum Schweissausbruche 2—3 Stunden und länger mit gewechselten Kopfumschlägen liegen. In manchen Fällen (bei hartnäckiger Agrypnie oder bei den Spätformen der Syphilis) liessen wir auch Kranke Nachts über mit den nöthigen Cautelen, Urinflasche zwischen den Beinen, Wächter im Zimmer, in der Einpackung liegen. Bei fieberhaften Zuständen, werden 2, 3 Einpackungen und mehr, — Winternitz hat deren bis 12 gegeben — hintereinander applicirt. Patient bleibt in der ersten, feuchten Einpackung nur so lange liegen, bis Leintuch und Badekotze erwärmt sind. Die Umpackung geschieht auf einem zweiten, mit den nöthigen Utensilien bereit gehaltenem Ruhebette. In diesem erfolgt die Wiedererwärmung weniger rasch, kann aber bei kräftigem Herzen so lange fortgesetzt werden, bis Frösteln eintritt. (Bei acutem Rachencatarrh, bei Angina tonsillaris, bei Diphterie, bei luëtischen Rachenaffectionen werden wir während der feuchten Einpackung zweckmässig gleichzeitig einen feuchten Halsumschlag anlegen lassen. Bei Kranken die an kalten Füssen leiden, kann die feuchte Einpackung in folgender Weise modificirt werden. Das feuchte Laken wird so weit zurückgeschlagen, dass die Füsse direkt in die Badekotze eingehüllt und demnach nicht feucht gemacht werden. Man kann auch eine Wärmeflasche oder einen Thermophor an die Füsse legen lassen. Neurasthenikern mit Angstzuständen und Beklemmungen kann man bei den ersten feuchten Einpackungen concediren, dass ihnen die Arme nicht in das feuchte Laken und die untere Wolldecke eingehüllt werden; sie fühlen sich dadurch weniger beengt und hilflos, und beruhigen sich alsbald und umso eher, wenn man einen zweiten Einpackungsbedürftigen in ihrer Nähe derselben Procedur unterzieht. Jeder an der Körperoberfläche Wärme anhäufenden Procedur muss eine Abkühlungskur folgen. Man wählt, dem speziellen Falle anpassend, Uebergiessung, Abreibung, Abklatschung, Lakenbad, Tauchbad, Halbbad, Vollbad u. s. w.

Physiologische Wirkung. Durch den Kältereiz auf die äussere Haut in toto wird zunächst eine Verengerung der peripheren Hautgefässe eintreten. Dieser Kältereiz zum Gehirn und Rückenmark geleitet, beeinflusst reflectorisch die Innervation; Herzthätigkeit, Pulsfrequenz und Athmung werden verändert. In horizontaler Lage ist bekanntlich Herzaktion und Pulsfrequenz eine verlangsamte, wird es aber bei der feuchten Einpackung umsomehr, weil durch den gleichmässigen allseitigen Druck auf den Körper eine Muskelentspannung eintritt. Die Respiration wird durch den Shok den das kalte, feuchte Tuch ausübt, anfänglich eine raschere, späterhin, wenn die Hauttemperatur mit der Temperatur des umhüllenden Leintuches ausgeglichen wird, eine rhytmische. Dieser Temperatursausgleich kommt rasch zu Stande, weil die umgebenden Hüllen die Verdunstung nach Aussen verhindern. Der anfänglichen Zusammenziehung der Gefässe folgt eine Erweiterung derselben, und kann nun ein grösseres Blutquantum zur Peripherie strömen, wodurch das Gehirn entlastet, die Blutgefässe des Gehirnes und seiner Häute anaemischer gemacht werden. Damit ist aber eine weitere Verlangsamung der Herzaktion gegeben, indem der Widerstand für die Circulation geringer geworden ist. Die Einpackung gehört zu den besten diaphoretischen Methoden, und hat im Vergleiche mit den Dampfbädern, Heissluft- und elektrischen Lichtbädern, wie bereits erwähnt, den Vorzug, dass selbst bei profusem Schweissausbruch und langandauernder Transpiration die Pulszahl nicht erhöht wird.

Die calmirende Wirkung auf das Nervensystem erklärt Heymann mit der Erwärmung und dem feuchten Dunst der Haut, der die sensiblen Nervenendigungen zum Quellen bringt.

Man kann bei Fiebernden zuweilen die Zahl der feuchten Einpackungen restringiren, wenn man statt eines feuchten Lakens deren zwei nimmt und wenn dieselben in ihrem Gewebe nicht allzu dünn sind, demnach eine grössere Wassermenge in sich aufnehmen, welche längere Zeit und eine grössere Anzahl Calorien zu ihrer Verdunstung benöthigt. In manchen Fällen lassen wir den Kopf in der Weise in das feuchte Laken mit einwickeln, dass blos Augen, Nase und Mund freibleiben, (Hemicranie, Occipitalneuralgie, Trigeminusneuralgie etc.)

Dass eine spröde, heisse Haut durch die feuchte Einpackung kühl und geschmeidig wird, ist eine bekannte Thatsache.

Indicationen. Wir haben die gewechselten feuchten Einpackungen als vorzügliches Antipyreticum bereits geschildert, ebenso die Schlaf machende Wirkung dieser Procedur hervorgehoben. Der calmirende und derivirende Effekt der feuchten Einpackung erklärt die vortrefflichen Resultate bei der Behandlung der verschiedenen Erkrankungen des Circulations- und Nervensystems. Hyperaemieen und Reizungszustände tiefer gelegener Organe, paroxysmale Tachycardie, Palpitationen bei Morbus Basedowi, Neuralgieen des trigeminus, ischiadicus u. s. w. neurasthenische, hysterische Zustände, Neurosen, Chorea werden günstig beeinflusst. Auch bei Psychosen sahen wir nach feuchten Einpackungen Exaltationszustände rascher schwinden. Da wir durch länger dauernde, feuchte Einpackungen Transpiration erzeugen können, demnach auf die Schweissdrüsen, Lymphdrüsen, auf den Stoffwechsel anregend und beschleunigend zu wirken vermögen, so erklärt sich die günstige Wirkung dieser Procedur bei Behandlung des acuten und chronischen Gelenks- und Muskelrheumatismus, ferner die guten Erfolge bei Behandlung der sekundären und Spätformen der constitutionellen Syphilis, hydropischer Anschwellungen, bei Nierenleiden u. dergl.

Contraindicirt ist die feuchte Einpackung bei grosser allgemeiner Schwäche und Hinfälligkeit, bei Herzschwäche, organischen Herzfehlern, bei akuten Entzündungsprocessen, bei Phtisis pulmonum und bei Neubildungen.

9. Die trockene Einpackung wird nur bei kräftigen, zur Transpiration leichter geneigten Individuen entweder des Morgens direkt aus der Bettwärme nach Verabreichung einer Tasse warmer Milch oder Thee vorgenommen. Sonst empfiehlt es sich, zur rascheren Herbeiführung der Transpiration die Kur am späten Nachmittage, wenn die Verdauung der Hauptmahlzeit beendet, und der Körper des Kranken durch eine forcirte Promenade in Winterkleidern (auch zur Sommerszeit) zur Transpiration gebracht ist, mit der trockenen Einpackung zu beginnen. Der so vorbereitete Kranke wird angehalten sich rasch zu entkleiden und wird nun direkt in die Wolldecke, die vorher an der Sonne, oder am Ofen erwärmt worden ist sammt dem Kopfe, ausschliesslich des Gesichtes, eingepackt und mitdem Federbette bedeckt.

Bei dieser Kur wird in der Regel keine Kopfwaschung vorausgeschickt, weil diese die bestehende Transpiration unterbrechen oder die zu erwartende hinausschieben könnte. Zumeist gehört zur Erzielung gehörigen Schweissausbruches bei der trockenen Einpackung ein Zeitraum von einer Stunde, man kann indess diese Procedur auch bis zu zwei Stunden und darüber ausdehnen. Jedenfalls ist es wünschenswerth, dass der Arzt sich durch öfteres Pulsfühlen an der temporalis sowie durch Zufühlen mit der Flachhand am Rücken und an den Füssen von der Wärmeanhäufung, event. Transpiration und durch Befragen des Kranken direkt, von dem subjectiven Befinden desselben überzeuge. Es ist dies eine der eingreifendsten Massnahmen unserer Kurmethode und ist dabei die genaueste Ueberwachung und Umsicht während der Procedur dringend anzuempfehlen. Der trockenen Einpackung folgt, falls man die Wahl aller Anwendungsformen hat, je nach dem Krankheitsfalle, entweder eine Begiessung, Abreibung, Abklatschung, Lakenbad, Vollbad oder eine Combination einiger der genannten Proceduren. Bei der Behandlung der Polysarcie wird die trockene Einpackung sehr häufig in Anwendung gebracht und ist es rathsam das Körpergewicht vor und nach der Kur jedesmal festzustellen. Die Differenz kann nach einer derartigen Anwendung ein Kilo und darüber betragen, welches Manco aber bei nicht streng eingehaltener Diaet und Bewegungsvorschrift bald wieder ersetzt und die Abmagerungskur illusorisch gemacht wird. Ausser bei der Behandlung der Fettleibigkeit wird die trockene Einpackung bei der constitutionellen Syphilis zuweilen in Verbindung mit medicamentösen, antiluluëtischen Kuren oder ohne die letzteren und als Provacationskur bei latenter Luës erfolgreich gebraucht. Wie ich an anderer Stelle auseinandergesetzt habe,*) genügt zur Erzielung eines gleich günstigen Resultates bei einer Einreibungskur, wenn man dieselbe mit einer entsprechenden Wasserkur verbindet, eine bedeutend geringere Quantität Quecksilber.

Eine weitere Indikation für die trockene Einpackung bildet der Mercurialismus und erklärt sich die günstige Beeinflussung durch die Beschleunigung des Stoffwechsels durch die Einwirkung der Einpackung auf die Lymphbahnen, und die Schweiss secernirenden Drüsen. Daher auch die erfolgreiche Behandlung mit Hilfe dieser Kur bei krankhaften Ablagerungen in den Gelenken, Muskeln und serösen Häuten also bei Rheumatismus, Arthritis, hydropischen Anschwellungen, Exsudaten, etc.

*) Fortschritte der Hydrotherapie, Festschrift 1897 Wien und Leipzig, Urban & Schwarzenberg.

Bezüglich der Contraindicationen gelten dieselben Normen wie bei der feuchten Einpackung.

IV. Partielle (locale) indirekte Proceduren.

A. Umschläge und Binden. Umschläge, Compressen kommen bei localer Kälteapplication sehr häufig zur Anwendung. Ein je nach dem Körpertheil geformtes, grösseres oder kleineres Leinwandstück wird in Wasser getaucht, mehrfach gefaltet, sodann nach Bedarf mehr oder weniger ausgerungen und auf die betreffende Stelle glatt aufgelegt. Man verwendet entweder Compressen, die in kaltes Wasser getaucht sind, häufig gewechselt werden, oder mittelst Kühlvorrichtung kalt erhalten werden, oder solche, die in kaltes Wasser getaucht, ausgerungen und bis zur Erwärmung oder bis zu vollkommenem Verdunsten liegen gelassen werden, sogenannte erregende Umschläge, ferner Umschläge, die in sehr warmes Wasser getaucht, ausgewunden, gut trocken bedeckt und häufig erneuert oder durch einen aufgelegten Thermophor oder Schlauch mit fliessendem, warmen Wasser, warm erhalten bleiben. Das Material, das zum Umschlag verwendet wird', ist zuweilen statt Leinwand, Rohseide. Diese inbibirt eine grössere Quantität Wassers bleibt demnach länger feucht; muss aber vor dem Gebrauche durch mindestens zwei Stunden im Wasser liegen gelassen werden, weil sie dasselbe langsamer in sich aufnimmt. Soll der Umschlag längere Zeit hindurch feucht erhalten werden, dann legt man zwischen die feuchte und die deckende, trockene Schichte einen impermeablen Stoff, Mosetigbattist oder Guttaperchapapier, nur wirken derartige Umschläge auf die Oberfläche macerirend und treten zuweilen bei empfindlicher Haut Erytheme, Ecceme oder Impetigopusteln auf.

Kalte Umschläge wirken antiphlogistisch; kommen demnach bei lokaler Hyperaemie in ihren verschiedenen Abstufungen als Congestion, Entzündung, Exsudation, von durch Hyperaemie erzeugtem Hitzegefühl, oder Schmerz zur Anwendung. Warme Compressen werden angewendet zur Beschleunigung der Resorption bei Infiltraten, Transsudationen, Exsudationen, ferner als analeptica. Bei auf Gefässkrampf und zufolge desselben durch Anaemie der Hirnhäute auftretender Cephalalgie werden sehr warme Kopfumschläge oft vortreffliche Dienste leisten. Bei lancinirenden Schmerzen der Tabiker ist es jedenfalls zweckmässig zunächst mit kalten, wenn diese fruchtlos gebraucht wurden, mit warmen Umschlägen zu versuchen. Lassen auch diese im Stiche dann werden fast ausnahmslos wechselwarme analgetisch wirken. Warme Umschläge werden als

Antispasmodica bei Cardialgieen, Intestinal-, Uterinal- und Vesial-Coliken entweder in der geschilderten Form gebraucht; oder durch Zusatz von Aufgüssen aromatischer Substanzen, Camillen, Heublumen oder in Verbindung mit mehligen Stoffen in Form breiiger Umschläge Leinsamen-Compressen benutzt.

1. Kopfumschläge. Wir unterscheiden 2 Arten von Kopfumschlägen, kühlende und erregende. Die kühlenden finden ihre Anwendung bei Congestionszuständen, die sich durch Eingenommenheit des Kopfes, Schwindel und Taumelgefühl, Hitzeempfindung oder Kopfdruck manifestiren. Dabei sind die Gefässe der conjunctiva bulbi gewöhnlich hyperaemisch, die temporalis sichtbar pulsirend, die Ohren geröthet. Die Kopfhaube, die wir auch vor den meisten Proceduren zur Kühlung verwenden, ist aus ziemlich grober, mehrfach geschichteter Leinwand gefertigt. Diese wird in kaltes Wasser getaucht, mehr oder weniger ausgerungen, und Gesicht, Kopf und Nacken mit derselben gekühlt. Soll die Abkühlung längere Zeit hindurch anhalten, so stülpt man die nasse Mütze auf den Kopf und applicirt auf diese die Winternitz'sche Kautschukkühlkappe mit zu- und abfliessendem Rohre und kann selbe nach Bedarf längere oder kürzere Zeit liegen lassen.

Der erregende Kopfumschlag wird bei Hemicranie, Neuralgieen und bei krampfartigem Kopfschmerz angewendet. Man schiebt über die in kaltes Wasser getauchte, gehörig ausgerungene Badehaube, eine zweite grössere anschliessende aus rauhem „türkischem" Handtuchstoffe gefertigte oder nimmt an Stelle der letzteren ein dichtes, weiches, wollenes oder seidenes Kopftuch. Vorzüglich eignet sich hierzu ein sogenanntes russisches Orenburger Tuch. Bei anaemischem Kopfschmerz, angiospastischer Migräne, hat sich die Winternitz'sche Kautschukmütze mit durchfliessendem warmen Wasser vorzüglich bewährt.

2. Halsumschläge. Dieselben kommen bei inflamatorischen Halsaffektionen in Verwendung: bei Pharyngitis, Angina, Diphterie, Laryngitis und bei Drüsenschwellungen.

Wir unterscheiden: Kühlende, erregende und erwärmende Halsumschläge und verwenden hierbei mit Vorliebe Rohseidenstoff. Vor der ersten Anwendung muss derselbe zwei Stunden hindurch im Wasser belassen werden, um letzteres gehörig zu imbibiren; ist indess rasch ein Halsumschlag von Nöthen, so nimmt man ein gewöhnliches Leinenstück 2 oder 3fach zusammengelegt, circa 10 cm breit und 50 cm lang. Dieses wird in Wasser getaucht, ausgewunden, möglichst glatt um den Hals gelegt, (nicht zu knapp!) und mit einem trockenen Tuche verbunden. Bei erregenden Halsumschlägen giebt man zwischen die feuchte und trockene Schichte eine Lage Guttaperchapapier oder Mosetigbattist. Warmwasser-Halsumschläge werden bei Angina phlegmonosa angewendet. Zwischen trockenem und feuchtem Umschlag kommt nebst dem impermeablen Stoffe auch eine Lage Tafelwatte. Sollen die kalten oder warmen Umschläge längere Zeit hindurch in der gleichen Temperatur erhalten werden, so legt man eine Winternitz'sche Wassercravatte mit Zu- und Abflussvorrichtung für durchfliessendes Wasser um den Hals und füllt das zuführende Gefäss mit entsprechend temperirtem Wasser.

3. Brustumschläge werden bei uns in Form von Kreuzbinden applicirt. Man benutzt hiezu eine Leibbinde von $2^1/_2$ m Länge und cr. 37 cm Breite, die in kaltes Wasser getaucht, ausgewunden und in folgender Weise angelegt wird. Von der linken Achselhöhle vorne über die Brust zur rechten Schulterhöhe, von da über den Rücken unter die linke Achselhöhle, von dieser vorne über die Brust unter die rechte Achselhöhle und rechte Schulterhöhe und endlich zur linken Achselhöhle zurück. Darauf wird in gleicher Weise eine trockene Binde gerollt. Die Kreuzbinde ist der zweckmässigste Umschlag für Brust und Rücken, und muss gehörig warm bedeckt werden. Es empfiehlt sich daher über die Kreuzbinde das Nachthemd, ausserdem ein Flanellleibchen und event. noch ein grosses, warmes Frauenhalstuch oder russisches Orenburgertuch zu decken. Soll die Kreuzbinde als abkühlende Compresse dienen, so muss ein Herzschlauch oder Rückenschlauch mit durchfliessendem, kalten Wasser an die entsprechende Stelle angelegt werden. Die Kreuzbinde wird sowohl bei catarrhalischen Affectionen der Bronchien als auch bei inflamatorischen Zuständen der Bronchien und Lungen, bei exsudativen Processen der Pleura, bei heftigen Intercostalneuralgieen, Entzündungen der Brustdrüse, des Schultergelenkes angewendet. Beim Wechseln der Kreuzbinden muss durch Schliessung der Fenster und Thüren des Krankenzimmers einer Verkühlung vorgebeugt werden. Nach Abnahme der Kreuzbinde ist eine feuchte Abreibung des Thorax event. des ganzen Körpers vorzunehmen. Zur Vermeidung von Sudamina und Eccemen sollte bei Wiederanlegen der Kreuzbinden ein zweites Paar verwendet und das erste ausgebrüht und gebügelt werden. Bei chronischen Exsudaten und Infiltraten wird die Kreuzbinde in heisses Wasser getaucht, angelegt resolvirend und resorbirend wirken. Kreuzbinden können nur von im Bette liegenden Kranken gebraucht werden.

4. Die Leib- oder Priessnitzbinde hat eine Länge von $2^1/_2$ m und eine Breite von ca. 37 cm, ist aus ziemlich grobem, durch Ausbrühen und Plätten schmiegsam gemachten Linnen gefertigt. An

dem einen durch zwei Renversé spitz zulaufenden Ende sind zwei je ca. $1^1/_2$ m lange, $1^1/_2$ cm breite Bänder festgenäht. Bei der Anwendung wird das breite Ende bis zur Hälfte der Binde in Wasser getaucht, gehörig ausgerungen, um den Leib gelegt, mit dem trockenen Theile verbunden, und mit den Bändern befestigt. Bei frilösen oder anaemischen Individuen kann über die Binde noch ein Flanellgürtel gewickelt werden oder durch eine japanische Wärmedose, Thermophor oder Schlauch mit fliessendem, warmen Wasser die Erwärmung rascher erzielt werden. Ist eine grössere Wärmeentziehung erwünscht, dann verwendet man eine ganze feuchte Binde und rollt darüber eine ganze trockene Leib- oder Flanellbinde. Wird die Leibbinde rasch trocken, und ist der Fortgebrauch derselben wünschenswerth, dann muss die Binde erneuert werden. Um Nachts den Kranken und die Umgebung nicht zu sehr zu stören, kann ein in Wasser getauchtes und ausgewundenes Tuch (Taschentuch) neben dem Bette vorbereitet liegen, welches leicht, (auch vom Kranken selbst) unter die Leibbinde auf die Magengegend geschoben werden kann. Bei günstiger Witterung kann die Leibbinde auch am Tage getragen und 3—4 stündlich gewechselt werden.

Indicationen: Magenverstimmung, Magencatarrh, Erschlaffung, Erweiterung, Darmbeschwerden, Diarrhoe, Flatulenz, Ameunorrhoe, Dysmennorrhoe, Leber- und Milzhyperaemie, ausserdem als schlafbringendes Mittel bei vielen Individuen von vorzüglicher Wirkung. Contraindicirt ist die Binde bei Neigung zu Pollutionen. Häufiges Ausbrühen und Plätten der Binde, besonders bei empfindlicher Haut zur Vermeidung von Erythemen, Furunkeln und Eccemen, ist dringend nöthig. Um Athembeschwerden durch zu festes Anspannen der Binde zu verhüten, wird der Kranke aufgefordert, während des Anlegens der Binde tief zu inspiriren, wodurch die untere Apertur des Thorax erweitert wird.

5. Stammumschläge. Ein Badeleintuch 3 m lang, $1^1/_2$ m breit wird (trocken) dreifach zusammengelegt, quer über das Bett gebreitet. Ein zweites Leintuch wird in Wasser getaucht, ausgewunden, gleichfalls dreifach zusammengefaltet und auf das trockene gebreitet. Nun legt sich der entkleidete Kranke auf die Laken und wird in dieselben, zunächst in das feuchte, sodann in das trockene, welche gehörig dicht dem Rumpfe anliegen sollen, eingehüllt. Der Stammumschlag reicht einerseits bis unter die Achseln, andererseits bis zur Mitte der Oberschenkel. Nun wird der Patient gehörig bis zum Halse bedeckt. Die Stammumschläge werden bei vielen Erkrankungen angewendet; sie wirken antipyretisch und antithermisch

und können in der Privatpraxis bei der Typhusbehandlung nebst Theilwaschungen mit grossem Nutzen gebraucht werden. Dr. Moriz Reich berichtet über den günstigen Verlauf von 16 meist schweren Typhusfällen, die er ausschliesslich mit diesen beiden Kurproceduren behandelt hat. Aber selbst bei Bäderbehandlung des Typhus und anderer, fieberhafter Krankheiten, machen wir sehr häufig von den Stammumschlägen Gebrauch, indem wir sie entsprechend oft gewechselt, zwischen je zwei allgemeinen Proceduren einschieben und das Ansteigen der Temperatur mitigiren. Wird der Stammumschlag sehr rasch warm, und soll der Patient wegen grosser Schwäche, oder zu befürchtender oder thatsächlicher Blutung sich möglichst ruhig verhalten, so kann man zwischen das feuchte und trockene Laken einen breiten Winternitz'schen Kautschukschlauch legen und kaltes Wasser durchcirculiren lassen. Diese Art der Anwendung ist auch bei manchen Magen-, Darm-, Leber-, Milz- und Unterleibsleiden zu empfehlen. Ist die Abkühlung durch den Schlauch nicht erwünscht und blos Umschläge am Platze, so kann man nach Anbringung eines trockenen Durchzuges Compressen auf Brust und Bauch anbringen und trocken bedecken. Besteht eine Indication für Wärmezuführung für eines der genannten Organe, so wird an Stelle des kalten, warmes Wasser in den Schlauch geleitet. Die Combination: Stammumschlag, Schlauch mit warmen Wasser für den Magen wird Winternitzsches Magenmittel genannt; und kommt vielfach bei dyspeptischen Zuständen, Magencatarrhen, bei morgendlichen Erbrechen der Alkoholiker, bei vomitus gravidarum zur Anwendung.*)

Buxbaum hat Stammumschläge mit heissem Schlauch auf die Unterbauchgegend bei Dysnenorrhoe mit vielen Nutzen angewendet.

6. Die Wadenbinden sind in ähnlicher Weise angefertigt, wie die Leibbinden; nur natürlicherweise in den Dimensionen kleiner, 1 m lang, 22 cm breit. Das erste Drittheil wird in kaltes Wasser getaucht, ausgedrückt, angelegt und mit dem trockenen Theil verbunden. Wadenbinden wirken als Derivans, ableitend vom Kopfe. Indicationen: Congestiones ad caput, Hyperaemia. Bei sich verspätender Menstruation kann man diese Binden auf die Oberschenkel

---

*) Den ersten Fall, an dem Hofrath Winternitz sein Magenmittel versucht hat, hatte ich Gelegenheit mit zu beobachten. Eine Venetianerin, die Jahre hindurch nach jeder Mahlzeit trotz aller Medicamente, Diät, Carlsbader und Wasserkuren erbrochen hatte und in hohem Grade herabgekommen und siech war, wurde mit Theilwaschungen, Stammumschlägen und Schlauch mit durchfliessendem heissen Wasser und strenger Milchkur behandelt, nach 3 Wochen hörte das Erbrechen auf, sie erhielt feste Nahrung, die sie aber auch nur dann nicht erbrach, wenn sie dieselbe im Stammumschlag mit Schlauch liegend zu sich nahm. Nach 4 monatlicher Behandlung kehrte sie mit grosser Körpergewichtszunahme, blühend aussehend geheilt in die Heimath zurück.

anlegen lassen. Wadenbinden dürfen nur während Patient zu Bett verweilt, gebraucht werden. In ähnlicher Weise anticongestiv und schlafbringend wie die Wadenbinden, pflegen nasse Strümpfe Abends angelegt und mit stärkeren und grösseren trocken überdeckt, zu wirken.

7. Haemorrhoidalbinden sind T förmige, aus Leinwand gefertigte Binden, die zur Befestigung von Compressen aus hydrophilem Gaze, Leinwand, feuchter und trockener Watte mit oder ohne Mosetigbattist oder Guttaperchapapier, bei Haemorrhoidalleiden, Prolaps der Mastdarmschleimhaut, Eccemen oder Abscessen ad anum, perinaeum, oder scrotum verwendet werden.

Zur Fixirung von Genitalumschlägen benützen wir gewöhnlich ein passendes Suspensorium ohne Schenkelbinde.

8. Longetten, von Winternitz eingeführt, sind Leinwandstreifen von $^1/_4$—1 m Länge und ungefähr 6 cm Breite, die durch Ausbrühen und Plätten weich und geschmeidig gemacht sind. Dieselben werden zusammengerollt, in kaltes Wasser getaucht und ausgedrückt und an die betreffenden Körperpartieen, — beiden Extremitäten centripetal — angelegt. Bei schmerzhaften entzündlichen Prozessen wird unmittelbar nach dem Anlegen der Longetten eine Kühlung der Theile eintreten, und wenn dieselbe durch längere Zeit continuirlich wirkend erwünscht ist, kann man auf die Longetten einen Schlauch mit durchfliessendem kalten Wasser appliciren In Fällen bei denen es sich um Resorption chronischer Exsudate und Infiltrate in der Haut und in den Gelenken handelt, ferner bei gewissen Geschwürsformen, chronischem Unterschenkel — und scrofulösen Geschwüren, endlich bei schmerzlosen Drüsenschwellungen, werden auf die feuchten Longetten Tafelwattebinden gerollt und mit einer Calicotbinde befestigt, oder man kann direkt auf die feuchten Longetten eine Flanellrollbinde anlegen.

Bei Substanzverlusten durch Verbrennungen kann man Longetten mit Schlauch anlegen. Dieser feuchte kalte Schutzverband wird analgetisch wirken und unter demselben die Epidermisbildung sich rasch vollziehen. Wenn die Leinwandlongetten Tage und Wochen lang an denselben Körperpartieen angewendet werden, so müssen sie zur Hintanhaltung von Eccemen jeden 2. Tag ausgebrüht, gebügelt und in der Zwischenzeit durch frische ersetzt werden.

B. Kühl- und Erwärmungsapparate in entsprechender Form und Grösse, aus Weichgummiröhren (Winternitz) oder Aluminium (Gärtner) sind für die verschiedensten Körperpartieen im Gebrauche. Dieselben werden meist nicht direkt angelegt, sondern auf einer dünnen, feuchten Compresse fixirt, die dem betreffenden Körpertheile anliegt. Die Kühl- und Erwärmungsvorrichtungen sind mit Zu- und Abflussrohr versehen, an deren Enden kleine, durchlöcherte Metallansätze in Glocken- oder Birnform angebracht sind, um einerseits in dem höher postirten Reservoir für kaltes oder warmes Wasser, andererseits in dem auf dem Fussboden aufgestellten Abflussgefässe durch ihre eigene Schwere zu verbleiben.

Der Universalschlauch von Dr. Blumenkranz und Dr. Helmer, Assistenten an der hydriatischen Abtheilung des Hofrathes Winternitz, construirt, bedeutet einen wesentlichen Fortschritt auf dem Gebiete der localen Kälte und Wärmeanwendung.

Die gebräuchlichen, bekanntlich fix hergestellten Schläuche haben den technischen Nachtheil, dass dieselben nur für einen bestimmten Körpertheil und in einer bestimmten Form und Ausdehnung verwendbar sind; daher jede Körperpartie und Theile derselben einen besonderen Schlauch benöthigt. Diesem Uebelstande ist durch den Universalschlauch gesteuert, indem letzterer sowohl in seiner Form als auch in seiner Grösse verändert und daher jedem Körpertheile anpassend hergestellt werden kann.

Die Bestandtheile des Universalschlauches sind: Ein 15 Meter langes, dünnwandiges Kautschukrohr, eine rundliche etwa 3 Centimeter im Durchmesser betragende Aluminiumplatte und mehrere verschieden lange Aluminiumstreifen, welch' letztere an beiden Enden mit Oeffnungen versehen sind. Zur lösbaren Verbindung der Platte mit den Streifen ist erstere mit einem centralen Schraubenbolzen versehen. Die Streifen können nach Bedarf in verschieden lange Schleifen umgewandelt, in ihrer ebenen Form belassen oder bogenförmig gekrümmt werden.

Mittelst der an ihren Enden angebrachten Oeffnungen kann man durch dieselben den Schraubenbolzen der Platte durchstecken und durch Anziehen einer kleinen Mutterschraube fixiren. Auf diese Weise wird das Gerippe für den Schlauch in der beabsichtigten Form und Grösse construirt. Das Kautschukrohr wird von der Peripherie auf den radial fixirten Armen der Schleifen in Spiraltouren gegen das Centrum fortgeführt und das freie Ende der Schleifen mittelst der daselbst angebrachten Oeffnungen auf den Schraubenbolzen geschoben und durch eine zweite kleine Mutterschraube gesichert. Auf die geschilderte Art kann man sowohl flachrundliche als auch halbkugelige Schläuche formiren. Zur Herstellung eines flachlänglichen Schlauches, benöthigt man nur drei Schleifen und keine Centralplatte. Die Schleifen werden je nach der gewünschten Länge des Schlauches in entsprechenden Abständen von einander parallel auf eine feste Unterlage, z. B. eine Tischplatte, gelegt, hierauf das Gummirohr auf denselben in Zickzackwindungen geführt und durch einfaches Umbiegen der freien Schleifenenden befestigt. Die Breite eines solchen Schlauches hängt von der Zahl der Windungen desselben ab und kann daher beliebig modificirt werden.

Die Vortheile des Universalschlauches bestehen nach dem Gesagten darin, dass wir in wenigen Minuten einen, jeder beliebigen Körperpartie angepassten Schlauch für durchfliessendes kaltes oder warmes Wasser herstellen können und zweitens, dass wir, falls nach längerem Gebrauche das Kautschukrohr schadhaft geworden ist, durch Einführung eines gläsernen, beinernen oder Hartgummizwischenstückes die Continuität wieder herstellen können, ohne eine fachmännische Reparatur in Anspruch zu nehmen. Der Universalschlauch entspricht bezüglich seiner vielseitigen Verwendbarkeit, Dauerhaftigkeit und leichter Handhabung den praktischen Anforderungen in vollstem Masse.

Kühlvorrichtungen.

1. Den Kopfkühlapparat haben wir bereits beschrieben und seine Anwendung besprochen.

2. Der Nackenkühlapparat wird bei Reizungserscheinungen der medulla oblongata, bei Athmungsbeschwerden, nervösem Herzklopfen, bei Morbus Basedowii bei Chorea, bei sexueller Irritabilität für 8—30 Minuten 1—2 Mal im Tage verordnet.

Seine Anwendung geschieht in der Rückenlage. Am Kopfende des Bettes oder Sopha's wird der Nackenschlauch der Quere nach hingelegt, darauf eine feuchte Compresse und auf diese der Kranke so gelagert, dass das feuchte Tuch den Nacken tangirt. Man kann zu beiden Seiten des Nackens von den processus mastoidei längs der sterno-cleido kleine Pölsterchen unter den Schlauch einschieben, damit der Schlauch auch die seitlichen Theile des Halses tangire.

3. Rückenschläuche leisten erfahrungsgemäss gute Dienste bei Entzündungsprocessen der Rückenmarkshäute und des Rückenmarkes selbst. Bei Spinalirritationen bei tabischen Processen, bei Myelitiden, bei Entzündungen der Wirbelkörper. In den genannten Fällen muss der fliessende Rückenschlauch Wochen hindurch viele Stunden im Tage in Aktion sein. Bei lästigem Kältegefühl in den unteren Extremitäten, bei retardischer Menstruation und bei allgemeiner nervöser Reizbarkeit hat uns die Application des Rückenschlauches vorzügliche Dienste geleistet.

4. Der Herzschlauch ist ein aus dünnwandigem Weichgummi (Winternitz) oder Aluminiumröhren (Gärtner) in Kreisform zusammengefügter Apparat mit Zu- und Abflussrohr der oberhalb einer (feuchten

dünnen Compresse auf die Herzgegend gelegt mit einem trockenen Tuche bedeckt nach Bedarf zwischen 5 Minuten und mehreren Stunden liegen gelassen wird. Derselbe wird in Verbindung mit anderen hydriatischen und mechanischen Applicationen und in Combination oder an Stelle von das Herz beruhigenden und kräftigenden Medicamenten, Digitalis, Strophantus Apocynum cannabinum, adonis vernalis etc. gebraucht. Bei Entzündungsprocessen des Pericardium, Endocardium oder des Herzmuskels selbst wirkt der Herzschlauch durch Herabsetzung der Temperatur der Pericardialhöhle und des Herzmuskels; ferner als Unterstützungsmittel anderer antithermischer Methoden bei fieberhaften Krankheiten durch Herabsetzung der Bluttemperatur; bei drohendem Collaps, herabgesetztem Gefässtonus durch Hebung des Blutdruckes und Kräftigung der Herzaktion (z. B. bei Typhus); bei Circulationsstörungen in Folge functioneller Veränderungen, Arythmie, paroxysmaler Tachycardie, bei Congestionszuständen der Lunge, bei Haemoptoë.

Contraindicirt ist der Herzschlauch bei hochgradigem Emphysem und bei fettiger Degeneration des Herzmuskels.

5. Der Winternitz'sche Psychrophor die Urethralkühlsonde ist ein fensterloser Metallcatheter à double courant. Derselbe wird vor jedesmaligem Gebrauche mit 1%iger Lysollösung desinficirt. durch Reiben mit einem tadellos reinen Linnen trocken und warm gerieben, mit dem Schnabelende bis ungefähr 10 cm tief in frisches Oliven- oder Mandelöl getaucht und gewöhnlich bis zum collum vesicae eingeführt. Anwendungsdauer anfänglich 2 Minuten, später länger bis zu 15 Minuten. Temperatur des Wassers, durchschnittlich 18° C. gradatim kühler bis zu 10°; auch hier die Regel, je kühler desto kürzer. Psychrophor mit warmem oder wechselwarmem Wasser habe ich niemals angewendet.

Langsam, vorsichtig eingeführt wird der Kranke, vorausgesetzt dass kein acuter Entzündungsprocess in der Urethra besteht, beim Ein- und Ausführen des Instrumentes, dessen Caliber thunlichst dick sein soll, keinen Schmerz verspüren. Bei leichter Zerreislichkeit der Gefässe der Mucosa oder bei Turgescenz derselben kann nach der Application eine Blutung auftreten.

Indicationen: Stricturen. Man beginnt mit dem eben noch passirenden Caliber und geht thunlichst bald zu dickeren Instrumenten über. Hyperaesthesie der Harnröhre nach abgelaufener Blennorrhoe gewöhnlich in der Fossa navicularis oder in der pars prostatica, urethrae, Pollutionen, Prostatorrhoe, Spermatorrhoe, Debilitatio sexualis, Ejaculatio praecox, schwache oder fehlende Errectionen, herabgesetzte libido bei Sexualneurasthenikern, träge Harnentleerung,

Nachträufeln. Der Psychrophor kann bei nicht sehr sensiblen Individuen täglich angewendet werden.

6. Mastdarmkühlapparat nach Winternitz stellt einen 6—12 cm langen, hohlen Metallzapfen mit Zu- und Abflussrohr und verdicktem, mehrfach durchbohrtem, abgerundetem Ende dar, über welchen eine comdonartige Gummiblase gezogen und in der ringförmigen Furche mit einem starken Seidenfaden befestigt wird. An das Zu- und Abflussrohr werden entsprechend lange Gummischläuche mit Metallbirnen gestülpt und in das zu- und abführende Gefäss gesenkt.

Vor dem Gebrauche wird die Blase eingeölt, und sodann in das Rectum geschoben. Durch länger oder kürzer dauernde Compression des Abflussrohres füllt sich die Blase mehr oder weniger und übt einen gleichmässigen Druck und Kühlung auf die Rectalschleimhaut aus. Die Temperatur des Wassers soll bevor man die individuelle Susceptibilität kennt, nicht zu niedrig sein, weil man sonst Blasenreiz und sogar einen Blasencatarrh hervorrufen könnte.

Indicationen: Hyperaemie, Gefässectasie und Entzündung der Rectalmucosa, Haemorrhoidalzustände, Tenesmus, inflammatorische Prozesse der Nachbarorgane, Prostatitis. In ähnlicher Weise wie den Colpeurynter hat Winternitz diesen Apparat bei Metrorrhagieen mit gutem Erfolge angewendet.

7. Atzberger'scher Mastdarmkühlapparat ist ein 8 Ctm. langer, hohler Metallzapfen à double courant mit Zu- und Abflussrohr, der beölt in das Rectum geschoben wird und durch welchen entsprechend temperirtes Wasser durch einen Zeitraum von wenigen Minuten bis zu mehreren Stunden hindurch fliesst. Indicationen, Temperatur des Wassers, wie beim vorigen Instrumente.

8. Irrigationen, Bleibeclystiere, Enteroclyse. Zur Darmentleerung bei Atonia intestinorum werden Irrigationen verordnet. Das Darmrohr soll zu mindest 15 cm lang sein und wird befettet eingeführt.

Das Wasserquantum schwankt zwischen $^1/_2$ und 2 Liter. Die Temperatur des Wassers variirt. Während bei der Kraus'schen spastischen Obstipation warmes (35°—40° C.) Wasser benutzt wird, pflegen wir in anderen Fällen in der Regel kühles und kaltes vorzuziehen.

Patient soll bei der Irrigation auf der linken Seite liegen, und wenn möglich nach derselben das Wasser etwa eine Viertelstunde im Körper behalten. Von Zusätzen zu den Irrigationen erwähnen wir: Camillen, Salz, Zucker, Syrup, Seife, Glycerin, (letzteres in kleiner Quantität und nicht zu häufig anzuwenden, weil es die Mastdarmschleimhaut irritirt) Bitter- und Carlsbader-Wasser.

Sehr oft sprechen die Kranken die Besorgniss aus, der Darm werde sich nach mehreren Irrigationen an dieselben gewöhnen und nicht selbstthätig arbeiten. Wir haben einem älteren Herrn zwei Jahre lang Tag für Tag eine Irrigation appliciren lassen, und ist bei demselben, es ist seither ein Decennium verflossen, der Darm regelmässig spontan functionirend geblieben.

9. Bleibeclystiere werden mittelst kleiner Kautschukbirnen von etwa 2—3 Esslöffel Fassungsraum, bei Icterus, bei Magencatarrhen, bei Tenesmus, Prostatorrhoe und Spermatorrhoe verordnet. Nachdem kaltes Wasser in den Ballon eingezogen ist und die Luft durch Druck auf denselben entfernt wurde, beölt man das beinerne Ansatzrohr, führt es in das Rectum ein und spritzt durch Druck auf den Ballon das Wasser in den Darm. Dasselbe wird resorbirt; daher der Name Bleibeclystier. Es erzeugt Kühlung und Anaemisirung der gereizten Schleimhaut und wirkt ausserdem, wie wir früher gesehen haben, auf reflectorischem Wege auf die Magenschleimhaut.

10. Die Enteroclyse wurde von Cantani bei der Cholerabehandlung eingeführt. Monti hat in der Kinderpraxis bei acuten gastro-intestinalen Erkrankungen eine Durchspülung des Darmkanales mit bis zu 7 Liter Wasser vorgenommen.

II. Abtheilung.

Praktische Anwendung der Hydrotherapie in den einzelnen Krankheitsgebieten.

I. Nerven-, Rückenmarks- und Gehirnkrankheiten.

Der Charakter der in einer bestimmten Epoche vorwaltend auftretenden Erkrankungen ist zumeist das Spiegelbild und die Consequenz der vorher und gleichzeitig sich abspielenden Ereignisse und Vorgänge. So mehren sich heutzutage im Zeitalter der grossartigen Erfindungen und Entdeckungen, wo ein leidenschaftliches, fieberhaftes Hasten nach Erwerb die Menschen beherrscht, und der Kampf ums Dasein unter den grössten Anstrengungen und Aufregungen durchfochten wird, Nervenkrankheiten jeder Art in erschreckender Progression. In einer gewissen Zahl der Fälle wird das Centralorgan des Nervensystemes selbst überreizt und erschüttert und es treten greifbare, pathologische Veränderungen zu Tage. In der überwiegenden Mehrzahl kommt es zu den diversesten, functionellen Störungen des peripheren Nervenapparates, die wir mit dem Namen Neurasthenie zusammenfassen. Als veranlassende Schädlichkeiten können wir in weiterer Folge sexuelle Excesse anführen, Masturbation, frühzeitig begonnener, zu häufig geübter Coitus, verschiedene, geschlechtliche Perversitäten, der coitus interruptus und ebenso die temporäre oder perpetuelle Abstinenz. Abusus alcoholischer Getränke, übermässiges Rauchen haben gleichfalls Nervenerkrankungen zur Folge. In gleicher Weise spielt die erbliche Belastung bei dem Entstehen von Psychosen und Neurosen eine hervorragende Rolle. Eingehende statistische Studien haben erwiesen, dass geisteskranke Eltern resp. Grosseltern geisteskranke Descendenten hatten; es ergab sich aber auch, dass ein mit Neurasthenie, Hysterie, Chorea, Epilepsie oder dergleichen behafteter Vater oder Mutter Nachkommen mit einer Neurose oder ausgesprochener Psychose in die Welt gesetzt. So transformiren sich zuweilen durch Vererbung Neurosen in Psychosen. Es werden aber auch von einem grossen Procentsatz psychisch oder nervös Veranlagter gesunde Kinder gezeugt. Wir können demnach erfreulicher Weise auch einen regressiven Vererbungsprozess constatiren. Wenn uns auch nach dem Gesagten die Aetiologie der Neurasthenie in den meisten Fällen wohl bekannt ist und wenn gleich bei diesem Krankheitszustande keine organischen Laesionen bestehen, so ist doch die Behandlung in der Regel eine äusserst schwierige und langwierige, selbst wenn es in unserer Macht steht, die vorangegangenen, krankmachenden Schädlichkeiten aus dem Wege zu räumen. Der geistig Ueberbürdete wird oft vergeblich seinen Wirkungskreis, seine gewohnte Umgebung, seinen Aufenthaltsort verändern und Wochen und Monate lang procul negotiis vegetiren; er wird nicht das richtige Behagen, den erquickenden Schlaf des Normalmenschen wiederfinden; ein Anderer wird trotz solcher Veränderung der Angstgefühle und Beklemmungen nicht Herr, die vom Erwachen am Morgen bis in die sinkende Nacht seine steten Begleiter bleiben. Wir werden vor Allem bei Beiden ein traitement moral einleiten, wir werden unsere hydriatischen Umstimmungsmittel von der Haut aus auf sie einwirken lassen, Lebensweise und Diät streng regeln und erst nach langem, ausdauerndem Kampfe Besserung und Heilung herbeiführen! Unsere hydrotherapeutischen Actionen lassen sich nicht in feststehenden Formeln wiedergeben, sie werden dem jeweiligen individuellen Charakter der Krankheit und des Kranken angepasst werden müssen.

Wir werden zunächst feststellen, ob die Störung einer oder mehrerer Funktionen vorliegt, ob dieselbe motorischer, sensibler, sensorischer oder secretorischer Natur ist. Wir werden die Blutzusammensetzung prüfen und in der Regel Verminderung der geformten Bestandtheile, zumal der rothen Blutkörperchen und des Haemoglobins constatiren können. Der Blutdruck wird in der Mehrzahl der Fälle auffallend hoch sein; wie dies nach Gemüthsaffekten, geringer körperlicher und vermehrter geistiger Arbeit zu sein pflegt, aber auch grosse Blutdruckschwankungen werden wir constatiren können und gelegentlich einen sehr niedrigen Blutdruck an dem Gärtner'schen Tonometer oder dem Sphygmanometer von Basch ablesen.

Die Harnuntersuchung wird bei sonst gesunden Individuen eine Vermehrung des Harnstoffes, der Harnsäure und des Indicangehaltes darbieten; ein Beweis für die Stoffwechselretardation.

Leichte Erregbarkeit und Erschöpfbarkeit gehören zu den fast constanten subjectiven Symptomen der Nervenschwäche und thatsächlich finden wir bei der Untersuchung Reflexerregbarkeit und Ermüdung in geradem Verhältnisse zu einander.

Sowohl erregte, als auch erschlaffte Nerven können durch die entsprechenden Wasseranwendungen günstig beeinflusst werden, indem der durch das Wasser erzeugte Reiz in seiner Intensität regulirbar ist. Bei Erregungszuständen werden wir zumeist mit höher temperirten Halbbädern beginnen, etwa 30° C. und durch Zuguss oder durch Zufliessenlassen von kaltem Wasser eine Abkühlung bis auf 26° bewerkstelligen. Im weiteren Verlaufe der Kur, wenn sich der Kranke an diese Temperaturgrade gewöhnt hat, wird die gewünschte Erfrischung nach dem Bade ausbleiben und der Patient selbst wird das Verlangen nach kühlerem Wasser empfinden. Oft wird es nöthig sein, statt der Halb-, Hochbäder zu verordnen, die noch höher gradig temperirt sein müssen, prolongirt und zu anderer Tageszeit gebraucht werden, wie wir dies bei der Behandlung eines weiteren, lästigen Symptomes der Neurasthenie, der Agrypnie des Näheren erörtern werden. Auch die nothwendige Combination mit feuchten Einpackungen, vorhergehenden Abreibungen, nachfolgenden Leibbinden etc. etc. wird sich sehr häufig ergeben.

Nach dem Bade resp. nach der Kur wird Patient durch die Reactionspromenade oder wenn der Kräftezustand, die Witterung oder andere Umstände dies verbieten, durch Nachdunsten im Baderaume oder gehöriges Zudecken im Bette sich wieder erwärmen.

Herabgestimmte Nerven werden wir durch kurz dauernde, niedrig temperirte Einwirkungen, Regenbäder, Tauchbäder, Abreibungen kräftigen. Dieser thermische Einfluss wird, combinirt mit energischem, mechanischem Reize seine Wirksamkeit potenziren. Eine noch stärkere Anregung auf erschlaffte Nerven erreichen wir durch den Gebrauch wechselwarmer Proceduren. Warmkalter Regen, warmes Bad mit kalter Uebergiessung, Dampfwanne, Dampfkasten mit nachfolgendem kalten Hoch- oder Vollbade u. dergl. Besonders zu beachten ist hierbei auch der Zustand des Herzens und der Gefässe. Ein allzu intensiver thermo-mechanischer Reiz könnte zum Ueberreiz werden und sogar paretische Herzzustände nach sich ziehen; ein nicht normales Gefässsystem könnte den Druckschwankungen bei rasch wechselnden Kältereizen nicht gewachsen sein; kurzum vor Allem muss man darauf bedacht sein, dass ein allzuheftiger Shok auf das Nervensystem schädlich wirken könnte. Eine Anregung der cutanen Nerven mittelst Wasser bei den Ermüdungs- und Mattigkeitsgefühlen des grossen Heeres der Neurastheniker und Hysterischen ist oft von zauberhafter Wirkung. Dergleichen Kranke hört man häufig klagen, dass sie sich des Morgens schwächer und ermüdeter fühlen als vor dem In's-Bett-gehen am Abend. Ein kurzes, eine halbe Minute währendes Regenbad, ein Eintauchen und

Durchreiben in einer Wanne mit 25 gradigem Wasser vermag dieses Hinfälligkeitsgefühl für 24 Stunden zu bannen. Die erfrischende Wirkung erzeugt gehobenes Kraftgefühl, vermehrt die Leistungsfähigkeit und Zuversicht des Kranken und führt schliesslich bei consequenter Kurfortsetzung zu dauernd besserem Allgemeinbefinden. In vielen derartigen Fällen wird die Wirkung der Wasserkur durch Combination mit methodisch angewandter schwedischer Heilgymnastik erheblich gefördert. Mit der Beschreibung aller subjectiven Beschwerden der Neurastheniker könnte man Bände füllen, wir werden uns aber mit der Aufzählung derjenigen begnügen, bei deren Bekämpfung wir hauptsächlich mit unserer Specialmethode allein oder in Combination mit anderen Potenzen günstige Resultate erzielen. Eine der häufigsten subjectiven Beschwerden der neurasthenischen Individuen sind die verschiedenen Phobieen: Monophobie, die Furcht allein zu sein, Anthropophobie, die Furcht vor Menschen, Topophobie und Agoraphobie, die Furcht vor offenen Plätzen, die Pato- oder Nosophobie, die Angst vor Krankheiten, die Mysophobie, die Angst vor Beschmutzung, die Phobophobie, die Furcht vor der Furcht und die Pantophobie, die Furcht vor Allem Möglichen. Diesen Angstgefühlen pflegen Palpitationes cordis unmittelbar zu folgen, mit der zunehmenden Beklemmung zu exacerbiren, und nach dem Gebrauche von fliessenden Nacken- oder Herzschläuchen in der Dauer einer Viertel- bis zu einer Stunde wieder temporär zu schwinden.

Hier wollen wir die cephalischen Beschwerden anreihen. Die verschiedenen Formen des Kopfschmerzes, Hemicranie, Empfindlichkeit der Kopfhaut, Kopfdruck, Stirn-, Scheitel- und Hinterhauptsschmerz, Schwindelgefühle, Augenflimmern, Ohrensausen. Diese Beschwerden werden durch rationell angewandte Hydrotherapie gemildert und behoben; wir werden, wenn Hyperaemie der oberen Körperhälfte und speciell des Kopfes angenommen werden kann, durch Gehirnanaemisirende (feuchte Einpackungen) oder durch vom Kopfe ableitende Proceduren einzuwirken bestrebt sein; fliessende Fussbäder, Fächer auf die Unterschenkel und Füsse, Wassertreten, Wadenbinden u. dergl. Diese Kurformen haben wir auch bei der von Mathewson und Rosa beschriebenen neurasthenischen Asthenopie mit Nutzen gebraucht. Dr. Goodell war einer der Ersten, der auf das häufige Vorkommen des Last- und Schmerzgefühles in der Gegend des vierten Brust- und fünften Lendenwirbels bei Neurasthenikern aufmerksam gemacht hat. Wir werden bei diesen Beschwerden nebst den allgemeinen Proceduren Rückenschläuche mit hochtemperirtem, durchfliessendem Wasser oder wechselwarme, locale Brausen, oder die Douche filiforme in Anwendung bringen. Bei den mit nervösen Erregungszuständen, hauptsächlich nach Gemüthsaffecten, auftretenden Cardialgieen, bei Boulimie, sowie bei nervösen Coliken, der Enteriti mucosa, werden wir die von Winternitz eingeführten Stammumschläge mit Schlauch, durch welchen 50 °C. Wasser circulirt, ferner Compressen mit Thermophor, Leibbinden etc. anwenden.

Nervösen' Harn- und Stuhldrang werden wir durch warme Umschläge auf Unterleib und Perinaeum, sowie durch warme Clysmen zu beseitigen trachten.

Bezüglich der Secretionsanomalieen bei der Neurasthenie haben wir eine krankhafte Trockenheit und Sprödigkeit der Haut beobachtet, weitaus häufiger aber eine abnorme Feuchtigkeit derselben, Hyperhydrosis, die entweder partiell auf die Hände, den Kopf, den Rücken, die Brust, die Achselhöhlen sich beschränkt oder die ganze Hautoberfläche betrifft. Die spröde, trockene Haut werden wir mit feuchtem Dunst in der Einpackung oder mit Dampfproceduren behandeln; die leichte Transpiration mit kurz dauernden, kalten Regen- oder Tauchbädern, flüchtigen Theilwaschungen oder Abreibungen, indem wir durch dieselben anregend auf die peripheren Nervenendigungen und auf reflektorischem Wege auf die Ausführungsgänge der Talg- und Schweissdrüsen contrahirend wirken. Eine leichte Erregbarkeit der Thränendrüsen konstatiren wir häufig bei Neurasthenikern, indem eine grosse Zahl derselben bei geringfügigen Anlässen — auch heiteren — zu weinen pflegen. Eine zuweilen beträchtliche Vermehrung des Magensaftes konnten wir durch Stammumschläge mit heissem Schlauche, darauf folgenden Regenbädern im Vereine mit dem innerlichen Gebrauche kleiner Quantitäten heissen Karlsbader Wassers und einer rationellen Trockendiät der Heilung zuführen.

Die Schlaflosigkeit, Agrypnie ist eine der hervorstechendsten und lästigsten Begleiterscheinungen der Neurasthenie, allerdings auch verschiedener, anderer Krankheitsprocesse. Es giebt Patienten, die bald nach dem Ins-Bett-gehen einschlafen, aber nach kurzem wieder erwachen, um sodann nicht mehr oder erst nach mehreren Stunden einzuschlummern. Andere wälzen sich eine halbe Nacht im Bette herum, oder schlafen, wenn überhaupt erst gegen Morgen ein. Wieder andere glauben, oder wollen glauben machen, dass sie gar nicht eingeschlafen sind. Wir können uns aber zuweilen persönlich oder durch Wächter überzeugen, dass dieselben zeitweise sogar tief geschnarcht hatten. Man kann es oft dem Kranken des Morgens an den Augen ablesen, ob er die Nacht schlafend verbracht hat oder nicht. Es giebt einen gewissen, verschwommenen, neurasthenischen, gläsernen Blick, der die vorangegangene schlechte Nacht signalisirt. Bei der Behandlung der Agrypnie giebt uns oft das ätiologische Moment die beste Directive für unser therapeutisches Vorgehen und wollen wir die verschiedenen krankmachenden Ursachen näher ins Auge fassen. Zuweilen trägt eine unzweckmässige Lebensweise an dem mangelnden Schlafe Schuld. Auch der Volksmund bezeichnet die Stunden vor Mitternacht als für das Ausruhen am zuträglichsten. Es giebt Menschen, die bis in die sinkende Nacht geistig oder körperlich schwer arbeiten. So vortheilhaft und empfehlenswerth massvolle geistige Arbeit, gehörige Bewegung im Freien, körperliche Uebungen sind, so schädlich ist jede Ueberbürdung und Ueberanstrengung, indem sie die Nerven erregt und den Schlaf behindert. Kurz vor der Nachtruhe viel, oder schwer verdauliche Nahrung zu geniessen, viel Alcoholica, Kaffee oder Thee zu trinken, stark zu rauchen ist für die meisten Menschen schlafraubend. Ebenso wird häufig gegen ein sehr wichtiges Postulat gesündigt, und das ist: die Beschaffenheit der Luft und Temperatur des Schlafgemaches. Nur in frischer durch zweckmässig angebrachte Ventilation erneuerter Luft, kann ein gesunder Mensch tief und erquickend schlafen, um wie viel mehr benöthigt beides der Neurastheniker! Alle die genannten Massnahmen vorausgesetzt, werden wir mit der Hydrotherapie bei nervöser Schaflosigkeit noch viel zu leisten haben und viel Erspriessliches leisten können. Bei Reizungszuständen werden calmirende laue prolongirte Hochbäder im Laufe des Tages oder in den Abendstunden genommen, eine einschläfernde Wirkung ausüben. Bei grösserer Muskelunruhe und längere Zeit bestehender Agrypnie werden wir zu den vorzüglich durch ihre Gehirn anämisirende Wirkung Schlaf bringenden feuchten Einpackungen unsere Zuflucht nehmen, die in der Dauer einer halben bis dreiviertel Stunden gebraucht werden und denen man gewöhnlich ein Halbbad in mittleren Temperaturen 28°—22° C. folgen lässt. Handelt es sich um congestive Zustände, dann lassen wir ableitende Proceduren gebrauchen; kurze, kühle Sitzbäder, fliessende Fussbäder, Wassertreten, beweglicher Fächer auf die Knie und Unterschenkel, Leib- und Wadenbinden. Es wird sich zuweilen die Nothwendigkeit ergeben, dass der Kranke auch bei Bedarf Nachts eine oder die andere der genannten Proceduren eventuell einige Male und ohne Hilfe eines Badedieners vornehmen könne; Beispielsweise ein Sitzbad für 2—3 Minuten, darauf unabgetrocknet, aber wohl bedeckt ins Bett; oder in ähnlicher Weise Wassertreten. Bei hochgradigen anämischen Kopfzuständen haben wir durch erregende Kopfumschläge günstig auf den Schlaf einwirken können.

Von den verschiedenen Theorien, die bezüglich des Zustandekommens des Schlafes aufgestellt wurden, wollen wir die gangbarsten hier anführen. In Folge körperlicher und geistiger Arbeit bilden sich in den Geweben Ermüdungsprodukte, die, sobald sie in hinreichender Menge angehäuft sind, durch Summirung der Reize auf das Gehirn eine betäubende Wirkung ausüben. Ein derartiger Ermüdungsstoff ist die Milchsäure und hat man in der That experimentell nachgewiesen, dass dieselbe auf Thiere und Menschen eine schlafmachende Wirkung ausübe. Es ist daher erklärlich, dass Menschen, die in den Nachmittags- und Abendstunden grössere Quantitäten saure Milch geniessen, tiefer und länger schlafen, als beispielsweise nach Fleischgenuss. Nach einer anderen Hypothese tritt der Schlaf ein, wenn die Reize, welche die Hirnrinde erregen, schwächer, gedämpfter werden oder gänzlich ausbleiben. Diese Reize werden entweder im Körper selbst geschaffen: Kälte, Hitze, Durst, Hunger, Schmerz oder sie wirken von Aussen auf die Sinnesnerven ein: Licht, Geräusch, Geruch und endlich auch restringirte Arbeit, die das Gehirn leistet.

Eine weitere Theorie beruht auf folgender Betrachtung: Bekanntlich wird einem jeden in Thätigkeit versetzten Organe mehr Blut zugeführt, als dem in Ruhe befindlichen; demgemäss eine Anaemisirung des Gehirns erfolgt, wenn der Schlaf eintritt. Wenn wir die Wirkung der pharmaceutischen Hypnotica in's Auge fassen, so finden wir, dass sie den oben angeführten Bedingungen zur Schlaferzeugung entsprechen, zumeist aber nicht ohne lästige Nebenwirkung auf einzelne Organe; dass sie Schwächezustände des Herzens, Reizung der Magenschleimhaut, Anorexie und Catarrhe im Gefolge haben können. Die günstige Wirkung unserer hydriatischen Schlafmittel, Gehirn anaemisirende oder vom Kopfe ableitende Procedur lässt zuweilen längere Zeit auf sich warten; führt aber bei consequentem Gebrauche stets zum Ziele, hat niemals schädliche Folgen und ist daher dem Gebrauche von Trional, Sulfonal, Morphium etc. entschieden vorzuziehen.

Neurasthenia sexualis. Unter den viel gestaltigen Formen der Nervenschwäche begegnen wir sehr häufig der sexuellen. Sie tritt im Anschluss an vorausgegangene, venerische Erkrankungen, unzweckmässige, unregelmässige und übermässige Befriedigung des Geschlechtstriebes oder des geraden Gegentheiles, — der vollkommenen Abstinenz auf. Zuweilen ist die krankmachende Ursache nicht stricte zu eruiren. Nach mehreren, oder — einer länger dauernden Uretritis, — zumal wenn die Behandlung mit intensiven Schmerzen verbunden war, und wenn im Gefolge Epididimitis, orchitis, protatitis, Stricturen oder andere Erkrankungen aufgetreten sind, sehen wir diese Neurose entstehen. Die Beschwerden der Kranken sind zu Beginn: allgemeine Unruhe, Unlust zur Arbeit, Verstimmung, Paraesthesieen, Hyperaestesieen oder Algieen in der urethra, den Testiceln, im Mastdarme und treten die Erscheinungen noch intensiver hervor, wenn sich früher oder später (psychische) Impotenz hinzugesellt. Es ist zuweilen nicht leicht die Diagnose bei der erstmaligen Untersuchung festzustellen. Die Scheu dem Arzte ein offenes Geständnis abzulegen, ist bei jugendlichen, aber auch bei älteren Individuen gross und es wird uns erst nach längerem und wiederholtem Inquiriren gelingen, die Wahrheit ans Tageslicht zu ziehen. Masturbation und zu häufig geübter Coitus lassen, quoad genitalia Reizungszustände in der pars pendula und pars prostatica urethrae zurück, die auf Hyperaemie und Fluxion beruhen und das Gefühl des Kitzels, Kribbelns und Schmerzes erzeugen. Oft wird der Kranke durch dieses Kitzelgefühl irregeleitet, hält diese Empfindung für eine unvollkommene Befriedigung seines Geschlechtstriebes und verschlimmert seinen Zustand durch neuerliche Ausschreitungen. Auch die durch Reizungszustände hervorgebrachten (oft schmerzhaften) Erectionen lassen bei dem Kranken eine falsche Deutung der Symptome aufkommen.

Die übrigen Erscheinungen gehen bei Masturbation und zu häufig geübter Cohabitation wesentlich auseinander. Die Masturbation ist so verbreitet, dass wir selten in die Lage kommen werden, einen Jüngling zu finden, der sie nicht geübt hat. Bei lange und häufig ausgeführter Onanie treten physische und psychische Veränderungen auf. Rücken-, Kreuzschmerzen, leichtes Ermattungs- und Ermüdungsgefühl, Apathie, Zerfahrenheit durch Selbstvorwürfe, Vergesslichkeit, Unselbständigkeit, scheues Wesen, Arbeitsunlust u. s. w.

Der Excedent in venere ist leicht reizbar, unzufrieden mit sich und seiner Umgebung, wird von Zittern in einzelnen Körperpartieen, Kopf (Tic convulsif), Arme, Beine, oder im ganzen Körper befallen. Wir sahen auch anfallsweise auftretende, clonische Zuckungen in einer oberen oder unteren Extremität, zuweilen Zwangsideen und Zwangsbewegungen auftreten. Die Kranken klagen über Herzklopfen. Das beängstigende Gefühl des Stillstandes des Herzens, des Vergehens, Herzzittern, Flattern. Auscultatorisch findet man öfters Arythmie und Intermissionen.

Die Erscheinungen bei temporärer und vollkommener Abstinenz sind Congestiones ad caput, unruhiger Schlaf, häufige Pollutionen, Rücken- und Kreuzschmerzen, Traumbilder, Visionen (geistige Onanie).

Bei der auf neurasthenischer Basis beruhenden Impotentia coëundi kommt die Debilitatio sexualis in ihren verschiedenen Abstufungen und Formen in Betracht. Die Impotentia generandi (Aspermatismus und Azoospermie) beruht nicht auf functioneller Störung. Bei der impotentia coëundi sind keine oder schwache Errectionen vorhanden, oder es tritt die Emissio seminis, die Ejaculation vorzeitig auf. (Reizbare Schwäche.) Sie ist ein Folgezustand der Masturbation, der übermässigen Cohabitation, Theilerscheinung des Abusus von Nicotin und alcoholischen Getränken. Auch in gewissen Berufsbranchen soll die Debilit. sex. oft auftreten; (Theehändler, Parfumeure). Uebermässige, geistige und körperliche Arbeit, ebenso psychische Affecte sind auch im Stande diese Erkrankung hervorzurufen.

Der Hydrotherapie ist bei der Behandlung der sexuellen Neurasthenie ein fruchtbares Feld eingeräumt und hat dieselbe allein und in Verbindung mit anderen Heilfaktoren sehr günstige Erfolge aufzuweisen. Die Behandlung wird gegen die Erregungs- oder Erschlaffungszustände des peripheren Nervensystemes im Allgemeinen und gegen den localen Krankheitsprozess gerichtet sein.

Cessante causa, cessat effectus. Wir werden vor Allem dem Kranken über seine bisherige Lebensweise, Gewohnheiten und sanitären Uebertretungen aufklären und nur bei stricter consequenter Befolgung unserer Anordnungen die Möglichkeit einer Wiederherstellung in Aussicht stellen.

Eines der werthvollsten Hilfs- und Heilmittel bei der Behandlung der Neurasthenia sexualis ist der von Winternitz erfundene Psychrophor. Wir haben gesehen, dass Hyperaemieen, Hyperaesthesieen und Algieen der urethra (hauptsächlich in der fossa navicularis und in der pars prostatica) auftreten, wir wissen dass Relaxationen der Schliessmuskeln der ductus ejaculatorii entstehen, die zu Pollutionen, Spermatorrhoe und andererseits zu praecipitirter Ejaculation Anlass geben. In diesen Fällen wird der Psychrophor mit kühlem Wasser circa 16° C. durch 5—10 Minuten angewendet, contrahirend auf die erschlafften Gewebe wirken. Bei Anaesthesie der urethra wie selbe bei anaemischen und abgelebten Jünglingen vorzukommen pflegt, werden wir durch den Psychrophor eine Anregung und Kräftigung erzielen. In diesen Fällen wird auch sehr oft nebst Hydrotherapie der galv. und faradische Strom indicirt sein.

2. Die Hysterie ist eine meist dei Frauen und Mädchen, selten bei Männern auftretende Neurose, bei welcher eine erhöhte

Erregbarkeit des Gehirnes, des Rückenmarkes oder des sympathischen Geflechtes vorliegt. Sehr häufig ist hereditäre Belastung im Spiele. Bei von nervösen, psychopathischen oder alten Eltern abstammenden Kindern; oder wenn Vater oder Mutter zur Zeit der Zeugung phtisisch waren, ist die Disposition zu dieser Erkrankung eine grössere. Ebenso kann durch unzweckmässige, körperliche oder geistige Erziehung, Ueberanstrengung, psychische Affecte, die Hysterie gezüchtet werden. Sie kommt auch bei gewissen Krankheiten der weiblichen Geschlechtsorgane als Begleiterscheinung vor. Zu erwähnen ist, dass namentlich willensschwache, weibliche Individuen ähnlich wie bei Chorea im Umgange mit Hysterischen an diesem Leiden erkranken können (epidemisches Auftreten). Die krankhaften Erscheinungen beginnen sehr allmählig in Form von sensiblen, motorischen, vasomotorischen, secretorischen und psychischen Störungen. Es kommen Lähmungen einzelner Muskelgruppen, Monoplegieen, halbseitige, beiderseitige, selten gekreuzte Lähmungen vor. Die Halbseitigen beschränken sich meist auf Arm und Bein. Gesichts- und Zungenmuskulatur bleiben intact zum Unterschiede von cerebralen Lähmungen. Erstere pflegen auch mit einem Schlage zu verschwinden und wiederzukehren. Die Muskulatur des Kehlkopfes, des Schlundes und der Speiseröhre können temporär paretisch werden. Hysterische Heiserkeit kann sich bis zur Aphonie steigern. Oesophagusparese besteht oft Monate lang, erzeugt Schlingbeschwerden und erfordert Ernährung mit der Schlundsonde, Singultus, Ructus und Flatulenz werden bei Hysterischen oft beobachtet. Erbrechen und Haematemese beruhen zuweilen auf hysterischer Grundlage. Auch nach langem Bestande muss dabei die Ernährung nicht wesentlich alterirt sein. In anderen Fällen ist die Abmagerung bedeutend und sinkt das Körpergewicht bis unter die Hälfte des Normalgewichtes. Die Harnabsonderung ist entweder vermehrt, Polyurie, häufiges und abundantes Uriniren, oder restringirt, Oligurie; auch Anurie kommt bei Hysterischen zeitweise vor. In den meisten Fällen ist Separation von der gewohnten Umgebung (Verwandte sind für Hysterische die schlechteste Gesellschaft) erstes Postulat; psychische Behandlung; Strenge und Milde zur richtigen Zeit. Unsere hydriatischen Massnahmen werden den bestehenden Symptomen gemäss geregelt; auf Constitution, Alter, vorangegangene Krankheiten, besondere Rücksicht genommen. Da es sich vorwaltend um herabgesetzte Innervation handelt, werden wir in den meisten Fällen mit kurz dauernden, kühlen Proceduren unserer Aufgabe gerecht werden. Bei nicht anaemischen Individuen mit Lähmungserscheinungen werden wir kühle Tauchbäder 25°, 23°, 20° C. durch

1—1$^1/_2$ Minuten, Uebergiessungen, flüchtige Regenbäder ($^1/_4$ Minute), Wellenbäder (bis zu einer Minute Dauer) anordnen. Aehnliche Einwirkungen auch bei Anaesthesieen; ist die anaesthetische Partie nicht zu ausgebreitet, dann wird die Douche filiforme erfolgreich wirken. Als werthvolle Unterstützungsmittel nennen wir die Effleurage, Massage, die faradische Pinselung, die Vibration etc. Bei chlorotischen anaemischen, (frilösen) Personen tritt die Dampfwanne oder der Dampfkasten als Vorerwärmung in Action, darauf Tauch- Regen- oder Wellenbad. Sehr häufig sind in solchen Fällen arseneisenhaltige Mineralwässer, die bei der Kur des regeren Stoffwechsels wegen besser vertragen werden, von grossem Nutzen. Guberquelle, Parader-, Levico-, Roncegno-Wasser.

Schmerzhafte Zustände Hysterischer werden mit wechselwarmen Kuren, warmes Bad — kalter Regen, schottische Douche — elektrisches Lichtbad — darauf Eintauchen ins Vollbad günstig beeinflusst. Hysterische Anfälle, die mit spastischen Muskelcontraktionen oder mit klonischen Krämpfen einhergehen, konnten wir mit höher temperirten Hoch-, Heublumen- und Regenbädern allmählig zum Schwinden bringen.

3. Die Epilepsie wurde unter den Neurosen seit jeher für die hydropathische Behandlung als geeignet betrachtet. Trotzdem werden wir auch heute noch häufiger in die Lage kommen, Kranke mit morbus sacer sowohl von der hydriatischen Behandlung im Hause als auch in der Anstalt zurückzuweisen. Zunächst werden wir Fälle von morbus divinus, sive caducus adnatus ausscheiden; wenn nämlich Vater oder Mutter des Patienten an dieser Krankheit gelitten haben. Die Prognose pflegt hierbei äusserst infaust zu sein, und es dürfte weder mit pharmakologischer noch mit hydriatischer Behandlung ein günstiges Resultat erzielt werden. Individuen, bei denen durch Narbendruck am Kopfe oder an einer anderen Körperstelle oder nach schweren Traumen epileptische Anfälle aufgetreten sind, wobei eventuell auf operativem Wege Besserung oder Heilung zu erwarten wäre, werden wir dem Chirurgen überantworten. Mit Otitis behaftete dem Otiater. Es ist zweifellos, dass unter den Reflexepilepsieen nicht gar selten Fälle vorkommen, die durch entsprechende hydriatische Behandlung nicht nur gebessert, sondern sogar geheilt werden können, was wir wiederholt zu beobachten Gelegenheit hatten. Besteht der Verdacht vorangegangener Luës, dann werden wir mit der Einleitung einer antiluëtischen Behandlung nicht zögern und wenn voraussichtlich erspriesslich, gleichzeitig oder nachträglich den Stoffwechsel beschleunigende, Lymphdrüsen und Lymphgefässe erweichende und gleichzeitig roborirende hydriatische

Proceduren versuchen. Die Aufnahme eines Epileptischen in eine Anstalt ist aber, abgesehen von den aussichtslosen oder nahezu aussichtslosen Fällen an gewisse äussere Bedingungen geknüpft, die nicht immer ohne Weiteres erfüllt werden können. Der Patient bedarf zu jeder Tages- und Nachtzeit eine verlässliche, umsichtige Wartung. Sehr häufig ist eine vollkommene Isolirung von den übrigen Kranken unerlässlich, denn er bietet, wenn die Anfälle am Tage auftreten, die Aura kurz ist, so dass der Kranke nicht rasch genug aus den gemeinschaftlichen Räumen entfernt werden könnte, namentlich auf nervös veranlagte Menschen einen erschreckenden Anblick. Dabei ist zumeist für solche Kranke, deren hygienisches und diaetetisches Regime vor Allem stricte geregelt werden muss, ein mehrstündlicher Aufenthalt in frischer, freier Luft von erheblichem Nutzen, daher ein Separatgarten oftmals erforderlich. Der Versuch der französischen Schule, jeden Epileptiker mit kalten Douchen zu behandeln, oder zur Coupirung des Anfalles starke niedrig temperirte Regenbäder zu verordnen, ist vollkommen missglückt. Wir finden bei genauer Untersuchung sehr häufig Anhaltspunkte zu individualisirender Therapie.*) Bei hyperämischen Zuständen des Gehirnes werden ableitende Proceduren versucht, bei Reizungszuständen der Medulla, Nacken- oder Rückenschläuche mit durchfliessendem Wasser. Eine der zweckmässigsten Methoden ist folgende: Patient wird im Beginne der Kur und zuweilen Monate hindurch unter jener Quantität Brom gehalten, die ihm vor seinem Eintritte in die Anstalt verabreicht wurde, eventuell wird die Dosis noch so weit vergrössert, bis ein Quantum erreicht ist, bei welchem die Zahl und Intensität der Anfälle die relativ kleinste ist. Dabei wird in der Regel, mutatis mutandis folgende Kur verordnet. Des Morgens beim Erwachen ein Halbbad in einer Durchschnittstemperatur von 32°—26° C. durch 3 bis 6 Minuten, vorher Kopfwaschung, Nackenkühlung, Brustwaschung mit 16° Wasser durch 2 Minuten. Vormittag eventuell beweglicher Fächer auf Unterschenkel und Füsse; Nachmittag, wenn bis dahin keine Entleerung spontan erfolgt ist, eine Irrigation mit 25°—30° Wasser; bei Bedarf Zusatz von Salz, Syrup, Glycerin, Bitterwasser oder Camillenabkochung. Wenn ausreichende Entleerung erfolgt war, kann die Eingiessung wegen ihrer ableitenden Wirkung dennoch vorgenommen werden. (Die Fäces sind auf Helminten zu untersuchen!) Man kann 3 Stunden nach dem Mittagessen entweder ein zweites Halbbad verordnen oder bei

---

*) S. Dr. Carl Pick, Bl. für Kl. Hydrotherapie 1891 No. 3. Combinirte Behandlung der genuinen Epilepsie.

congestiven Zuständen Wassertreten. Beim Ins-Bett-gehen wird eine Leibbinde, in vielen Fällen auch Wadenbinden verordnet. Die Diät muss sehr sorgfältig ausgewählt sein. In der Regel empfehlen wir: Des Morgens ein Glas Milch oder 1 Tasse Hafercacao mit Weiss- oder Grahambrod; Vormittag 1 weiches Ei, Mittag wenig Suppe, um den Magen nicht zu überladen, eine leichte Fleischspeise, 1 bis 2 Gemüse, Compot. Nachmittags rohes Obst. Abends 1 Glas Milch oder Milchspeise oder ein leichtes Gemüse. Kaffee, Thee, Alcoholica, stark gewürzte Speisen werden nicht verabreicht. Rauchen wird in Ausnahmsfällen bei Erwachsenen in restringirtem Quantum gestattet. Nach jeder Procedur wird, wenn möglich Aufenthalt im Freien empfohlen; vor starkem Sonnenschein gewarnt. Bei schwerem und häufigem accessus pflegt Bettruhe (Gitterbett) im gut gelüfteten Zimmer am zweckmässigsten zu sein. Bei solchem Regime kann, in manchen Fällen allerdings erst nach Monaten, eine Besserung eintreten, und wir sind dann in der Lage eine kleinere Bromdosis zu verabreichen. Man sollte aber stets nur allmählig mit dem Quantum herabgehen. Bei der geringsten Andeutung einer Verschlimmerung muss die Brommedication verstärkt werden. Es sind mir einige Fälle bekannt, wo bei dieser Behandlungsart durch einen Zeitraum von 16 Jahren kein Anfall aufgetreten ist. Da darf man wohl von Heilung sprechen.

4. Dem Krankheitsbilde der Epilepsie ähnlich tritt die infantile Eclampsie bei Kindern bis zum 4. Lebensjahre auf: Hervortreten der Bulbi, starrer Blick, clonus der Gesichtsmuskeln, Zähneknirschen, blutiger Schaum vor dem Munde, (Zungenverletzung), tetanische Starre der Extremitäten, geballte Fäuste, ungleichmässiges Athmen; unwillkürlicher Harn- und Stuhlabgang. Dieser Zustand dauert gewöhnlich wenige Minuten, worauf nach einigen Zuckungen das Kind in einen soporösen Zustand verfällt, der wenn sich der Anfall nicht ein oder mehrere Male wiederholt, in Schlaf übergeht, aus welchem das Kind mit normalem Aussehen wieder erwachen kann. Bei längerem, oft stundenlangem Andauern des Accessus ist eminente Gefahr für das Leben des Kindes vorhanden und kann wegen mangelnder Respiration und Erschöpfung das letale Ende eintreten.

Die Eclampsie tritt entweder bei Erkrankungen des Gehirnes auf oder als Reflexerscheinung bei Vorhandensein von Fremdkörpern im Ohre, in der Nase, in der Haut, nach älteren Autoren auch zur Zeit der Dentition(?); sehr häufig entsteht dieselbe auch beim Beginne oder Verlaufe einer Pleuritis, Pneumonie und Enteritis, wurde sogar bei mit heftigem Fieber einsetzender angina tonsilaris beobachtet.

In diesen letzteren (fieberhaften) Fällen werden wir mit unserer antipyretischen und antithermischen Methode Erspriessliches leisten können. Theilwaschungen, Stamm-Umschläge, Hals-, Leib-, Waden-, Kreuzbinden, Clysmen etc.

5. Beschäftigungsneurosen sind Störungen der Sensibilität und Motilität, die durch übermässige Anstrengung eines Körpertheiles oder einer Muskelgruppe entstanden sind. Dieselben sind mit schmerzhaften, krampfartigen oder lähmungsartigen Zuständen verbunden. Wenn nach anhaltender Arbeit Erschöpfung und Ermüdung eintritt und diese nicht nach der gewöhnlichen Erholungszeit vorübergehen, dann können wir das Bestehen eines pathalogischen Prozesses annehmen. Diese Störungen kommen häufig bei neurasthenisch veranlagten Individuen vor. Die krampfartigen Formen sind entweder Muskelspannungen oder klonische Zuckungen, (auch Zittern). Relativ selten kommt es zu bleibenden Störungen, partieller Muskelatrophie. Die häufigsten Beschäftigungsneurosen sind: Der Schreibekrampf (Mogigraphie), Clavier- und Violinspielerkrampf, der Trommler- und Telegraphistenkrampf. Die rationellste Behandlungsmethode ist eine sorgfältig gewählte Combination von Hydro-, Mechano- und Elektrotherapie. Die Erschöpfungs- und Ermüdungsgefühle werden durch kurz dauernde, niedrig temperirte Reize am Günstigsten beeinflusst. Uebergiessungen, Sturzbäder. Bei spastischen Muskelzuständen werden feuchte Einpackungen, partielle Einwicklungen, kurze Dampfkastenbäder mit nachfolgenden lauen Halbbädern empfehlenswerth sein. Der galvanische Strom wird beruhigend und entspannend wirken; desgleichen Effleurage und Streichungen. Beginnende Abnahme des Muskelvolumen werden wir mit kurz dauernden, energischen kalten Regenbädern, Massage, Gymnastik und mit dem faradischen Strome behandeln.

6. Morbus Basedowii kommt hauptsächlich bei Individuen vor, die zu Neurasthenie oder Hysterie praedisponirt sind und wenn sich eine krankmachende Ursache eruiren lässt, so ist es gewöhnlich ein vorausgegangener Gemüthsaffekt. Dieser feststehende Erfahrungssatz ist durch die neuere Anschauung, dass wir es bei dieser Erkrankung mit einer Autointoxication zu thun haben, nicht alterirt worden. Die Gewebssafttherapie, die auf dieser Hypothese fusst, hat nicht ganz unbestrittene Erfolge aufzuweisen und sind die hierbei auftretenden Nebenwirkungen für den Gesammtorganismus nicht selten von üblen Folgen gewesen. Die operative Behandlung, Arterienunterbindung, Resection der Thyreoidea, oder Excision von Knoten ist entschieden gefahrvoll und wird man, nur wenn uns die

anderen Methoden im Stiche lassen, als ultima ratio ansehen. Wir wollen hier die Symptome des Morbus Basedowii anführen, und darauf aufmerksam machen, dass die grosse Mehrzahl derselben von rationell gewählten hydriatischen Proceduren günstig beeinflusst werden kann. Die wichtigsten Symptome sind: Tachycardie, Struma, Exophtalmus, Stellwag'sches Symptom, Zittern der Hände, zuweilen des ganzen Körpers, Angstgefühle, Verstimmung, leichte Erregbarkeit, unruhiger Schlaf, Hyperhydrosis, Diarrhoe, Abmagerung, selten Exaltationszustände mit Hallucinationen. Die Mannigfaltigkeit der angeführten Erscheinungen und die noch grössere Verschiedenheit der Individuen erfordert bei der Behandlung der Basedow'schen Krankheit und deren Abarten eine subtile Auswahl der hydriatischen, eventuell auch elektrischen und mechanotherapeutischen Anwendungen. Von den Ersteren kommen zumeist in Betracht; von allgemeinen Proceduren: Theilwaschungen, Regenbäder (lauwarm), feuchte Einpackungen, Abreibungen; von partiellen: Nacken-, Rücken-, Herzschlauch, Leib-, Wadenbinden, Stammumschläge, Sitzbäder. Mit der Galvanisation des Sympathicus haben wir namentlich gegen das Struma, den Exophtalmus und die Palpitationes cordis günstig eingewirkt. Nachdem die Haut meist an und für sich durchfeuchtet ist, Hyperhydrosis, werden auch schwache galvanische Ströme hinreichen. Von den mechano-therapeutischen Hilfsmitteln kommen zuweilen Rückenhackungen, Vibrationen und Athemübungen mit Zander'schen Apparaten zur Anwendung. Dr. v. Szontágh rühmt die Wirkung der Höhenluft bei Basedow'scher Erkrankung, während Regierungsrath Prof. Glax, Möbius, Henoch, Rosenberg u. A. Seeluft als von günstigem Einflusse auf diese Erkrankung bezeichnen.

Der Diaet haben wir unser besonderes Augenmerk zuzuwenden. Wir haben eine reizlose Kost, leicht verdauliche Fleischspeisen, zuweilen vegetabilische Diaet, in einzelnen Fällen Milchkur mit Nutzen verordnet. Von Medicamenten kommen Tinct. strophant., Extract. Fluid. apocyn. cannab. und bei lange dauerndem Bestande und starker Abmagerung Solut. Fovleri zur Anwendung.

Nervöse Störungen, die als Reste eines Shoks bestehen, nennen wir traumatische Neurosen. Dieselben kennzeichnen sich in Abnahme des Kraftgefühles, theilweiser oder gänzlicher Unfähigkeit zur Arbeit, Schwindel, Spannung, Schmerz, taubem Gefühle, Schwäche der betroffenen Körperpartie, Zittern. Diese Symptome kommen nach Unfällen bei früher gesunden Individuen vor, sind aber bei neurasthenisch, hysterisch oder hypochondrisch veranlagten Menschen weitaus prägnanter. Auch dieser Art „nervöse" Kranke neigen, wie Neurastheniker und Hysterische zu Uebertreibungen und es ist oft schwierig, wirklich Leidende von eingebildeten Kranken oder auch von Simulanten zu unterscheiden, zumal wenn Letzteren durch Vorweisen ärztlicher Atteste Vortheile in Aussicht stehen. Die hydriatische Behandlung traumatischer Neurosen ist eine vorwaltend symptomatische und werden allgemeine und locale Anwendungen nach den bei Neurasthenie und Hysterie angegebenen Grundsätzen in den verschiedensten Variationen und Combinationen erforderlich sein.

8. Hemicranie. Die günstigen Resultate bei Behandlung der Hemicranie mit einer entsprechenden Wasserkur werden leicht verständlich, wenn wir vorerst die Aetiologie und Symptomatologie dieses Leidens in Kürze recapituliren.

Die Hemicranie finden wir sehr häufig bei anaemischen, chlorotischen Individuen (besonders beim weiblichen Geschlechte), nach stärkeren Blut- und Säfteverlusten, nach Operationen; andererseits bei Blutüberschuss in der oberen Körperhälfte, nach geistiger Ueberbürdung; bei Menschen, die eine vorwaltend sitzende Lebensweise führen; zumal in nicht gut gelüfteten Räumen leben. Anfallsweise auftretende Migräne kommt bei Indigestion, bei Constipation, ferner bei Mädchen und Frauen zur Zeit der Menstruation und Gravidität vor. Dass auch Hemicranie sich in einzelnen Familien vererbt, ist bekannt.

Die Anfälle werden zuweilen durch Vorboten angekündigt; Ueblichkeiten, Appetitmangel, Ekel vor Speisen, Brechneigung und wirkliches Erbrechen, Augenflimmern, Lichtscheu, Hyperaesthesie des acusticus, Rückenschauer u. dergl. Zuweilen tritt der halbseitige Kopfschmerz mit oder ohne die Begleiterscheinungen plötzlich auf. Es liegt auf der Hand, dass wir unser therapeutisches Eingreifen je nach den ursächlichen Momenten einrichten werden. Wir werden bei der Migräne der Anaemischen und Chlorotischen unser Hauptaugenmerk auf bessere Blutbereitung und Blutzusammensetzung richten. Wir werden bei den einzelnen Anfällen wennmöglich die Procedur bei horizontaler Lagerung der Kranken ausführen lassen, event. eine komplette Liegekur und modificirte Mastkur einleiten, wobei die Ernährung mit Milch, wenn dieselbe vertragen wird, eine grosse Rolle spielt. In diesen Fällen werden rasch und korrekt ausgeführte Theilwaschungen, Stamm- und Leibbinden am Platze sein. Kalte Umschläge auf den Kopf pflegen bei anaemischer Hemicranie nicht günstig zu wirken, dagegen Umschläge mit sehr warmem Wasser durch ihren dilatirenden Einfluss auf die Blutgefässe von grossem Nutzen zu sein. Bei Hemiranio auf hyperämischer Basis werden wir ableitende Proceduren verordnen. Feuchte Einpackungen mit kühlen (25° C.) Halbbädern bewegliche Fächer auf Knie und Füsse, Leib- und Wadenbinden.

Der an Hemicranie leidende Onanist soll zunächst eindringlich gewarnt und aufgeklärt, und demselben nur bei dem Ablassen von seiner lasterhaften Gewohnheit Heilung in Aussicht gestellt werden. Es gelingt oft erst nach vollkommen veränderter Lebensweise und strenger Ueberwachung das gewünschte Ziel zu erreichen; methodische, anstrengende, körperliche Uebungen, (schwedische Heilgymnastik) abhärtende kalte Proceduren, Abreibungen, fliessender Rückenschlauch, Wassertreten; (Keller in Paris hat kalte Regenbäder empfohlen; „de la cephalée des adolescents"), reizlose, Abends restringirte Diät, vorwaltend vegetabilisch! Hartes Lager in kühlem Schlafzimmer, spätes zu Bett und frühes Aufstehen pflegen von vortrefflicher Wirkung zu sein.

Bureaumenschen, die gleichzeitig auch an Atonie des Magens und Darmes zu leiden pflegen, wird man durch mehrere Wochen einer allmorgendlichen Erfrischungskur, Abreibungen, Tauchbäder, Zander'sche Gymnastik unterziehen. Sind vorwaltend Magenerscheinungen vorhanden, dann wird eine ausgesuchte blande Diät, Leibbinden, Stammumschläge mit heissem Schlauch gute Dienste leisten.

9. Die Chorea minor (der Veitstanz) kann ererbt und erworben sein; dieselbe kommt bei Abkömmlingen nervös oder psychopathisch veranlagter Eltern vor, zumeist im jugendlichen Alter, ferner nach Gemüthsaffekten, Schreck, nach Ueberanstrengung, nach sexueller Ueberreizung, Masturbation bei Vorhandensein von Helminthen, ferner während der Gravidität, seltener nach Traumen und im Anschlusse an acute Infectionskrankheiten, Typhus, Pneumonie, Scarlatina, ziemlich häufig nach acutem Gelenkrheumatismus. Die Prognose ist fast ausnahmslos eine günstige, da die Chorea auch ohne Behandlung spurlos vorüberzugehen pflegt. Man kann aber durch eine zweckmässige Therapie die Intensität der oft sehr lästigen Symptome verringern und den Verlauf wesentlich abkürzen.*) Wir werden hydriatisch, mechanisch und medicamentös eingreifen. Die grosse Reflexerregbarkeit wird durch 1—2 Mal im Tage angelegte Rückenschläuche mit durchfliessendem kalten Wasser in der Dauer von 10 Minuten bis zu $1^1/_2$ Stunden, herabgesetzt; die

---

*) Pick und Kraus, Blätter für Klin. Hydroth. 1893 Nr. 4. Unsere Behandlungsmethode der Chorea. Casuistisches aus der Wasserheilanstalt Prof. Winternitz'.

gleichzeitig häufig auftretende Agrypnie werden wir durch bis zur Erwärmung belassene feuchte Einpackungen ($^1/_2$ bis zu 1 Stunde) und darauf je nach dem Blutreichthum und der voraussichtlichen Reactionsfähigkeit durch Verordnung von Halb- oder Regenbädern bannen. Bei grosser Muskelunruhe und bei stark incoordinirten Bewegungen wird die Einpackung auch durch den, über die ganze Körperoberfläche ausgeübten, gleichmässigen Druck günstig wirken. Bei gleichzeitigem Vorhandensein von Palpitationen kann man den Herzkühlapparat mit durchfliessendem Wasser in Anwendung bringen. Einen ähnlichen Effekt hat die von Winternitz empfohlene Choreagymnastik. Der Kranke wird horizontal gelagert und leichte, sanfte, centrifugale Streichungen der Extremitäten, Effleurage, vorgenommen; späterhin passive Bewegungen und, wenn die unwillkürlichen Muskelbewegungen schwächer geworden sind, Massage und duplicirte Bewegungen. Von inneren Mitteln hat uns die Solutio Fowleri gute Dienste geleistet.

10. Das Myxödem ist eine bei uns selten vorkommende Krankheit. Die hauptsächlichsten Symptome sind: allgemeine Cachexie, ödematöse Schwellungen und Störungen von Seiten des Nervensystemes. Ob wir auf letztere bei dieser Erkrankung hydriatisch einen Einfluss nehmen können, ist mir nicht bekannt.

11. Der Tetanus ist eine Infectionskrankheit, die durch einen in der Erde vorkommenden Bacillus erzeugt wird. Derselbe gelangt durch eine grössere oder kleinere Continuitätstrennung der Haut in den Körper; die Annahme, dass dieser Bacillus auch durch die unversehrte Haut oder Schleimhaut sich Eingang verschaffen könne, ist nicht erwiesen. Es treten tonische, zeitweise sich verstärkende Krämpfe in bestimmten Muskelpartieen auf: hauptsächlich in den Kaumuskeln, Trismus, in den Rückenmuskeln, Opisthotonus und in den Bauchmuskeln. Ist die Infectionsstelle in der oberen Körperhälfte, dann kann es zu Respirationskrämpfen und Schlingbeschwerden kommen. In den Extremitäten, namentlich in den oberen sind die Contractionen geringer. Bei Krämpfen der Athmungsmuskeln tritt Gefahr für das Leben ein. Nebst Morphiuminjectionen sind Transpirationskuren zu empfehlen: feuchte bis zum Schweissausbruch fortgesetzte Einpackungen, Dampfbäder und darauf folgende laue Hochbäder dürften von Vortheil sein. Auch warme Hochbäder allein in der Dauer mehrerer Stunden wurden mit Erfolg angewendet Vor starkem Frottiren nach dem Bade möchten wir warnen, weil die Reflexerregbarkeit bedeutend gesteigert ist und jeder mechanische Reiz einen neuerlichen tetanischen Anfall auslösen könnte.

12. Tetanie ist eine auf toxischer Basis beruhende Erkrankung, die zuweilen nach abgelaufenem Typhus, Variola, Morb. Brighti, ferner während eines chronischen Magen- und Darmcatarrhes, bei Alcoholismus auftritt; ausserdem wurde Tetanie zur Zeit der Schwangerschaft, im Wochenbette, während der Lactation, ebenso nach Operationen an der Thyreoidea beobachtet. Es sind tonische schmerzhafte Krämpfe der Beuger und Strecker, besonders in den oberen Extremitäten. Die mechanische und electrische Erregbarkeit der entsprechenden motorischen Nerven ist bedeutend erhöht. Das Sensorium bleibt ungetrübt. Der Anfall kann nach wenigen Minuten vorübergehen, aber auch Stunden lang andauern. Die Tetanie kann mit Unterbrechungen Jahre lang fortbestehen. Hydriatisch sollen Schwitzkuren mit gutem Erfolge gebraucht worden sein.

13. Tic convulsif. Aetiologie: Erkältungen, Traumen, Compression des Facialis durch Lymphdrüsenschwellung, Tumor oder Exostose; auch reflectorisch kann der Tic convulsif durch einen Tic douloureux bedingt sein, ebenso durch pathologische Processe am Bulbus, den Augenlidern, der Nase, der Mundhöhle, der Zunge und an den Zähnen; desgleichen bei entfernt vom Facialis bestehenden Erkrankungen; z. B. an den Genitalien, an der Mucosa des Darmes, bei Vorhandensein von Helminthen und endlich bei anaemischen und chlorotischen Zuständen. In vielen Fällen lassen sich bei dieser Erkrankung Druckpunkte constatiren, von denen der Tic temporär coupirt, zuweilen dauernd beseitigt werden kann. Unser therapeutisches Vorgehen wird sich individualisirend und die Entstehungsursache stets berücksichtigend sehr verschiedenartig gestalten. Wir werden bald Transpirationskuren einleiten, Dampfproceduren, Einpackungen mit nachfolgenden Halb- und Regenbädern, bald roborirende auf den Blutreichthum und die Blutbeschaffenheit einwirkende Massnahmen treffen; flüchtige Abreibungen, Theilwaschungen; Kohlensäuredouchen, daneben innerlich arseneisenhaltige Mineralwässer oder Solut Fowleri, Syrupus Fellow.

14. Tremor oder Ballismus kommt nach Abusus von Nicotin, Alkohol, nach Intoxication mit Blei oder Quecksilber, nach zu häufig ausgeübtem Coitus und Masturbation, nach psychischen Affekten, Schreck, Angst, Entsetzen, Zorn, Freude und spontan im Greisenalter vor. Der Tremor kann den ganzen Körper befallen, kann halbseitig auftreten, auf einzelne Körpertheile, Kopf, Arm, Hand, Finger, Bulbus (Nystagmus), einzelne Muskelgruppen beschränkt sein und besteht in unwillkürlichen, meist rasch aufeinander folgenden Muskelbewegungen, die im Schlafe oder in horizon-

taler Lage oder bei Druckeinwirkung zur Ruhe kommen. Bei der Therapie beachte man in erster Linie die causa morbi, entferne nach Thunlichkeit die veranlassenden Schädlichkeiten und leite ein zweckentsprechendes hydro-mechaniches Verfahren ein.

Bei Intoxicationserscheinungen werden wir den Stoffwechsel beschleunigende Kuren verordnen, durch welche die Elimination der im Körper zurückgebliebenen Giftreste rascher vor sich geht; dabei auf den Zustand des Herzens Rücksicht nehmen, weil wir sehr häufig nebst dem Tremor, Allorythmie, Tachy- und Bradycardie beobachten. Es lassen sich in solchen Fällen gleichzeitig mit den feuchten Einpackungen oder mit den Dampfproceduren Herzschlauch mit durchfliessendem kalten Wasser anbringen, wodurch die genannten Proceduren leichter vertragen werden. In manchen Fällen werden prolongirte, laue Hochbäder Nutzen bringen. Ebenso Effleurage, Massage, Widerstandsbewegungen. Auch dem galvanischen Strome wurde eine günstige Wirkung zugeschrieben.

15. Bei der Paralysis agitans, begegnen wir einem höheren Grade von Tremor, ausserdem Muskelschwäche, veränderte Körperhaltung, fremder Gesichtsausdruck und zuweilen auch Zwangsbewegungen. Die Aetiologie ist wohl dieselbe wie beim Ballismus, therapeutisch haben wir weder mit hydriatischer noch mit arzneilicher Behandlung Erfolge aufzuweisen.

16. Catalepsie. Bei dieser Erkrankung beobachten wir ein anfallsweises Auftreten einer Art von Starre. Die Stellung, welche der Körper beim Beginne des Anfalles einnimmt, verbleibt und die passiv ausgeführten Lageveränderungen des Kopfes oder der Extremitäten persistiren gleichfalls, (Flexibilitas cerea). Dabei ist das Bewusstsein theilweise oder vollkommen aufgehoben. Die Dauer des einzelnen Anfalles variirt zwischen einigen Minuten und mehreren Tagen, die Dauer des Leidens selbst kann sich auf Jahre erstrecken. Die Catalepsie kommt bei Individuen vor, die erblich belastet sind, dann bei solchen, die gleichzeitig an einer anderen Psychose oder einer Neurose leiden, resp. gelitten haben. Aetiologisch werden ausser Heredität, Traumen oder Gemüthsaffekte genannt. Auch bei Malariacachexie, zur Zeit der Pubertät, bei Frauen zur Zeit der Gravidität wurden cataleptische Anfälle beobachtet. Wir haben bei den meisten uns zur Behandlung gekommenen Kranken allgemeine Muskelschwäche und Anaemie beobachtet und konnten durch roborirende Diät und die Blutbereitung bessernde hydriatische Proceduren, zuweilen durch modificirte Mastkuren günstige Heilerfolge erzielen.

17. Neuralgieen. Nach Hofrath Winternitz basiren die meisten Neuralgieen auf Kreislaufstörungen in den Nerven. Die sich anhäufenden normalen Stoffwechselprodukte der Nerven, welche durch die veränderte Circulation nicht fortgeschafft werden können, sind die causa morbi. Die Hauptaufgabe der Hydrotherapie ist hierbei Steigerung und Beschleunigung des Stoffwechsels in den Geweben und werden die schweisstreibenden Proceduren dieser Indication in eminenter Weise gerecht, da dieselben einen rascheren Oxydationsprocess in den Organen bewirken. Wir werden allgemeine und partielle feuchte Einpackungen, Dampfkasten und Heissluftbäder, lokale Dampfeinwirkungen mit nachfolgenden kalten Regenbädern anwenden. Wenn es sich um Schmerzen in den Extremitäten oder am Stamme handelt, werden wir die schottische Douche anwenden. Falls die genannten Behelfe nicht zu Gebote stehen, können wir mit warmen Compressen oder warmen Bädern und darauffolgender Application kalter Uebergiessungen, kurzum mit durch wechselwarme Anwendungen erzeugten Contrastwirkungen gleichfalls günstige Resultate erzielen. Was die Neuralgieen des Kopfes betrifft, so können wir erfahrungsgemäss oben genannte allgemeine Proceduren als in vielen Fällen wirksam empfehlen. Trigeminusneuralgieen wurden sehr häufig durch Hydrotherapie allein geheilt; in manchen Fällen mussten wir Massage und Elektricität zu Hilfe nehmen. Auf einer Art Contrastwirkung beruht die Methode des Dr. Diakowski in St. Petersburg bei der Behandlung der Prosopalgie; er lässt den Patienten Alkohol, Cognac oder heisses Wasser in den Mund nehmen und führt gleichzeitig Eisstreichungen durch 1—2 Minuten längs der schmerzhaften Stelle aus. Bei gehöriger Ausdauer des Kranken und des Arztes wird es nicht selten gelingen, die Operation, die ziemlich häufig erfolglos bleibt, Resection oder Excision des Nerven, dem Kranken zu ersparen. Von den Neuralgieen der Extremitäten und des Stammes wollen wir einige Besonderheiten mittheilen. Bei einer, nach einem Abdominaltyphus zurückgebliebenen Brachialneuralgie und bei mehreren hartnäckigen Intercostalneuralgieen, hat nach vergeblichen, vielfachen anderweitigen Versuchen die Application der Douche filiforme rasche Heilung herbeigeführt. Einer der am häufigsten vorkommenden Nervenschmerzen ist die Ischialgie. Während meiner 23jährigen Thätigkeit in Kaltenleutgeben hatte ich Gelegenheit beiläufig 200 an Hüftenweh Leidende zu beobachten und sind mir von diesen nur drei in Erinnerung, die die Anstalt nicht geheilt verlassen haben. Der eine Kranke begab sich zum Gebrauche von Schwefelbädern nach Baden, starb daselbst nach etwa dreiwöchentlichem Aufenthalte und ergab die Necroscopie

Caries des Kreuzbeines. Die beiden Anderen verliessen nach zwei resp. vier Wochen die Anstalt ungeheilt und habe ich über ihr weiteres Schicksal nichts erfahren können. Bei einer seit acht Jahren an doppelseitiger Ischialgie leidenden Dame, die bei ihrem Eintritte in die Anstalt weder gehen noch stehen konnte und viele Monate hindurch allabendlich eine Morphiuminjection erhielt, um Nachts einige Stunden ruhen zu können, erzielten wir nach dem ersten Dampfkastenbade, mit unmittelbar nachfolgender schottischer Douche, zwei vollkommen schmerzfreie Tage und Nächte. Wir haben diese Kur durch drei Wochen fortgesetzt, sodann dieselbe Kur abwechselnd mit feuchten Einpackungen und Halbbädern gegeben. Ferner wurde täglich eine locale, eine Stunde dauernde energische (sehr schmerzhafte) Massage und allwöchentlich zweimal eine Extension (Trockendehnung) des Ischiadicus vorgenommen. Innerlich wurden Laxantien (nach Gussenbauer) verabreicht. Nach dreimonatlichem Aufenthalte wurde Patientin geheilt entlassen. Ein hoher österreichischer Seeoffizier, der mehrere Jahre hindurch an linksseitigem Hüftschmerz gelitten und während einer Audienz bei seinem Souverän von einem übermannenden Schmerzanfall betroffen wurde, so dass er zu Boden stürzte, wurde nach viermonatlicher ähnlicher Behandlung vollkommen hergestellt. Buxbaum erwähnt eines mir gleichfalls bekannten Falles von ischalgia scoliotica, die er nach 14tägiger Behandlung mit der schottischen Douche der Heilung zugeführt hat.

Eine schwere Coccygodynie, bei der Faradisation, Massage, Einreibungen, Phenacetin, Pyramidon vergeblich angewendet wurden, ist auf den Gebrauch wechselwarmer Compressen, des wechselwarmen fliessenden Schlauches und schottischer Douchen, nach vierwöchentlicher Kur behoben worden.

Die bei Malaria, Luës, Quecksilber- oder Bleiintoxication auftretenden Neuralgieen erheischen nebst der hydriatischen, je nach der Erkrankungsursache differirende Behandlungsmethoden.

18. Neuritis simplex et multiplex. Die Schädlichkeiten, die den Anlass zur Entstehung einer Neuritis geben, können sehr mannigfacher Art sein. Die Neuritis kann nach Erkältungen, nach Traumen auftreten, als Folgezustand anderer Erkrankungen: Influenza, Typhus, Variola, Scarlatina, Diphtheritis, Luës, Tuberculose und Malariacachexie, nach profuser Blutung, schwerer Anämie, nach schlechter Ernäherung, nach körperlicher Ueberanstrengung, ferner nach Intoxication mit Alcohol, Arsen, Anilin, Blei, Kohlenoxyd

Phosphor, Quecksilber. So lange eine grosse Empfindlichkeit im Verlaufe der Nerven besteht, wird man von der Application des electrischen Stromes und der Massage absehen müssen und werden in diesem Stadium anaesthesirende Wasserproceduren günstig wirken. Umschläge, Longetten, Schläuche mit durchfliessendem Wasser in loco doloris oder Rücken- und Herzschläuche. Die möglichst rasche Ausscheidung der krankmachenden Toxine wird uns durch den Gebrauch der feuchten Einpackungen mit nachfolgenden kühlen Halb- oder Regenbädern gelingen, indem durch dieselben die Circulation gebessert, der Stoffwechsel beschleunigt, die Ernährung gehoben wird. Buxbaum empfiehlt mit der Partialeinpackung zu beginnen und erst, wenn diese vertragen wird, die ganze feuchte Einpackung und zwar prolongirt bis zum Schweissausbruch zu verordnen. Wir werden öfters in die Lage kommen, dabei auch innerlich Jodkalium zu verabreichen.

Erkrankung des Centralnervensystems.

Akinesis. Lähmung. Eine der häufigsten Lähmungen der motorischen Nerven ist die des Facialis. Letzterer ist in seinem Verlaufe der Hautoberfläche theilweise nahe gelegen, demgemäss äusseren Schädlichkeiten leicht exponirt. Die Parese tritt oftmals nach Erkältungen, namentlich Zugluft auf. Nicht die kalte, sondern die bewegte Luft, besonders wenn dieselbe den erhitzten Körper trifft, giebt zur Entstehung von Lähmungen Anlass. Die Facialisparese kann auch traumatischen Ursprunges sein. Ein Stoss, ein Schlag, ein Stich, eine Schussverletzung kann im Bereiche des Facialis eine Lähmung nach sich ziehen. Erkrankungen am Ohre und an der Parotis können ebenso veranlassende Ursachen werden. Sehr oft sehen wir diesen Zustand als Folgeübel der Syphilis auftreten; desgleichen nach Typhus, Variola, Diphtheritis; nach Bleivergiftung. Eine periphere Facialislähmung kann auch durch eine intracranielle Erkrankung bedingt sein: Tumor, Exostose, Aneurysma. Einseitige Facialisparese tritt häufiger als die doppelseitige auf.

Eine weitere, ziemlich oft zur Beobachtung kommende Lähmung tritt nach denselben Schädlickeiten am Ramus externus des Nervus accessorius auf, und manifestirt sich dieselbe durch einseitige Parese des musc. sterno-cleido-mastoideus, wodurch Schiefstellung des Kopfes eintritt, caput obstipum. Seltener ist die beiderseitige Lähmung, wobei der Kopf normal gestellt, die Bewegung nach hinten und oben aber gehemmt ist. Mit dieser Parese gleichzeitig oder für sich allein, kommt die Lähmung des musc. cucularis vor, die man an dem Tiefstand der scapula auf der kranken Seite erkennt. Wir wollen hier noch die Lähmung des hypoglossus besonders hervorheben, die sich durch Bewegungshemmung der Zunge und als Folge hiervon Störung beim Schlucken und Störung des Geschmackes kund giebt.

Bei Hemiparese des hypoglossus weicht die Zungenspitze, wenn sie herausgestreckt wird, nach der gelähmten Seite ab; bei Diplegie des hypoglossus ist Unbeweglichkeit der Zunge und Retraction derselben in der Mundhöhle vorhanden; das Sprechen ist erschwert oder unmöglich gemacht und meistens Salivation vorhanden.

Sowohl am Stamme als auch an den oberen und unteren Extremitäten kommen Lähmungen motorischer Nerven oder Nervenäste sowie Paresen mehrerer Nervenstämme und der von ihnen versorgten Muskeln vor. Dieselben sind auch mit Paraesthesieen, vasomotorischen und trophischen Störungen verbunden. Bei langem Bestande der Lähmungen tritt Atrophie der betreffenden Muskelpartieen auf.

Bei der Behandlung der Lähmungen werden wir zunächst das causale Moment im Auge behalten; bei Verletzungen chirurgische eventuell operative Behandlung, bei Erkrankung des Ohres specialärztliche Behandlung empfehlen; wenn Luës vorangegangen ist, wird eine combinirte specifisch antiluetische und hydriatische Kur einzuleiten sein. Hierbei kommen also Jod eventuell Quecksilber und Transpirationskuren in Betracht. Bei Lähmungen auf refrigatorischer Grundlage wechselwarme Proceduren. Dampfkasten, Dampfwanne, electrische Lichtbäder, feuchte Einpackungen, oft mehrstündige bis zum Eintritte der Transpiration, darauf abkühlende und abhärtende Proceduren; schottische Douchen, erregende Umschläge. In vielen Fällen von Lähmungen werden ausserdem electrische und mechanotherapeutische Behelfe mit der Wasserkur combinirt.

Tabes dorsalis. Ueber die Entstehungsursache der Tabes dorsalis herrschen heutzutage sehr verschiedene Ansichten. Von den meisten Forschern werden als causa morbi nominirt: Erkältungen, Traumen bei zu myelitischen Processen praedisponirten Personen, ferner Syphilis und Hydrargyrose. Nur bei bestimmt auf luëtischer Basis beruhender Hinterstrangsclerose haben wir von frühzeitig und rechtzeitig angewendeter antiluëtischer Behandlung Erfolge gesehen.

Wenn der tabische Process vorgeschritten, oder der Zeitraum zwischen Infection und dem Auftreten der ersten Anzeichen der Tabes ein beträchtlicher war, über 15 Jahre, dann hat die mercurielle Behandlung jedesmal **directen Nachtheil** gebracht.

Unsere grosse Erfahrung bei der Tabesbehandlung hat uns gelehrt, dass in allen Stadien dieser Krankheit sowohl niedrig, als auch hoch temperirte Bäder nachtheilig wirken, demgemäss sogenannte Kaltwasserkuren bei Tabes ebenso zu verwerfen sind, wie Thermalbäder; seien dieselben indifferent, oder sei es, dass die chemische Analyse Schwefel oder andere mineralische Bestandtheile aufweist.

Wir haben unseren Tabikern am meisten Nutzen gebracht, wenn wir ihnen im Beginne der Kur ein bis zwei Mal im Tage Halbbäder in einer Temperatur von 30°—27° C. in der Dauer von 3 bis 5 Minuten appliciren liessen und nach Monate langem Gebrauche mit der Temperatur ganz allmählich herabgegangen sind. Wir können als oberste Grenze der den Tabiker nicht schädigenden Temperatur des Halbbades 33° C. als unterste 22° C. bezeichnen. Sind lancinirende Schmerzen in dem Vordergrunde der Erscheinungen, Tabes dolorosa, so ist es zweckmässig das Bad um 1—2 Grade wärmer zu nehmen 31, 32, 33° C. es prolongirt gebrauchen zu lassen, bis zu 8 Minuten, erst nach dem Ablaufe von etwa 5 Minuten durch Zuguss kühlen Wassers die Temperatur herabzusetzen. Man achte auch darauf, dass nicht kaltes dem Indifferenzpunkte nicht nahe stehendes Wasser zufliesse. Ein thermischer Shok schadet dem Tabiker und ist im Stande lancinirende Schmerzen zu provociren oder bestehende zu verstärken. Auch soll das kühle Wasser bei den Füssen zugegossen werden, resp. zufliessen, weil die Gesäss- und Rückenhaut eines solchen Kranken sehr hyperaesthetisch zu sein pflegt. Das Frottiren im Bade geschieht beim Tabiker zweckmässig in anderer Weise als bei anderen Kranken. Es ist mehr ein Drücken und Walken der Entremitäten, eventuell ein Streichen der Brust und Bauchwand, während der Rücken nicht gerieben, sondern nur übergossen werden soll. Sehr häufig leiden die Tabes-Kranken an schmerzhaft kalten Füssen. In diesen Fällen wird ein beweglicher Fächer auf die Füsse durch $^1/_2$—1 Minute angewendet, in kurzer Zeit Besserung erzielen. Bei der localen Behandlung des lancinirenden Schmerzanfalles wird man selten mit der ersten Procedur das Richtige treffen und analgetisch wirken. Wir appliciren zunächst kalte Compressen auf die schmerzenden Stellen; sind diese ohne Wirkung, dann gehen wir zu möglichst warmen über, event.

mit heissem Schlauch oder Thermophor; lassen auch diese im Stiche, dann werden sehr oft wechselwarme zum Ziele führen. Zuweilen haben wir den Schmerz rasch zum Schwinden gebracht, wenn wir die empfindliche Stelle zuerst mit einem, in kaltes Wasser getauchten Tuche bis zur Röthung frottirten und darauf eine frisch bereitete Chloroformsalbe: Rp. Chloroformi 50° Vaselini ulbi 45° Cerae albae, qus. f. ung. molle messerrückendick auf Leinwand gestrichen, mit Guttaperchapapier und Watte bedeckt, recht fest niederbanden. In seltenen, sehr hartnäckigen Fällen, wenn auch die faradische Bürste fruchtlos geblieben, oder der Patient allzulange gelitten hatte, mussten wir zur subcutanen Morphininjektion unsere Zuflucht nehmen. Die ausgezeichneten Erfolge, die wir mit der Fränkelgymnastik bei der Ataxie durch Ausdauer und grosse Geduld unsererseits und Seitens des Patienten erzielt haben, bewogen einzelne Aerzte, bei der durch die längere Dauer der Krankheit entstandenen Muskelatrophie der unteren Extremitäten eine Kräftigung durch Massage zu erzielen. Nach unseren Erfahrungen ist bei dieser Erkrankung die Massage nicht angezeigt; wir haben während des Gebrauches derselben die Coordinationsstörung entschieden schlechter werden gesehen.

Gegen das Gürtelgefühl konnten wir durch den Gebrauch der Douche filiforme zu beiden Seiten der Wirbelsäure Linderung erzielen. Bei den crises gastriques haben uns in einigen Fällen Leibbinden oder Stammumschläge mit Schlauch mit durchfliessendem (50° C.) Wasser gute Dienste geleistet.

In einer geistvollen Abhandlung hat Hofrath Winternitz in den Blättern für klin. Hydrotherapie, Jahrgang 1899 No. 9: „Zur Hydrotherapie der Tabes“ die Theorie, Aetiologie, Decursus, Prognose und Therapie derselben beleuchtet. Die Therapie der Rückenmarksdarre beruhe auch heute noch trotz eingehender Forschungen auf Empirie, weil die Anschauungen über Aetiologie noch sehr der Klärung bedürfen und auch die pathologisch anatomischen Veränderungen nicht leicht einzureihen sind. Erb nimmt an, dass ein grosser Procentsatz tabischer Erkrankung auf syphilitischer Grundlage beruhe. Winternitz konnte statistisch feststellen, dass bei über 80% derartiger Kranker Quecksilberkuren vorangegangen sind. Von älteren Forschern wurden Excesse in venere als causa morbi betrachtet. Die Anatomie der Hinterstrangsclerose deute nicht auf einen Entzündungsprocess oder auf Folgezustände einer vorangegangenen Entzündung; ebensowenig liegen neoplastische Gewebsveränderungen vor; und werde vielmehr als eigenthümlicher, sclerotisirender Process aufgefasst.

Die günstigen Resultate mit Wasser, Electricität und mechanischer Behandlung dementiren die Annahme des unaufhaltsam fortschreitenden, deletären Processes. Wir erzielen häufig Stillstand, sogar erhebliche Besserungen bei Tabikern; sind demnach bei der Beurtheilung angeblich irreparabler Veränderungen und Störungen zurückhaltend.

Winternitz nimmt sogar die Möglichkeit sich langsam vollziehender, collateraler Innervations- und Regenerationsvorgänge an. Das Wasser in einer dem Interferenzpunkte nahe liegenden Temperatur beeinflusse zunächst die peripheren sensiblen Nervenendigungen und diese leiten nicht erschöpfende Innervationsimpulse zum Centrum; indirekt beeinflusse demnach das Wasser die Ernährungsvorgänge im Centralorgane, indem die Vasomotoren in erhöhte Thätigkeit versetzt werden.

Von den ausgezeichneten therapeutischen Winken, die uns Winternitz in dieser Abhandlung giebt, möchte ich hier hervorheben, dass bei manchen Kranken, wenn die Halbbäder nicht angewendet werden können, wenigstens für eine Zeit lang Theilwaschungen an deren Stelle treten sollten. Vor dem Gebrauche von Dampfproceduren wird dringend gewarnt.

Abreibungen werden meist schlecht vertragen, Einpackungen sind bei Tabes gleichfalls contraindicirt; weil lang dauernde schwächen und bei kurz dauernden die Kranken sich nicht erwärmen.

Acute Myelitis. Die Disposition und auch oft die direkt veranlassende Ursache zur acuten Entzündung des Rückenmarkes wird durch die verschiedensten, den Gesammtorganismus schädigenden Einflüsse erworben. Unregelmässige Lebensweise, Excesse in venere et baccho, grosse, körperliche Uebermüdung, schwere Gemüthsaffekte, Aufenthalt und Schlafen in feuchten Räumen, Syphilis, Mercurialismus und rheumatische Processe sind die hauptsächlichsten veranlassenden Schädlichkeiten. Die acute, rheumatische Myelitis kann unmittelbar nach eclatanten Erkältungen auftreten; die traumatische nach Verletzungen des Wirbelcanales oder des Rückenmarkes selbst entstehen. Man kann auch von toxischer Myelitis sprechen, wenn selbe einer Arsenik-, Blei- oder Quecksilbervergiftung folgt. Bei recenter, acuter Myelitis ist vor Allem absolute Ruhe bei horizontaler Lagerung geboten. Wir werden im Beginne nur antiphlogistische Proceduren wählen müssen, bei denen der Kranke möglichst wenig bewegt wird und bei denen dem Entzündungsherde nahe liegenden Partieen Wärme entzogen wird. Dieser Indication entsprechen Rückenschläuche mit durchfliessendem Wasser, die man Tage lang anwenden kann, die sich leichter dem Körper adaptiren, als die früher beliebten Eisbeutel. Bei Letzteren musste der Kranke die unbequeme Bauchlage einnehmen; auch gab die Eisapplication bei länger dauernder Anwendung zur Entstehung von Bronchitiden Veranlassung. Wir verfahren in der Regel in folgender Weise: Ein mehrfach glatt gefaltetes, handbreites feuchtes Tuch, welches die ganze Länge und Breite der Wirbelsäule, vom Nacken bis zum Steissbeine bedeckt, wird durch einen Schlauch mit durchfliessendem Wasser in einer Temperatur von 12° C., nach Bedarf auch niedriger temperirt, kühl erhalten. Wenn einzelne Lähmungserscheinungen geringer geworden sind, kann man mit Theilwaschungen beginnen und bei weiterem günstigerem Verlaufe Halbbäder und Galvanisation in Anwendung bringen. Bei luëtischer Grundlage ist die interne Verabreichung von Jodkalium indicirt.

Die chronische Myelitis entwickelt sich nach denselben Schädlichkeiten, wie die acute; nur sehen wir dieselbe häufiger bei hereditär belasteten Individuen auftreten. Die Umstände unter welchen sich die acute oder chronische Form der Rückenmarksentzündung entwickelt, ist uns nicht bekannt.

Bei der Behandlung der chronischen Myelitis ist vor Allem neben dem causalen Momente der jeweilige Kräftezustand genau zu beachten und ein entsprechendes hygienisches und diätätisches Regime vorzuschreiben. Bei vorangegangener Syphilis wird man eine antiluëtische Kur einleiten. Ist die Motilitätstörung nicht sehr vorgeschritten, die Patienten noch im Stande zu gehen, dann muss man vor zu anhaltender Bewegung warnen. Die Diät soll eine reizlose, leicht verdauliche und kräftigende sein, stark gewürzte Speisen, alkoholische Getränke, Kaffee und Thee müssen verboten, Milch, Eier, weisses Fleisch und frische Gemüse, Obst, empfohlen werden. Körperliche und geistige Arbeit soll auf ein Minimum eingeschränkt, Gemüthsaffekte und sexueller Verkehr als schädlich erklärt werden. Die Funktionen des Darmes und der Blase sind gebührend zu überwachen und zu reguliren. Die hydriatische Behandlung wird, rationell angewendet, bei dieser Krankheit in einzelnen Fällen Hervorragendes zu leisten vermögen. Die Wahl der Proceduren, die Dosirung und Combination derselben muss jedem einzelnen Falle sorgfältig angepasst werden.

Wir werden antiphlogistisch Halbbäder, Stammumschläge, Rückenschläuche, derivirend die Douche filiforme, Leib- und Wadenbinden in Anwendung bringen und event. auch vom galvanischen und faradischen Strome, gelegentlich auch vom Papnelin Gebrauch machen.

Anaemia cerebri. Die Anaemie des Gehirnes und seiner Häute kann eine universelle und eine circumscripte sein; sie beruht entweder auf Veränderungen des Blutquantums durch Blutverluste oder auf Veränderungen in den Blutgefässen. Die Hirnanaemie kann durch acute Blutverminderung oder durch allmähliche Abnahme der Blutmenge entstehen. Erstere nach Blutabgang durch Verletzungen, Operationen, oder Epistaxis, Blutung aus den Lungen, Magen, Darm, Niere, Blase etc. ferner nach schweren Erkrankungen, Inanitionszuständen. Ebenso kann das Blut zu anderen Organen zugeleitet und dem Gehirne entzogen sein. Gehirnanaemie bei Veränderung der Gefässe entsteht durch Thrombose oder Embolie der Hirnarterien. Desgleichen kommen durch intra- und extracranielle Tumoren, Exsudate, Oedeme, Aneurysmen Verengerung, ja sogar Verschliessung der Blutgefässe zu Stande. Letztere auch künstlich bei Unterbindung der Carotis. Wir beobachten Gehirnanaemie bei cor adiposum und durch psychische Affekte auftretenden, vasomotorischen Krampf. (Contraction der Hirngefässe.) Bei der Bekämpfung anaemischer Gehirnzustände werden in einzelnen Fällen entsprechende hydriatische Proceduren sich als werthvolle Behelfe erweisen. In der Reconvalescenz nach schweren Erkrankungen bei allgemeiner und Gehirnanaemie pflegen flüchtige, thermo-mechanische Hautreize, wie selbe durch eine Theilwaschung oder durch in horizontaler Lage des Kranken applicirte, kurze Regenbäder hervorgebracht werden, überraschend günstig zu wirken. Bei acut auftretender Gehirnanaemie wird eine Tieflagerung des Kopfes, energische Gesichtsbesprengung, Brust- oder Rückenbegiessung, den Blutzufluss zum Gehirn beschleunigen. Wir haben auch im allgemeinen Theile auseinandergesetzt, dass durch Leibbinden und Stammumschläge die Blutbereitung und Blutvertheilung gefördert und regulirt wird.

Hyperaemia cerebri. Dieselbe entsteht entweder durch vermehrten Zufluss arteriellen Blutes zum Gehirn, Congestion, Fluxion oder durch verminderten Abfluss des venösen Blutes, Stauungshyperaemie. Man nennt auch die erstere active, die letztere passive Hyperaemie. Die active hat ihre Entstehungsursache in der gesteigerten Propulsionskraft des Herzmuskels und diese wird veranlasst durch körperliche Ueberanstrengung (Turnen, Laufen, Bergsteigen, Radfahren) oder durch Gemüthserregungen, ferner bei pathologischen

Zuständen, bei Hypertrophie des linken Ventrikels, zuweilen bei Herzhypertrophie in Folge eines Klappenfehlers (Aorteninsufficienz). Durch Behinderung der Circulation im Unterleibe, bedingt durch Obstipation oder starke Gasentwicklung, wird gleichfalls der Zufluss des arteriellen Blutes zum Gehirn vermehrt. Das Gleiche tritt ein beim Ausbleiben regelmässiger Blutungen, Menstruation, Haemorrhoidalblutungen.

Passive Hirnhyperaemie kann bei Herzfehlern, mitral und tricuspidalinsufficienz, pericarditis, cor adiposum eintreten. Desgleichen bei Emphysema pulmonum, pleuritischen Exsudaten, endlich willkürlich durch intensive Anwendung der Bauchpresse, zum Beispiel bei der Defäcation, beim Heben schwerer Gegenstände u. dgl. Die Therapie der Gehirnhyperaemie richtet sich nach der veranlassenden Ursache.

Es wird uns nicht selten gelingen mit Hilfe des Wassers einige der angeführten Schädlichkeiten theilweise oder vollkommen zu beseitigen. Der regulatorische Einfluss des Wassers auf Circulation und Innervation wird hier zu eminenter Wirkung kommen. Bei verstärkter Herzaction, abnormer Blutdrucksteigerung werden wir durch Application des Herzschlauches, des Nackenschlauches, ferner durch ableitende Proceduren, fliessendes Fussbad, beweglicher Fächer auf die Unterschenkel und Füsse den gesteigerten Zufluss des Blutes zum Gehirne eindämmen. Die Ableitung der überschüssigen Blutsmenge vom Gehirne werden wir durch Proceduren, welche eine Erweiterung der Hautgefässe nach sich ziehen, erzielen; letzteres gelingt uns durch Anwendung der feuchten Einpackungen; wie wir an anderer Stelle auseinandergesetzt haben. Dass wir auch durch strenge Ueberwachung und Regelung der Diät, Entziehung von Alcoholicis, gewürzten Speisen, Einschränkung des Fleischgenusses, vorwaltende vegetabilische und Milchkost günstig wirken werden, ist bekannt.

Gehirnhaemorrhagie. Kranke, die einen apoplectischen Insult erlitten haben, werden sehr häufig zur Wasserheilanstaltsbehandlung gewiesen; gewöhnlich wenn das Stadium der entzündlichen Reaction abgelaufen ist. Es ist dann unsere erste Aufgabe nach Möglichkeit dem Eintritte einer neuerlichen Gehirnhaemorrhagie vorzubeugen. Wir werden nach Klarlegung des ätiologischen Momentes ein dem jeweiligen Falle angepasstes hygienisches und diätätisches Regime feststellen. Im Allgemeinen werden folgende Regeln von Wichtigkeit sein. Physische Anstrengung, psychische

Erregung müssen vermieden werden. Die Luft im Krankenzimmer muss bei Tag und bei Nacht durch passende Ventilation rein und nicht zu hoch temperirt erhalten bleiben; die Nahrung soll leicht verdaulich und möglichst blande, ungewürzt sein. Thee, Kaffee und Bier sind zu verbieten, Wein nur bei herabgekommenen, anaemischen Personen in kleinen Quantitäten zu gestatten. Für gehörige, tägliche Defäcation durch kühle Lavements, event. Bitterwasser soll gesorgt werden, Saratica, ein verlässliches, angenehm zu nehmendes Wasser, wirkt häufig schon bei Einnahme von 50 Gramm nach 3 bis 4 Stunden.

Eine morgendliche Theilwaschung wird in den meisten Fällen gut vertragen, den Kranken erfrischen, kräftigen, seinen gesunkenen Lebensmut heben. Im weiteren Verlaufe, wenn die paretischen Zustände gebessert sind und der Kranke einigermassen mobiler geworden ist, der Kräftezustand und speziell der des Herzens es gestattet, werden Halbbäder in einer Temperatur von 32—28° in der Dauer von 3—5 Minuten nach vorangegangener, gehöriger Kopfkühlung von grossem Nutzen sein.

Auch wohl überwachte, correkt ausgeführte, feuchte Einpackungen ($^1/_2$—1 Stunde) mit nachfolgendem Halbbade können namentlich bei Contracturen angewendet werden. Bei gestörtem Schlafe werden Leib- und Wadenbinden Beruhigung bringen. Gegen die Lähmungserscheinungen der oberen und unteren Extremitäten werden nebst Longettenverbänden, der galvanische und faradische Strom, Massage, passive, duplicirte, event. auch active Bewegungen zur Anwendung kommen. Bei apoplectischen Insulten, nach luetischer Erkrankung, wird Inunctionskur Jodkalium und Wasserkur mit grossem Nutzen gebraucht werden.

Meningitis. Bei der Meningitis cerebro-spinalis wird man die Winternitz'sche Kühlkappe mit durchfliessendem Wasser, Nacken- und Rückenschläuche event. auch Leib- und Wadenbinden, sowie kühle Clysmen anwenden. Die Schläuche sind den früher beliebten Eisumschlägen und Eisblasen wegen der bequemeren Handhabung und weil sich dieselben den betreffenden Körpertheilen inniger anschmiegen, weitaus vorzuziehen. Von der Erwägung ausgehend, dass die arachnoidea und pia mater entlastet, das Blut vom Gehirne abgeleitet, der äusseren Haut zugeführt und gleichzeitig durch Transpiration der Stoffwechsel angeregt und beschleunigt wird, hat Aufrecht und nach ihm noch Andere bei Meningitis cerebro-spinalis hochtemperirte Bäder mit gutem Erfolge in Anwendung gebracht.

Psychosen. Die Behandlung verschiedener Formen von Psychosen lassen sich nur in geschlossenen Anstalten durchführen; in diesen wird der Kranke isolirt, vor den Schäden, die er sich oder anderen zufügen könnte, bewahrt und kann vieler spezialärztlicher Behelfe theilhaftig werden, die ausserhalb der Anstalt kaum zu beschaffen sind. Bei einem grossen Prozentsatz psychisch Kranker sind aber mit hydriatischer Behandlung vorzügliche Resultate zu erzielen. Es lässt sich allerdings nicht in Abrede stellen, dass sich auf diesem Territorium unserer Methode Schwierigkeiten entgegenstellen, die sich nur mit Aufopferung von viel Zeit, Umsicht und Energie überwinden lassen. Die Proceduren werden entweder im Zimmer des Kranken vorgenommen, oder in abgesonderten Räumen, woselbst die Patienten Niemanden stören und nicht gestört werden. Das Wartepersonal muss nicht bloss willig, exact geschult und mit der Ausführung der Anordnungen auf das Genaueste vertraut sein; es muss demselben Takt und Intelligenz innewohnen, in einem Masse, wie man es nicht oft bei Individuen dieser Kategorie findet. Schon aus diesem Grunde ist es dringend geboten, die Kuren ärztlich überwachen zu lassen.

a) Melancholiker mit Depressionszuständen, niedrigem Blutdrucke, schwachem, kleinen, leicht unterdrückbarem Pulse, welker anaemischer Haut, allgemeiner Schlaffheit der Gewebe werden wir durch anregende Proceduren, kühle, rasch ausgeführte, event. im Laufe des Tages wiederholte Theilwaschungen oder Tauchbäder anregen. Als weitere Unterstützungsbehelfe dienen Massage, passive gymnastische Uebungen, Streichungen, Klopfungen, Hackungen des Rückens, der Arme, der Beine, eine gute, kräftige, leicht verdauliche Nahrung (kühle Clysmen, bei der häufig bestehenden Obstipation). Selbstverständlich sollen auch diese Kranken in gut gelüfteten Wohnräumen und wo es angeht, mehrere Stunden des Tages im Freien sich aufhalten. Bei sehr frilösen Kranken haben wir mit Erwärmungskuren begonnen. Dampfwannenbäder durch einige Minuten, darauf ein Hoch- oder Halbbad haben sich äusserst wohlthuend und wirksam bewährt.

Bei vielen Formen von Erregung, allgemeiner Muskelunruhe, sexueller Irritation, maniakalischen Zuständen werden die entsprechenden hydriatischen Proceduren die Kranken calmiren, die Anfälle abkürzen. Protrahirte Hochbäder in einer Temperatur von 33° in der Dauer von 10 Minuten bis zu mehreren Stunden, wobei durch Zuguss warmen Wassers und Bedeckung der Badewanne mit Ausnahme des Kopftheiles die Temperatur gleichmässig erhalten wird, bringen Beruhigung und Schlaf. Dabei Kopf und Gesichtskühlung event. die Kühlkappe. Den gleich günstigen Erfolg erzielen wir oft mit feuchten Einpackungen, bei denen der Patient in ruhiger Lage verbleiben muss. Sehr oft sind ableitende Proceduren am Platze; fliessende Fussbäder, Wassertreten, Leib- und Wadenbinden, Nacken- und Rückenschläuche, kühlende Clysmen etc.

Im Intialstadium der b) progressiven Paralyse hat Professor von Krafft-Ebing durch die Anwendung von Halbbädern 24°—22° R. während einer Reihe von Monaten eine Rückbildung des Processes beobachtet.*)

Auch Ricord und Zanini**) haben Fälle constatirt, bei denen bei den ersten Anzeichen der auf syphilitischer Basis entstandenen progressiven Paralyse nebst antiluetischen Kuren Schwitzkuren, Dampfbäder, Einpackungen erfolgreich gebraucht wurden.

Unsere eigenen Erfahrungen haben uns gelehrt, dass in einzelnen Fällen scheinbar ein Stillstand, in anderen ein langsameres Fortschreiten als vor der Bäderbehandlung erzielt wurde; zuweilen konnten wir aber kaum eine Euphorie herbeiführen und mussten derartige Kranke an Irrenanstalten abgeben.

II. Krankheiten der Circulationsorgane.

Bei der Behandlung der Krankheiten des Herzens mit hydriatischen Proceduren, die bis zu Winternitz' Zeiten perhorrescirt war, handelt es sich um Veränderung in der Thätigkeit des Herzens durch Innervationsstörungen, um Widerstände, welche die Herzaction behindern und um pathologische Processe am Herzmuskel und an den Klappen. Wir werden locale und allgemeine hydrotherapeutische Massnahmen zur Anwendung bringen, durch welche je nach der Applicationsweise, der Combination unter einander und mit diätetischen, mechano-therapeutischen oder medicamentösen Behelfen die verschiedensten angestrebten Effecte erzielt werden können. Wir werden Kräftigung und Beschleunigung, Kräftigung und Verlangsamung, Herabsetzung und Eliminirung der Widerstände, Verminderung der Irregularität, Vermehrung der Secretionen, Ausscheidung der Exsudate, Vertiefung der Athmung in grösserem oder geringerem

*) Krafft-Ebing, Proge. Paralyse in Nothnagels spezieller Pathologie und Therapie IX. Band, 2. Theil, pag. 98.

**) Zeissl, Jahresbericht der ges. Medicin 1877, Band II, Hautkrankheiten und Syphilis.

Maasse herbeiführen können. Wir wissen durch die Arbeiten von Winternitz und Pospischil, dass der Herzschlauch mit durchfliessendem Wasser in manchen Fällen ähnliche Wirkung ausübt, wie die Digitalis: Beruhigung der Herzaktion, Pulsverlangsamung und durch die grösseren Pausen zwischen den einzelnen Systolen eine Kräftigung des Herzmuskels herbeiführt. Daraus ergiebt sich, dass der Herzkühlapparat bei Palpitationes cordis, bei irregulärem Pulse, Arythmie und Intermissionen erspriesslich wirken werde. Wir wissen, dass durch äussere, die gesammte Hautoberfläche treffende, kurze, flüchtige Reize, wie sie durch gut administrirte Regenbäder, Uebergiessungen, Theilwaschungen erzeugt werden, tiefe Inspirationen ausgelöst und die Herzaction angeregt wird. Bei ödematösen und hydropischen Schwellungen, Transsudaten und Exsudaten, werden wir durch mit den nöthigen Cautelen durchgeführte Schwitzkuren Entwässerung und Entlastung herbeiführen.

1. Pericarditis. Dem Entstehen der Pericarditis, die im Verlaufe oder nach Ablauf des acuten Gelenkrheumatismus aufzutreten pflegt, können wir möglicherweise in einzelnen Fällen dadurch vorbeugen, dass wir mit acutem Gelenkrheumatismus Behaftete in zu schildernder Weise hydriatisch behandeln. Dasselbe dürfte auch von der Herzbeutelentzündung gelten, die sich nach dem Abdominaltyphus zu entwickeln pflegt, nur erklären wir uns die prophylactische Wirkung des Wassers bei der erstgenannten Erkrankung durch Anregung der Circulation und Beschleunigung des Stoffwechsels, — wodurch raschere Eliminirung der krankmachenden Toxine statthat; bei der letzteren durch die antipyretische und antithermische Wirkung des Wassers. Es ist auch die Annahme gerechtfertigt, dass es uns öfters auch bei Pleuritis oder Pleuropneumonie mit Hilfe des Wassers gelingen dürfte, das Uebergreifen der Entzündung auf das Pericard zu verhüten.

Die idiopathische Pericarditis, die einem Trauma auf Brust oder Rücken folgt, werden wir mit Bettruhe, kalten Umschlägen auf die Herzgegend oder dem Herzschlauche mit durchfliessendem Wasser behandeln. Bei der denteropathischen Pericarditis werden wir nach Feststellung und mit Berücksichtigung der ätiologischen Momente unsere Anordnungen treffen. Gut ventilirtes Zimmer, möglichst horizontale Lagerung des Kranken, leicht verdauliche reizlose Diät, Milch, gekochtes Obst, Gemüse, bei grossem Durst gutes Quellwasser, öfters, aber in kleinen Quantitäten verabreicht oder säuerliches Getränk, Limonade, Wein mit Wasser. Sorge für regelmässige Harnentleerung (event. Catheter) und Defäcation (kühle Clysmen); wobei durch Unterschieben von Urinflasche oder Leibschüssel grössere Bewegungen vermieden werden. Lokale Antiphlogose durch Herzschlauch mit durchfliessendem kühlem oder kaltem Wasser, später, wenn die Erscheinungen in der Abnahme sind, vorsichtige Theilwaschung.

Pneumopericardium. Durch Schuss- oder Stichverletzung, Quetschung des Thorax, kann eine Eröffnung des Herzbeutels und dadurch Gasansammlung in demselben entstehen; ebenso bei Durchbruch von Cavernen in das Pericardium oder durch Ulcerationsprocesse in der Magenwand, die das Diaphragma und das Pericard durchbrechen. Als Antiphlogisticum bei den genannten traumatischen Processen wird man die Eisblase oder den Herzschlauch appliciren.

2. Herzmuskelkrankheiten. a) Hypertrophia cordis. Im Verlaufe verschiedener Erkrankungen kommt es zur Vermehrung der Muskelfasern oder zur Volumszunahme der einzelnen Fasern des Herzens: es können auch diese bei den Veränderungen gleichzeitig nebeneinander auftreten. Gewöhnlich ist mit diesem Zustande eine Erweiterung des Binnenraumes der Herzventrikeln verbunden und bezeichnen wir diesen Zustand als excentrische Hypertrophie. Die Herzhypertrophie betrifft entweder den ganzen Herzmuskel, oder einen Herzabschnitt, oder ist endlich auf einen umschriebenen Theil eines Herzabschnittes beschränkt. Die Hypertrophie entsteht bei anhaltender Ueberanstrengung des Herzens. Betrifft das Uebermaass der Arbeitsleistung den ganzen Herzmuskel, so kommt es zu totaler, wenn nur einen Theil desselben, zu partieller Hypertrophie. Am häufigsten bildet sich dieselbe bei Störungen der Circulation aus; aber auch nach Innervationsstörungen: nach sich oft wiederholendem und intensivem Herzklopfen, nach psychischen Erregungszuständen, bei neurasthenischen und hysterischen Personen, bei übermässigem Tabakrauchen, bei abusus geistiger Getränke, bei schwächlichen Individuen die zu häufig und zu starken Kaffee oder Thee trinken etc.

Totale Herzhypertrophie entsteht bei gleichzeitigem Vorhandensein von Vitien an der Aorta und bicuspidalis und nach Schädlichkeiten, die zur Hypertrophie des rechten und linken Ventrikels führen.

Letztere, die Hypertrophie des linken Ventrikels, ist die am häufigsten vorkommende und entsteht hauptsächlich bei Insufficienz der Aortenklappen, bei Sclerosirung der Aorta und den Arterienwandungen und nach Nierenschrumpfung. Die Hypertrophie des rechten Ventrikels sehen wir bei Insufficienz der Pulmonalarterienklappen, Stenose der Pulmonalostien und bei Erkrankung der Lungencapillaren bei lange dauernden pleuritischen Exsudaten, Lungenemphysem, bei Scoliosen und Kyphosen auftreten. Die Behandlung der Herzhypertrophie erfordert Vermeidung von geistiger und körperlicher Ueberanstrengung, Fernhaltung von Gemüthserregungen. Regelung der Diät. Zu widerrathen: schwer verdauliche, gewürzte Speisen, Kaffee, Thee, Bier und schwere Weine. Zu empfehlen: Milch, Gemüse, Obst, weisse Fleischgattungen, Geflügel. Tabakgenuss ist zu restringiren oder gänzlich zu verbieten. Bei den Anfällen von Cardiopalmus: absolute Ruhe, horizontale Lagerung, Herzschlauch, Nackenschlauch, Wadenbinden. Von Medicamenten bei Bedarf: Infus. Folior. Digital. frigide parat. 1:150 (Neusser). Strophantus oder in neuerer Zeit mit gutem Erfolge versucht, zwei Mal täglich je 20 Tropfen Extract fluid. apocyni cannabini. Von vorzüglicher Wirkung waren von allgemeinen Proceduren morgendliche Theilwaschung oder Abreibung, Nachts Leib- und Wadenbinden. Bei Auftreten von Oedemen einige Tage hindurch strenge Milchkur, wohl überwachte Winternitz'sche Dampfwannenbäder mit gleichzeitiger Application von Herz- und Nackenschlauch und darauffolgende Uebergiessung. In einzelnen Fällen von Herzhypertrophie hat uns die Combination mit Herzgymnastik, (Vibration, Rückenhackung, Herzmassage) gute Dienste geleistet.

b) Myocarditis. Die Entstehungsursachen der Herzmuskelentzündung, der acuten und chronischen, sind sehr verschiedenartige. Die Myocarditis kann nach Refrigationen auftreten; sie kann traumatischen Ursprunges sein, Stoss, Quetschung, Fall, ferner durch Uebergreifen der Entzündung von Nachbarorganen, Pleuritis, Pneumonie, Peri- und Endocarditis, sehr häufig im Gefolge des Alkoholismus, nach febrilen und afebrilen Infectionskrankheiten, in erster Linie nach acutem Gelenkrheumatismus, seltener nach Muskelrheumatismus, bei pyämischen Processen, Puerperalfieber und endlich nach vorangegangener luëtischer Infektion. Behandlung symptomatisch mit Berücksichtigung des ätiologischen Momentes: körperliche und geistige Ruhe, vorwaltende Milch- und vegetabilische Kost, wenig Fleisch; bei drohender Herzschwäche Wein. Hydriatisch: Herzschlauch mit durchfliessendem kaltem Wasser, stundenlang! Theilwaschungen: Bei auf luëtischer Basis bestehender Myocarditis Jodkalium, vorsichtige Theilwaschungen, leichte Uebergiessungen, event. Inunctionskur.

c) Die Lipomatosis cordis und die Degeneratio adiposa cordis sind ätiologisch und anatomisch vollkommen differente Erkrankungsformen; während die Fettanlagerung an dem Herzen zumeist aus denselben Schädlichkeiten entspringt, wie die allgemeine Fettleibigkeit, ist die fettige Degeneration des Herzens meist Folge eines Entzündungsprocesses. Eine partielle fettige Degeneration und zwar die des linken Ventrikels kommt bei Coronararterienerkrankung vor, bei Verstopfung durch Embolie oder Thrombose, oder bei Verengerung durch Arteriosclerose. Die Therapie dieser verschiedenen Krankheitsprozesse ist eine symptomatische. Genaueste Berücksichtigung der causalen Momente dringend geboten. Gegen die Tachycardie und Stenocardie wird der Herzschlauch und Nackenschlauch ein oder mehrere Male im Tage in der Dauer von 10—30 Minuten applicirt, gute Dienste leisten. Von allgemeinen Proceduren empfehlen wir mit Theilwaschungen zu beginnen. Im weiteren Verlaufe können kurze, kalte Regenbäder versucht werden, bei sehr anaemischen Individuen wechselwarme Proceduren. Die genannten Massnahmen werden Beruhigung, Kräftigung, Anregung der Circulation herbeiführen. Zur Erzielung eines ruhigen Schlafes lassen wir Leib- und Wadenbinden am Abend anlegen.

Bei Bradycardie, Arythmie und Intermissionen werden Rückenhackung, leichte Herzvibrationen, Herzgymnastik von Nutzen sein. Die Diät ist bei Herzinsufficienz, Stauungserscheinungen, Oedem am zweckmässigsten eine strenge Milchkur, bei Verdauungsbeschwerden vorwaltende vegetabilische Kost, gekochtes Obst; bei Schwächezuständen, leichte weisse Fleischsorten nebst grünen Gemüsen, Wein (Tokayer, Champagner u. dergl.) in entsprechend kleinen Quantitäten.

3. Endocarditis. Die acute Endocarditis tritt hauptsächlich nach acuter rheumatischer Polyarthritis auf; ferner nach Typhus, Morbillen, Scarlatina, Variola, Diphtheritis, Puerperalfieber und Pneumonie, zuweilen kryptogenetisch nach septischer Infection ohne uns bekannte Eintrittspforten, desgleichen auch nach acuter muco-purulenter Uretritis.

Bei der diphtheritischen oder ulcerösen Endocarditis sind im Blute reichlich Toxine und Detritus vorhanden und kann es durch deren Verschleppung zu pyämischen Abscedirungen kommen. Zuweilen tritt Destruction der Klappen auf. Sitz der Erkrankung ist vorwaltend der linke Ventrikel. Als Folgezustand des acuten Gelenkrheumatismus bildet sich vorzugsweise die verrucöse Endocarditis heraus, und zwar durch Zellenwucherung der am Endocardium, resp. am Endothel oder dem subendothelialen Gewebe sich etablirenden, specifischen Krankheitserreger. Wenn sich das frisch entstandene Granulationsgewebe in fibröses Narbengewebe umwandelt, kommt es zu Verdickung und Verkürzung der Klappen. Es kann aber auch durch Loslösung pupillarer Wucherungen zur Thrombenbildung kommen.

Fibröse Endocarditis tritt nach gichtischen Zuständen, ferner nach Luës und bei alten Leuten durch Uebergreifen der Endarteritis deformans auf das Endocardium ein. Desgleichen soll körperliche Ueberanstrengung zu dieser Erkrankung Veranlassung geben. Die Symptome der chronischen Endocarditis sind von den Klappenstörungen abhängig.

Weder bei hydriatischer noch bei medicamentöser (Salicyl) Behandlung haben wir eine Directive um eine krankhafte Betheiligung des Endocards mit Sicherheit hintanhalten zu können. Indess scheint vom theoretischen Standpunkte die Annahme gerechfertigt, dass durch eine Methode, bei welcher Stoffwechsel und Circulation in so prompter Weise beeinflusst, und bei welcher die locale (Herz) Antiphlogose so correct durchgeführt werden kann, wie bei der hydriatischen, die Elimination der Toxine leichter erfolgen werde. Ausserdem möchte ich als wesentliche Vorzüge unserer Methode anführen, dass Magen-Verdauung und Sensorium durch dieselbe in keiner Weise alterirt werden.

Unsere Behandlungsweise der acuten Endocarditis besteht in absoluter Bettruhe in stets gut ventilirtem Zimmer. Bei Palpitationes cordis täglich mehrstündlich, bei Bedarf continuirliche Herzkühlung durch Herzschlauch mit durchfliessendem Wasser. Bei Temperatursteigerung ein oder mehrmals im Tage Theilwaschungen, Leib- und Wadenbinden. Die Nahrung vorwaltend aus Milch, leichtem Gemüse, gekochtem Obst bestehend. Bei Herzschwäche in kurzen Intervallen verabreichte Alcoholica. Bei Collaps Afetherinjection.

Bei der Endocarditis verrucosa haben wir vom internen Gebrauche des Salicyl keinen Nutzen gesehen; dagegen durch Verabreichung von Jodkalium zeitweise auch in jenen Fällen, bei denen keine Luës vorangegangen, Besserungen constatiren können; vielleicht trägt das Jod zur Resorption endocärditischer Excrescenzen bei. Bei arythmischem Pulse, bei Intermissionen haben wir Tinct. strophanti und Extr. fluid. apocyni cannabini erfolgreich angewendet.

Herzklappenfehler sind entweder angeboren, (bei fötaler Endocarditis) oder durch Hemmungsbildung bei der Entwicklung des Herzens, oder sie entstehen durch Entzündung des Endocardium oder durch sclerosirende Processe, die auf das Endocardium übergreifen und Veränderungen der Klappen, Verkalkung Verdickung oder Schrumpfung derselben nach sich ziehen. Letztere kommen ähnlich wie die atheromatösen Gefässveränderungen meist im höheren Alter vor. Auch durch Traumen und körperliche Ueberbürdung kann es zur Entwicklung von Klappenfehlern kommen. Die Folgeerscheinungen der verschiedenen Arten von Klappenfehlern sind sehr verschieden. Es giebt solche, die unmittelbar bei ihrer Entstehung schwere Störungen und dauernde Beschwerden bis zum Lebensende nach sich ziehen, andere wieder, die Jahre lang ohne wesentliche Veränderung des subjectiven Befindens getragen werden. Zwischen diesen beiden Extremen kommen die verschiedensten Grade in der Intensität der Erscheinungen vor. Wir wissen, dass die Stenosen der Ostien schwerer ertragen werden, als Klappeninsufficienzen. Das gleichzeitige Auftreten von Stenose und Insufficienz wird im allgemeinen grössere Schädigung herbeiführen als der eine oder der andere Fehler allein. Je nachdem der Herzmuskel mehr oder minder kräftig ist, wird das vitium cordis leichter oder schwerer vertragen. Bei den meisten Herzfehlern kommt es zur

Erweiterung der Herzkammer und Hyperthrophie des Herzmuskels, wodurch das Herz in den Stand gesetzt wird, die abnormen Widerstände zu überwinden. Die erweiterte Herzhöhle fasst mehr Blut in sich auf und bedarf einer grossen Kraft um das Blut bei der Systole auszutreiben. Die Herzerweiterung ist eine Folge von länger dauernder Dehnung resp. häufiger aufgetretener Ueberschreitung der Elasticitätsgrenze des Herzmuskels. Eine partielle Herzhypertrophie entsteht nur bei solchen Klappenfehlern, bei denen nur für einen bestimmten Herzabschnitt abnorme Widerstände auftreten. Die Ventrikel sind ihrer musculösen Beschaffenheit wegen zur Ueberwindung abnormer Widerstände geeigneter als die dünnwandigen Arterien. Die Compensationshypertrophie, resp. Accommodationshypertrophie (v. Basch) gestattet bis zu einer gewissen Grenze die Ueberwindung der Widerstände. Je grösser die Anforderungen an das Herz sind, um die Widerstände zu überwinden, um so näher rückt die Gefahr der Insufficienz. In diesem Stadium treten Oligerie, Herzirregularität, Dyspnoë, Oedcuse, Hydrops und Cyanose auf. In weiterer Folge kommt es zu Herzmuskeldegeneration.

Bei der Behandlung der Herzklappenfehler ist man durch ein zweckmässiges, geregeltes, hygienisches und diätätisches Regime zuweilen im Stande, den Eintritt der grösseren und grössten Beschwerden für längere Zeit, oft für Jahre hinauszuschieben. Möglichste Fernhaltung psychischer und somatischer Irritation sind von grösster Wichtigkeit. Unser besonderes Augenmerk werden wir dem Ernährungszustande und der Ernährung zuwenden. Uebermässigen Fettansatz bei dessen weiterem Anwachsen es zur Bildung von Mastfettherz kommen könnte, werden wir durch diätätische, hydriatische und mechanische Kuren zu entfernen trachten; andererseits darauf bedacht sein, den Eiweisansatz zu vermehren und event. drohendem Organeiweiszerfall vorzubeugen. Die Kost im Allgemeinen soll eine leicht verdauliche, reizlose, in vielen Fällen alkoholfreie sein; bei bestehender Neigung zu Herzpalpitationen müssen der Genuss von Kaffee, Thee, Tabak untersagt werden, bei vorhandener Darmträgheit vorwaltend Gemüse und Obstnahrung zu empfehlen. Bei beginnender Herzirregularität, Oligurie und Oedemen ist oft eine mehrtägige, strenge Milchkur von grösstem Nutzen und tritt nach derselben Abschwellen und Harnflut auf. Genügt die Milchkur nicht, so werden wir mit der Verabreichung von Diureticis nicht zögern. Infus. digital. Diuretin, Urea, Calomel. In leichteren Fällen ist ein Versuch mit Infus. folior. betulae albae, Adonis vermalis, Carlsbader diuret. Thee, Tinct. strophanti, Extract. fluid. apocyni cannabini am Platze. Dabei unsere hydriatischen, vorsichtig überwachten Proceduren: Herzschlauch, Theilabreibung, Theilwaschung, feuchte Einpackung, Dampfproceduren, electrische Lichtbäder. Dr. Wilhelm Wertheimer hat in den Blättern für klin. Hydrotherapie (1897 Nr. 10) vier instruktive Fälle von Herzinsufficienz veröffentlicht, bei denen Wannendampfbäder mit gleichzeitiger

Application des fliessenden Herzschlauches gute Dienste geleistet hab'en. Zur objectiven Besserung, Herzmuskelkräftigung, Pulsverlangsamung — oder Beschleunigung, zu ausgiebigeren Respirationsbewegungen, Stoffwechselanregung kann eine richtig dosirte mechanische Arbeit wesentlich beitragen, andererseits, von dem Unkundigen angewendet, Schaden bringen. Bei leichteren Fällen werden Freiübungen, active Bewegungen der oberen und unteren Extremitäten, Respirationsübungen, Athemgymnastik von Vortheil sein. Nach Oertel ist methodisch durchgeführtes Bergsteigen besonders indicirt. Bei erschwertem Athmen, bei Herzpalpitationen muss der Kranke sofort ruhen und wennmöglich horizontale Lage einnehmen. Hier sind es die verschiedenen Herzmanipulationen, Vibrationen, Effleurage, Rückenhackung, Rückenmassage, die den Zustand günstig beeinflussen werden. In ähnlicher Weise muss geistige Arbeit dem Kranken bis zu einer gewissen Grenze gestattet und empfohlen werden. Bei herzkranken Adolescenten wird sehr oft der Arzt über den zu wählenden Lebensberuf sein Votum abzugeben haben.

4. Herzneurosen. Von der Innervation abhängige Störungen im Rhythmus und in der Zahl der Herzcontractionen ohne pathologisches Substrat kommen jedem Arzte, namentlich dem mit der Behandlung von Nervenkrankheiten sich beschäftigenden zur Beobachtung. Zuweilen sind als Grundursache Erschöpfungszustände vorangegangen, körperliche oder geistige Ueberbürdung, oder solche zu Folge sexueller Excesse, Masturbation, zu häufig geübter Coitus zur Zeit der Pubertät, zuweilen sind Gemüthsalterationen das veranlassende Moment; Freude, Kummer, Sorge, Angst, Schreck, Entsetzen. Gewöhnlich sind dann nervöse, neurasthenische und hysterische Processe mit im Spiele und die Herzneurose als Theilerscheinung, als Symptom dieser Erkrankungen aufzufassen. Auch nach gewissen Intoxicationen können Herznervenstörungen auftreten; so nach Alkoholmissbrauch, Tabak, Morphium, Jod, Quecksilber. In manchen Fällen ist das ätiologische Moment für die in Rede stehenden Innervationsstörungen nicht zu eruiren.

Die häufigste Art der Herzneurosen ist die beschleunigte Herzaction a) Palpitationes cordis sive Hyperkinesis cordis und wird deren Behandlung vor Allem in Eliminirung der causa morbi bestehen. In der Application des Nackenschlauches haben wir erfahrungsgemäss ein vorzügliches Mittel die aufgeregte Herzthätigkeit zu beruhigen; in vielen Fällen wird der fliessende Herzschlauch, der fliessende Rückenschlauch, Leib- und Wadenbinden Erleichterung bringen. Von allgemeinen Proceduren die hier in Betracht kommen, nennen wir die von Buxbaum empfohlene modificirte feuchte Einpackung, mit gleichzeitig angebrachten fliessendem Rückenschlauch, die morgendliche Uebergiessung, das lauwarme Hochbad. Bei von Congestionszuständen abhängiger Hyperkinesis cordis hatten wir von entsprechender Wasserkur (ableitende Proceduren): fliessende Fussbäder, beweglichen Fächer auf die Füsse, Wassertreten, Oberschenkel oder Wadenbinden in Verbindung mit Pflanzenkost sehr gute Erfolge.

Eine Abart der Palpitationes cordis ist die b) paroxysmale Tachycardie. Dieselbe besteht in anfallsweise auftretendem starkem Herzklopfen, Pulszahl bis zu 250 Schlägen in der Minute. Patient empfindet dabei eine allgemeine Schwäche und das Gefühl des Vergehens, es tritt Blässe des Gesichtes, kalter Angstschweiss auf. Zuweilen ist die paroxysmale Tachycardie nach abnormer Gasentwicklung im Darme, oder nach mehrtägiger Constipation beobachtet worden. Auch nach dem Rauchen vieler und starker Cigarren oder Cigaretten, nach dem Genusse schwerer Weine sah man dieselbe entstehen. Theoretisch wurde ein Lähmungszustand des Vaguscentrum oder eine Sympathicusreizung angenommen. Nach dem Gesagten ergiebt sich zuweilen die Therapie von selbst. Bei den einzelnen Anfällen lässt man den Kranken auf den Rücken legen, entfernt die beengende Kleidung, applicirt den Herzkühlapparat, verordnet kühlende Getränke, Sinapismen auf Waden oder Fusssohlen und kühle Lavements.

c) Die Bradycardie besteht in einer Verminderung der Zahl der Herzcontractionen; dieselbe ist in seltenen Fällen idiapathisch, dann aber meist angeboren und gewöhnlich bei mehreren Mitgliedern einer und derselben Familie anzutreffen; häufiger begegnen wir derselben als Symptom anderer Erkrankungen und zwar als paroxysmale Bradycardie und pflegen nebst Verlangsamung der Herzaction auch Zeichen von Herzschwäche, Schwindel, Bewusstseinsstörung, ohnmachtähnliche Anfälle aufzutreten. Bei der hydriatischen Behandlung werden wir mit flüchtigen Hautreizen, rasch ausgeführten Theilabreibungen beginnen. Als Regel gilt, bei derartigen Kranken die Morgenkur erst nach Verabreichung eines warmen Getränkes, Milch mit Cognac, oder einer Tasse Thee anzufangen. Weiters haben uns wechselwarme Regenbäder, oder Dampfproceduren mit nachfolgendem Regen gute Dienste geleistet. Empfehlenswerth ist gleichzeitig entsprechende herzkräftigende Gymnastik, nahrhafte Kost in kleinen Rationen auf etwa fünf Mahlzeiten im Tage vertheilt.

Angina pectoris, Stenocardie ist entweder nervösen Ursprunges, also bei Neurasthenie oder Hysterie anzutreffen, oder bei

Alkohol- resp. Tabakabusus, ferner bei Vorhandensein eines Aneurysma oder eines Klappenfehlers der Aorta oder endlich bei Sclerosirung der Coronararterien durch Altersveränderung oder durch Luës. Die Angina pectoris ist eine Erkrankung, die mit anfallsweise auftretendem Schmerz in der Substernalgegend, schmerzhaftem Zusammenschnüren in der Herzgegend und grossem Angstgefühle einherzugehen pflegt. Der Schmerz strahlt gegen den linken Arm, zuweilen auch gegen den rechten aus und lässt das Gefühl des Taubseins und Eingeschlafenseins zurück. In seltenen Fällen treten dyspnoische Erscheinungen auf. Bisweilen gesellt sich Herzarythmie und mit dieser Herzflattern hinzu, wobei der Kranke von Todesfurcht befallen wird. Thatsächlich wurde auch schon nach einem Anfalle der exitus letalis beobachtet. Wenn sich zur angina pectoris cardiales Asthma gesellt, dann ist die Prognose in hohem Grade infaust. Dagegen kommen häufig Fälle von Stenocardie zur Beobachtung, bei denen vollkommene Wiederherstellung eintritt, wenn nämlich weder am Herzen noch an den Gefässen wesentliche anatomische Veränderungen bestehen. Die Hydrotherapie der auf nervöser Basis beruhenden angina pectoris fällt mit der Behandlung der Neurasthenie und Hysterie zusammen und empfehlen wir ausserdem zur Zeit des Anfalles Kreuzbinden mit Herzkühlschlauch anzuwenden. Dass eine streng geregelte Lebensweise und entsprechende Hydrotherapie in den auch nicht vom kranken Nervensystem abhängigen Fällen der Stenocardie zuweilen Linderung und Heilung bringen können, unterliegt keinem Zweifel. Bei Coronararterienerkrankung nach Luës wird man Jodkalium innerlich, feuchte Einpackungen (mit gleichzeitigem Herzkühler) und Uebergiessungen versuchen. Amylnitritinhalation und Nitroglycerin haben zuweilen den Zustand günstig beeinflusst. Vor Morphiuminjectionen bei Stenocardie müssen wir eindringlich warnen.

5. Der atheromatöse Process, die Arteriosclerosis stellt eine herdweise oder diffuse, bindegewebige und kalkige Veränderung der Gefässwandungen dar, die im höheren Alter spontan auftritt. Man kann dieselbe als „unzertrennliches Attribut unserer Lebensneige“ (Dr. Carl Kraus), und demgemäss als beginnende „physiologische Erschöpfung des Organismus“ (Prof. Bäumler) ansehen.

Die Arteriosclerose entsteht bei Stoffwechselanomalien als Begleiterscheinung der arthritis deformans und der Diabetes, nach Infectionskrankheiten, nach Intoxicationen etc.

Prophylactisch kann vielleicht von Jugend auf günstig eingewirkt werden, durch zweckmässige Vertheilung von Arbeit und Ruhepausen, nicht übermässige, abwechselnde körperliche und geistige Beschäftigung, entsprechende quantitative und qualitative Kostvorschriften, sowie durch Einflussnahme auf Circulation, Innervation und Stoffwechsel von der äusseren Haut aus durch hydrotherapeutische Proceduren. Eine der wesentlichen Aufgaben bei der Behandlung der ausgebildeten Arteriosclerose besteht in der Entlastung der Arbeit des Herzens und Erleichterung der peripheren Circulation. Wir wissen, dass das Wasser stimulirend und roborirend wirkt, dass seine äusserliche und innerliche Anwendung nicht bloss subjectives Wohlbehagen erzeugt, sondern dass es auch das Widerstandsvermögen unseres Körpers bessert. Wir werden vorsichtshalber mit einer Theilwaschung beginnen, erfahren dadurch die Reactionsfähigkeit des Individuums, können dann zu Uebergiessungen, Mantelabreibungen, Regenbädern und Ombrophor übergehen; bei frilösen, anaemischen Individuen lassen wir eine erwärmende Kur vorangehen, Dampfwanne einige Minuten mit gleichzeitiger Herzkühlung, darauf ein Tauch- oder Halbbad. Die Diät wird bei gleichzeitigen arthritischen Processen eine vorwaltend pflanzliche sein. In vorgeschrittenen Fällen empfiehlt sich Milchkur und Milchspeisen zu verordnen, wodurch leichtere Assimilation und Resorption und reichlichere Diurese erzielt wird. Als vorzügliches Unterstützungsmittel wird eine fachmännisch gehandhabte, umsichtige Heilgymnastik und Massage zur Anwendung kommen. Bei vorangegangener luëtischer Infection haben wir Jodkalium verabreicht, und meistens feuchte Einpackungen und Halbbäder mit Nutzen angewendet.

III. Krankheiten der Respirationsorgane.

Die Erkrankungen der Athmungsorgane entstehen hauptsächlich durch Schädlichkeiten, die von aussen her, durch die Haut oder die Schleimhäute zu ihnen gelangen. Der Luftstrom, der durch die Nase und den Mund zu dem Kehlkopf, Bronchieen und den Lungen streicht, enthält meist dem freien Auge unsichtbare Partickelchen, die entweder anorganische Bestandtheile oder entwicklungsfähige Keime enthalten. Fallen letztere auf fruchtbaren, zu ihrer Weiterentwicklung geeigneten Boden, dann stellen sie Krankheitserreger dar, die durch ihr Wachsthum und ihre Vermehrung der Produkte ihres Stoffwechsels, die Grundlage zur Erkrankung des betreffenden Organes abgeben.

Ausserdem können dieselben in den Blutkreislauf gelangen und sich an einer zu ihrer Wucherung, ihrem Gedeihen günstigen Stelle festsetzen. Auch die anorganischen Bestandtheile können durch den mechanischen Reiz zur Entstehung pathologischer Zustände beitragen. Gegen diese Eindringlinge hat der Organismus Schutzwehren verschiedener Art. Von der Schneider'schen Schleimhaut wird durch Niesen, vom Rachen durch Räuspern, vom Kehlkopf und den Bronchieen durch Husten auf Fremdkörperreize reagirt. Die Schleimhaut der genannten Organe secernirt eine Mucin-haltige Flüssigkeit mit ziemlicher Klebekraft und eliminirt die eingeathmeten und eingewanderten Theilchen auf dem angedeuteten Wege. Zu dem kommt noch, dass sowohl der Nasencanal vielfältig Ausbuchtungen und Kanten, die Bronchialverästlung vielerlei Ecken darbieten, welche die Aufnahme der Eindringlinge erschweren. Durch die thermischen und mechanischen Reize unserer Wasseranwendungen fördern wir gleichfalls die Fortschaffung der fremden, schädigenden Elemente.

Temperaturdifferenzen zwischen atmosphärischer Luft und Körperoberfläche geben zu Veränderungen in der Circulation und Innervation Anlass und bieten gleichfalls Gelegenheit zu Erkrankungen der Respirationsorgane. Wie wir aus den folgenden Capiteln ersehen werden, ist das Wasser ein Abhärtungsmittel par excellence, mit dem wir nebst den anderen richtig angewandten hygienischen, — Licht Sonne — und diätät. Hilfsmitteln, prophylactisch und therapeutisch viele krankhafte Processe auszugleichen im Stande sein werden.

1. Krankheiten der Nase.

a) Die acute Rhinitis kommt dem Arzte nur zur Behandlung, wenn dieselbe mit Fiebererscheinung einhergeht: Temperatursteigerung, grosser Mattigkeit, Abgeschlagenheit, ziehenden Schmerzen in den Gelenken und Beinen, Appetitlosigkeit, Furcht vor ernster Erkrankung. Das beste Heilmittel für solche Kranke ist Bettruhe. Doch giebt es Menschen, denen es an Zeit und Geduld mangelt, das Zimmer zu hüten und solchen können wir durch feuchte Einpackungen bis zur Transpiration und darauf folgenden Lakenbädern oder Abreibungen gute Dienste leisten d. h. dieselben arbeitsfähig erhalten. Es ist unentschieden, ob wir damit den bedeutungslosen, wenngleich lästigen Krankheitsprocess abkürzen. Ist Normaltemperatur zu constatiren, dann sind Dampfkasten und Regenbäder zu empfehlen. b) Bei der chronischen Rhinitis unterscheiden wir die aus häufig recidivirender acuter entstandene, ferner die auf scrophulöser und luëtischer Grundlage beruhende; jede derselben kann von einfacher oder ulceröser Ozaena begleitet sein. Die Rhinitis chronica simplex werden wir local mit Durchspülungen von lauwarmem Salzwasser oder mit einer 3%igen Borlösung und mit Transpirationskuren behandeln. Dieses Verfahren werden wir auch bei der specifischen Rhinitis einschlagen in Verbindung mit innerlichem Gebrauche von Jodkalium. Wenn die Nasenschleimhaut mit Borken und Krusten bedeckt ist, müssen letztere zunächst entfernt, sodann die desinficirende, desodorisirende und adstringirende Nasenspülung vorgenommen werden. In manchen Fällen specifischer Rhinitis ist indess eine Kur in einem Jodbade, (Hall, Lippik, Darkau) vorzuziehen.

Krankheiten des Rachens. Angina tonsillaris. Sehr häufig tritt die Angina und der Rachencatarrh nach Refrigation bei empfindlichen Individuen auf und ist es rathsam solche durch Abhärtungskuren nach Möglichkeit vor Recidiven zu schützen. Diese Kuren bestehen zumeist in Abreibungen, Regenbädern (mit kaltem) oder Tauchbäder (mit kühlem Wasser 23° C 1—1½ Min.) am besten des Morgens aus der Bettwärme genommen. Vor dem Schlafengehen lässt man einen Halsumschlag, gehörig ausgewunden, gut trocken verbunden, appliciren. Handelt es sich um eine Pharyngitis in Folge übermässigen Tabakrauchens (Rauchercatarrh), dann kann nur durch Restrinction oder vollkommener Abstinenz vom Nicotin Heilung erwartet werden. Bei fieberhafter Angina werden wir mit gewechselten feuchten Einpackungen mit gleichzeitig angelegten Halsumschlägen, Regen- oder Lakenbädern am raschesten Heilung erzielen. Chronischer Pharynxcatarrh bei Sängern, Schauspielern, Rednern, bei denen trotz jahrelanger Medication Gurgelwässer, Pinselungen, Einblasungen, Galvanocaustik der Zustand stationär geblieben ist, wurde zuweilen gebessert und geheilt wenn jeder locale Eingriff sistirt und nur eine allgemeine Kräftigungs- und Abhärtungskur durchgeführt wurde. Luëtische Angina, ulceröse Processe am velum, uvula oder an der hinteren Rachenwand müssen antiluëtisch, resp. mit argent-nitric; kal. chloric; Heidelbeergurgelwasser etc., gleichzeitig entsprechender Wasserkur behandelt werden. Dampfkastenbäder, trockene oder feuchte Einpackungen, zum Abschluss Halbbäder.

2. Krankheiten des Kehlkopfes.

a) Laryngitis catarrhalis. Handelt es sich um Individuen, die leicht zu Refrigationen geneigt sind, zu abnormer Hauttranspiration tendiren, dann sind rationell durchzuführende Abhärtungskuren angezeigt, Abreibungen, Regenbäder mit oder ohne Vorerwärmungskuren. Ist übermässiges Rauchen oder Trinken die veranlassende Ursache, dann muss vor Allem Tabak- und Alkoholgenuss restringirt oder gänzlich verboten werden. Menschen, deren Beruf anhaltendes Sprechen oder Singen erfordert, wie dies bei Schauspielern und Sängern der Fall ist, leiden häufig an Kehlkopfcatarrh und pflegt derselbe mit Lockerung und Wulstung der Stimmbänder einherzugehen. Vor Allem muss der Larynx für einige Zeit vor Ueberanstrengung bewahrt werden. Abends angelegte feuchte, gut trocken verbundene Halsumschläge und morgendliche Regenbäder event. auch schottische Douchen haben oft vorzügliche Wirkung. Als causa morbi können wir ferner anführen: Aufenthalt in mit Staub, Rauch oder irritirenden Dämpfen geschwängerter Luft; die Laryngitis ist ferner sehr häufig Begleiterin der Influenza, kommt im Verlaufe oder nach abgelaufenen Infectionskrankheiten vor, Morbillen, Variola, Typhus, sodann als specifische Laryngitis bei Luës und Tuberculose und endlich bei Compression des Kehlkopfes durch Struma, ein Neoplasma oder Aneurysma. Cessante causa, cessat effectus; in den Fällen in denen es gelingt auf die krankmachende Schädlichkeit einen günstigen Einfluss auszuüben, wird auch der Laryngealcatarrh gebessert oder beseitigt werden können. Inhalationen mit Kochsalz oder adstringentien werden zuweilen von Nutzen sein.

b) Croup. Gegen die Entzündungserscheinungen und um Athmungshindernisse durch Tiefathmungen zu entfernen, haben Hennoch, Bartels und Andere beim Croup, der laryngitis pseudomembranacea feuchte Einpackungen, warme Bäder mit kalten Uebergiessungen und kurz dauernde kalte Bäder mit Nutzen gebraucht. Zur Lösung der croupösen Membranen, des faserstoffreichen Exsudates an der Oberfläche der Kehlkopfschleimhaut wurden warme oder wechselwarme Umschläge auf die Vorderfläche des Halses mit Erfolg angewendet.

Hérard berichtet von zwei Fällen von c) Laryngospasmus Stimmritzenkrampf bei Kindern im Alter von $1^1/_2$ und 2 Jahren. Die Athmung war nahezu aufgehoben und bei der ersten Uebergiessung mit kaltem Wasser im warmen Bade traten krähende und pfeifende Inspirationen ein, die nach wenigen Minuten in normale Athmung übergingen. Gelegentlich kommen d) Sensibilitätsstörungen der Schleimhaut des Larynx vor: Paraesthesieen, An- und Hyperästhesieen die durch locale und allgemeine hydriatische Massnahmen mit Berücksichtigung der eventuell gleichzeitig vorhandenen anderweitigen Störungen behandelt werden.

3. Krankheiten der Bronchieen.

a) Catarrhus bronchialis. Bei der Behandlung des acuten Bronchialcatarrhes haben wir die möglichst rasche und vollständige Beseitigung desselben anzustreben und ebenso wichtig ist die thunlichste Vorbeugung einer Recidive. Eine grosse Rolle spielt bei diesen beiden Postulaten die Vorsorge für gute, stets erneuerte, möglichst gleichmässige, nicht zu hoch und nicht zu niedrig temperirte Luft, sowohl zur Tages- als auch zur Nachtzeit. Wenn der Catarrh fieberhaft verläuft, oder blutig tingirte Sputa auftreten, so hat der Patient unbedingt das Bett zu hüten. Durch letztere Massregel gelingt es auch bei vielen Individuen frisch aufgetretene Catarrhe rasch zu coupiren. Die objectiven und die subjectiven Beschwerden werden wir durch eine rationelle Wasserkur, entsprechende Diät in Combination mit den hier anzuführenden Massnahmen bekämpfen. Wir werden je nach dem Kräftezustande dem Stadium des Catarrhes, Theil- oder ganze Abreibungen verordnen, darauf, wenn nicht starkes Rasseln, Athembeschwerden, oder die bereits genannten, contraindicirenden Zustände, (Temperatursteigerung, cruente Sputa) vorhanden sind, bei günstiger Witterung die Reactionspromenade im Freiem machen lassen. Es gehört durchaus nicht zur Abhärtung, dass die gegen dieses Leiden Wasserkur Gebrauchenden leichtere Kleidung und besonders leichtere Unterkleidung wählen; im Gegentheile sind solche Patienten, besonders Anämische oder gracil gebaute, im Beginne der Kur, auch wenn sie kräftig abgerieben wurden, zum Frösteln und zu neuerlicher Erkältung geneigt. Es empfiehlt sich also zu dieser Zeit die gewohnte Bekleidung ja sogar in manchen Fällen wärmere Kleider anzulegen. Erst nach abgelaufenem Catarrh ist durch Fortsetzung der Kur die allmählige Körperabhärtung anzustreben. Wenn wir den Kranken nach der Abreibung zu Bette lassen, dann wird derselbe gehörig bedeckt und wenn er durchwärmt und ausgeruht ist, (nach etwa einer Stunde) mit Kreuzbinden versehen. Diese werden bis zur Erwärmung d. i. 3 bis 6 Stunden belassen und sodann gewechselt. Ueber die Wirkung der Kreuzbinden im Allgemeinen war schon in dem Capitel über Compressen die Rede, beim Bronchialcatarrh werden dieselben durch den feuchten Dunst das Secret bei bestehenden Ronchi verflüssigen und die Expectoration beschleunigen. Wird der Hustenreiz durch die Kreuzbinde nicht gemildert, dann ist wohl gleichzeitig auch Trachealcatarrh vorhanden und man wird auch diesen zu behandeln haben; mit erregenden Halsumschlägen u. dgl. Die Expectoration wird ausserdem gefördert durch Inhalation heisser Wasserdämpfe und kann man dieselbe durch Hinzufügen von Ol. tereubinthinae wirksamer machen. Man wird mehrmals im Tage durch Zerstäubung einer concentrirten Salzlösung mittelst des Siеglé'schen Apparates, den man auf einen hohen Kasten stellt, die Luft salzhaltig machen können. Von innerlich verabreichten Expectorantien sind bei uns in Fällen, bei denen die Bronchieen mit Secret überladen sind, im Gebrauch: Infus. ipecac. mit lig. amon. anis, eventuell auch Extr. opii aquos; ferner Apomorphin, in leichteren Fällen Emser Selters oder Gleichenberger Wasser mit gleichen Theilen heisser Milch, Thymian, und Althea. Vorzügliche Wirkung bezüglich der Expectoration erzielen wir mit warmer Milch $^1/_4$ Glas mit einem Kaffeelöffel, guten, alten Slibowitz*) oder Cognac. Bei dem mit Bronchialcatarrh gleichzeitig bestehenden Laryngealcatarrh haben wir von dem Genusse des im Frühjahre gesammelten Harzes junger Birken günstige Resultate gesehen. Es wurde täglich 1 Tropfen zwischen zwei kleine Stückchen Grahambutterbrod verabreicht.

Gegen die Schmerzen in den Intercostalmuskeln, die bei lange dauerndem Catarrh durch die Anstrengung beim Husten aufzutreten pflegen, haben mehrstündig gewechselte Kreuzbinden, Senfteige oder Krenteige für 10—20 Minuten gebraucht, wohlgethan. Die Diät soll bei dem Catarrh, besonders wenn der Appetit nicht gestört ist, eine roborirende sein; Milch, Wein, gehörige, nicht übermässige Kost. Der chronische Bronchialcatarrh, der sehr häufig Jahre hindurch, ja sogar durch das ganze Leben fortbestehen kann, ist meistens mit geringen, subjectiven Beschwerden verbunden. Sehr oft ist übermässiges Rauchen oder Trinken (oder Beides) die Veranlassung. Eine methodisch geübte Wasserkur, Abreibungen, Regenbäder, bei zeitweise auftretender Exacerbation Kreuzbinden, werden Erleichterung bringen. Stellen sich asthmatische Beschwerden ein, dann verabreicht man innerlich Jodkalium.

b) Bronchialasthma. Nachdem wir mit gewissen Formen der Wasserkur antispasmodisch wirken können, so ist es leicht erklärlich, dass wir das asthma bronchiale, welches auf anfallsweise auftretenden Spasmen der Bronchialmuskulatur beruht, in manchen Fällen mit unserer Methode der Heilung zuführen werden. Eine junge Dame litt an Anfällen von intensivem Lufthunger, der nahezu regelmässig zwischen 1 und 2 Uhr Morgens auftrat und sich ungefähr viermal innerhalb einer Woche wiederholte. Sie pflegte

---

*) Pflaumengeist.

Abends gegen 10 Uhr zu Bette zu gehen, schlief bald ein, und erwachte um die angegebene Zeit mit dem Gefühle des Erstickens; sobald sie sich aufgerichtet hatte, konnte sie unter lautem Keuchen und Pfeifen mühsam athmen. Der Anfall währte im Beginne der Erkrankung beiläufig drei Minuten, nach viermonatlichem Bestande bis zu 20 Minuten. Mehrmaliges tiefes Gähnen und Aufstossen beendeten den qualvollen Zustand. Die äussere Haut war während der Dyspnoe cyanotisch, die bulbi prominent, die Halsvenen geschwellt. Patientin hatte von ihrem Hausarzte eine 5%ige Cocainlösung erhalten und liess bei eintretenden Beschwerden die Nasenschleimhaut damit bepinseln, behauptete auch, dass ihr dies in den ersten zwei Monaten den Anfall coupirt oder erträglicher gemacht habe, in letzter Zeit aber fruchtlos angewendet wurde. Die genaueste rhinoscopische, laryngoscopische, sowie die physicalische Untersuchung der Thoraxorgane ergab ein negatives Resultat, so dass wir ein essentielles Bronchialasthma diagnosticiren konnten. Die Kranke war in ihrem Kräftezustand sehr herabgekommen, abgemagert, anaemisch, leicht erregbar. Sie erhielt in der ersten Woche des Morgens ein wechselwarmes Regenbad, Abends Kreuzbinden; von der zweiten bis fünften Woche eine feuchte Einpackung in der Dauer einer halben bis dreiviertel Stunden, darauf ein Halbbad 30°—26° C. 3 Minuten. Die Anfälle blieben in den ersten 14 Tagen unverändert, traten sodann seltener und weniger intensiv auf und waren in der fünften Woche nicht mehr wieder gekehrt.

4. Krankheiten der Pleura.

a) Pleuritis. Die Pleuritis sicca und die pleuritis serosa sind Gegenstand hydriatischer Behandlung. Eitrige Brustfellentzündung erfordert meistens chirurgisches, resp. operatives Eingreifen. Je frühzeitiger uns eine trockene Pleuritis zur Behandlung kommt, um so rascher wird es uns in den meisten Fällen gelingen, dieselbe zu beseitigen und der Umwandlung der sicca in eine humida vorzubeugen. Mag die erstere rheumatischer Natur, d. h. nach einer Refrigation aufgetreten, oder durch ein trauma herbeigeführt worden sein, oder ihre Entstehung dem Uebergreifen von Nachbarorganen, Lunge, Herzbeutel, oder dem knöchernen Antheile des Thorax zu verdanken haben, oder auch im Gefolge von Infectionskrankheiten erschienen, so werden wir in jedem Falle durch Anlegen passender Brustumschläge, resp. Kreuzbinden mit oder ohne Kühlapparat beginnen können. Wir werden durch diese Procedur den Schmerz, die Athemnoth und den Husten lindern oder bannen. Es ist rathsam nicht gleich mit dem Schlauch zu beginnen, weil in manchen Fällen der sich erwärmende (der erregende) Umschlag auf die genannten Beschwerden wohlthätiger einwirkt, als der kalt bleibende. Als unterstützenden Behelf können wir auch gelegentlich des Wechsels der Kreuzbinde an die schmerzhafte Stelle einen Krenteig oder Senfteig für 10—20 Minuten auflegen lassen.

Von allgemeinen Proceduren empfehlen wir feuchte Einpackungen bis zur gehörigen Erwärmung, 1—3 Stunden, denen man sodann ein Lakenbad oder eine Abreibung folgen lässt. Es empfiehlt sich auch nach abgelaufener Pleuritis sicca ex refrigatione die Kur durch einige Wochen fortzusetzen, um den Körper gegen Witterungseinflüsse weniger empfindlich zu machen.

b) Die mit Fieber einhergehende Pleuritis serosa wird zunächst eine antiphlogistische und schmerzstillende Behandlung erfordern und werden etwa zwei Mal im Tage ausgeführte Theilwaschungen, Kreuzbinden, dreistündlich gewechselt, bei grösserer Temperatursteigerung gewechselte Stammumschläge oder gewechselte feuchte Einpackungen dieser Indication gerecht werden. Es ist sehr empfehlenswerth, so lange dem Patienten jede Lageveränderung Schmerzen bereitet, zur rascheren und korrekteren Ausführung der Kuren zwei geschulte Badediener zu verwenden. Sind die Fiebererscheinungen gewichen, haben die Schmerzen nachgelassen, dann handelt es sich darum, das pleuritische Exsudat zur Aufsaugung zu bringen. In diesem Stadium sind Schweiss erregende Proceduren angezeigt. Man pflegt Dampfwannenbäder und Heissluftapparate, die bei dem Bette des Kranken angebracht werden können, abwechselnd mit feuchten Einpackungen zu verordnen. Als abschliessende Procedur wähle man Regenbäder, Lakenbad, Abreibung oder Halbbad. Beachtenswerth ist, gehörig abkühlen zu lassen, wovon man sich während der Procedur durch Zufühlen in der Achselhöhle am leichtesten überzeugen kann und nöthigenfalls die Abkühlung prolongiren lässt. Andererseits darf nicht zu viel Wärme entzogen werden. Den Massstab hierfür bietet uns die Beschaffenheit der Herzaction, des Pulses und die relative Blutmenge der sichtbaren Schleimhäute. Bei pleuritischer Schwartenbildung haben wir durch locale Anwendung der Douche filiforme eine Anregung zu weiterer Resorption gegeben. In der Reconvalescenz sind zur Kräftigung und Abhärtung Theil- und ganze Abreibungen anzuwenden. So lange bei der Pleuritis serosa das Fieber anhält, beschränkt man sich mit der Diät am besten auf Milch, säuerliche Getränke, gekochtes Obst; späterhin kommen leicht verdauliche, nahrhafte und kräftigende Speisen an die Reihe. Bei drohender Herzschwäche säume man nicht Alkohol zu verabreichen.

5. Krankheiten der Lunge.

a) Pneumonie. Der Diplococcus Fraenkel ist bekanntlich im Stande Pneumonie zu erzeugen. Eine Differenzirung zwischen der Wirkung desselben und der anderer Mikroben, welche dieses Leiden hervorrufen können, ist weder am Lebenden noch an der Leiche zu machen. Ebensowenig ist uns ein Mittel bekannt, um die Krankheitserreger der Lungenentzündung im Körper zu zerstören.

Durch Gewöhnung des Körpers an kaltes Wasser wird derselbe gegen Temperaturs- und Witterungseinflüsse resistenter gemacht; da bei einer grossen Zahl an Pneumonie Erkrankter die Refrigation als ätiologisches Moment angenommen werden muss, so ist der grosse Nutzen systematischer Abhärtungskuren einleuchtend; ebenso werden durch dieselben gesunde und zu Catarrhen prädisponirte Menschen für die Infektion weniger empfänglich sein. Bei der Lungenentzündung, sei es einer croupösen oder catarrhalischen kann eine rationelle Wasserkur Vorzügliches leisten. Je nach dem Fieber, dem Kräftezustande des Herzens, der Beschaffenheit des Pulses, der Respiration und der subjectiven Beschwerden werden wir unsere hygienischen, hydriatischen und diätetischen Massnahmen treffen. Vor Allem benöthigt der Kranke ein wennmöglich sonnenseitig gelegenes, vor Geräusch geschütztes, leicht ventilirbares, gleichmässig temperirtes, geräumiges und freundliches Zimmer. Es sollte jederzeit eine bequem zu regulirende Bettstütze zur Hand sein, um die Lage des Oberkörpers nach Bedarf mühelos ändern zu können. Im Nothfalle dient ein umgekehrter Sessel mit der gehörigen Anzahl von Polstern versehen, als Rückenstütze.

Solange Fieber besteht, werden wir nebst der morgendlichen, exact ausgeführten Theilwaschung mit kaltem Wasser nach Bedarf eine zweite und eventuell dritte, nöthigenfalls doppelte im Laufe des Tages folgen lassen. In der Zwischenzeit, um die Körpertemperatur nicht zu sehr ansteigen zu lassen, zwei- bis dreistündlich gewechselte Kreuzbinden, die auch gegen die stechenden Schmerzen und den quälenden Husten Linderung bringen werden. Zeitweise können an Stelle der Kreuzbinden Stammumschläge angelegt werden. Bei stärkeren Palpitationen ist der Herzschlauch mit durchfliessendem kalten Wasser für 10—30 Minuten angezeigt. Steigt die Körpertemperatur über 40°, so werden wir Halbbäder vornehmen lassen. Zunächst gehörige Kopf- und Nackenkühlung durch Umschläge, sodann vorsichtiges Hineinsenken oder Hineinsteigen in die Wanne, nicht zu derbes Frottiren von Rücken und Brust, stärkeres Reiben der Arme und Beine, Uebergiessung des ganzen

Körpers mit der Kanne, — dem Sechtrl — Zuguss kalten Wassers zur Auslösung tiefer, ausgiebiger Inspirationen. Sobald Frösteln eintritt, ist das Signal zur Beendigung des Bades gegeben, der Kranke wird herausgehoben, abgetrocknet und zu Bett gebracht. Vor dem Bade verabreiche man eine Tasse Milch mit ein bis zwei Kaffeelöffeln gutem, alten Cognac, oder Rum oder Slibowitz, je nach dem Geschmack des Kranken, nach dem Bade einen ähnlichen Trunk oder ein Glas Wein. Man kann durch Zufühlen in der Achselhöhle sich von der stattgehabten gehörigen Abkühlung im Bade überzeugen.

Nächst dem Fieber ist die Herzschwäche das stets drohende Schwert des Damocles über dem Haupte des Kranken. Alkoholika, Herzkühlapparat und als ultima ratio Injectionen von Aether und Campheröl sind gegen den Collaps anzuwenden.

Die Temperatur des Badewassers und die Dauer des Bades stehen im geraden Verhältnis zu einander. Je niedriger temperirt, um so kürzer sei die Procedur. Bei Kindern und kräftigen Erwachsenen empfiehlt es sich das Bad vom Anfang an kühl oder kalt zu verordnen. Ausnahmen von dieser Regel gelten für verweichlichte Geschöpfe, die man aber bald und leicht abhärten kann. Im höheren Alter, ferner bei fettleibigen und bei Alkoholikern empfehlen wir mit höher gradirtem Wasser 28° C. anzufangen und kaltes nach Bedarf zuzugiessen. Wenn die Bäderbehandlung als ultimum refugium eingeleitet wird, dann sind eventuell noch kalte Tauchbäder zu versuchen. Sie sind zuweilen — lebensrettend. (12° 1 Min., sehr kräftiges Frottiren und Uebergiessen, Alkohol innerlich vor und nach dem Bade.) — Mit den Morphiuminjectionen, die gegen die Schmerzen vorzüglich wirken und „das kranke Organ zur Ruhe bringen", sind wir nicht allzu freigebig; eher verabreichen wir zur Erzielung der Nachtruhe Morphium innerlich mit aqu. laurocer oder Codeinpulver.

Die Diät der Pneumoniker wird zur Zeit des Fiebers vorwaltend aus Milch, Suppe, Alkoholicis, säuerlichen Getränken und Früchten bestehen. Viele Kranke verweigern Nahrungsaufnahme, wenn man ihrer Mundpflege zu wenig Beachtung zuwendet. Häufig geübte Mundbäder und Zahnreinigung sind dringend geboten. Nach Ablauf des Fiebers ist roborirende Diät angezeigt.

Für tägliche Entleerung muss durch Clysmen mit kühlem Wasser event. mit Kochsalz-, Syrup-, Ricinusölzusatz gesorgt werden.

b) Tuberculose der Lunge. Wenn man die im Jahre 1887 erschienene geistvolle Studie von Winternitz: „Zur Pathologie und Therapie der Lungenphthise" liest, wird man darin die seither vielfältig erwiesene Thatsache constatirt finden, dass der Stillstand und die Heilung der Tuberculose nicht allein an den prolongirten Aufenthalt an einem immunen Orte geknüpft ist, dass vielmehr ein Zusammenwirken verschiedener günstiger hygienischer und diätetischer Bedingungen erforderlich ist, um dem deletären Processe Einhalt zu thun. Solange es dem Scharfsinn oder dem Zufalle nicht gelungen sein wird, eine verlässliche, specifisch wirkende, antibacilläre Methode zu schaffen, so lange muss unser Bestreben darauf gerichtet sein, in jeder Weise durch Kräftigung und Abhärtung den Körper gegen die Aufnahme und das Gedeihen pathogener Mikroorganismen widerstandsfähiger zu machen. Diesen Anforderungen wird eine rationelle physikalisch-diätetische Heilmethode gerecht, und sind die auf diesem Gebiete erzielten Erfolge besonders hervorragend; die Einwirkungen von Wasser, Luft und Sonne, roborirender Diät, mit einem Worte stricte vorgeschriebene Lebensweise werden in der grösseren Zahl der Fälle weitaus günstigere Resultate ergeben, als die alljährlich auftauchenden vielgepriesenen pharmaceutischen Präparate, denen bactericide oder immunisirende Eigenschaften vindicirt werden, und die innerlich, subcutan oder intermusculär zur Anwendung gelangen. Bezüglich der Wasserkur bei Lungentuberculose äussert sich Winternitz mit folgenden Worten: „Es gelten hier dieselben Grundsätze wie bei thermischer Behandlung von Anaemischen und Chlorotischen. Wenn man sich die Prinzipien für die Wirkungsweise thermischer und mechanischer Einflüsse auf den Organismus gegenwärtig hält, so wird man es verstehen, dass ein solcher Erfolg nur erzielt werden kann, wenn man erstens keinen mächtigeren, thermomechanischen Nervenreiz anwendet, als der betreffende Organismus ohne excessive Reaction erträgt, und zweitens die absolute Grösse der Wärmeentziehung so graduirt, dass dieselbe von dem geschwächten Organismus prompt und ohne excessive Anstrengung wieder ersetzt wird." Wir werden demnach darauf bedacht sein, dass bei jeder einzelnen localen oder allgemeinen hydriatischen Procedur, bei welcher wir einen fieberlosen mit Anaemie und Schwäche einhergehenden Zustand zu behandeln haben, eine Körpertemperaturherabsetzung unter die Norm nicht entstehen darf. Demgemäss wird sich die Nothwendigkeit ergeben, der Wärme entziehenden eine Wärme zuführende oder Wärme stauende Procedur vorausgehen zu lassen. Eine Wärmeanhäufung ergiebt sich von selbst des Morgens beim Erwachen, wenn der Kranke Nachts über im Bette gehörig bedeckt gelegen und geschlafen hat. Aus diesem Grunde werden Wärme entziehende Proceduren am zweckmässigsten des Morgens nach dem Erwachen event. nach Verabreichung warmer Milch oder warmen Thee's oder eines Kaffeelöffel Cognac oder Slibowitz in Milch vorgenommen. Desgleichen nach einer Dampf- oder Einpackungsprocedur. Kranke mit gutem Kräftezustande kann man auch vor der Kur durch Bewegung sich erwärmen lassen. Bezüglich der Temperatur des Wassers empfiehlt Winternitz bei Schwächezuständen niedrig temperirtes Wasser, aber je kälter, um so kurz dauernder die Procedur.

Bei sehr empfindlichen und ängstlichen Kranken wird man mit mittleren Temperaturen beginnen und im Verlaufe der Kur von niedrigeren Gebrauch machen können. Wir werden bei Behandlung der Phthise sehr häufig durch geringe Wärmeentziehungen zur Beseitigung localer und allgemeiner anaemischer und Schwächezustände wesentlich beitragen können.

Dieser Erfolg beruht auf Kräftigung der Herzaction, Beschleunigung der Circulation, Erhöhung des Tonus des Gefässsystemes. Auf diesem Wege wird die Blutzufuhr zu den anaemischen Organen vermehrt, die Blutbereitung gebessert.

Bei der Prophylaxe und Therapie der Lungenphthise wird dem unbeschränkten Luftgenusse die erste Rolle zuerkannt. Es lässt sich nicht leugnen, dass es oft schwer ist, gegen das Vorurtheil und die thatsächliche Gefahr der Refrigation anzukämpfen. Aufgabe der Hydrotherapie ist es, die Disposition zur Erkältung und damit die Collidirung von Luftgenuss und Erkältungsgefahr zu bannen und dieses Problem löst die Wasserkur in glänzender Weise. Nicht nur prophylactisch bei bestehender Disposition auch gegen die manifesten Catarrhe, gegen die Nachtschweisse der Phthisiker, gegen den Appetitmangel werden unsere hydriatischen Massnahmen von Nutzen sein. Auch bei florider Phthise werden wir zuweilen Erleichterung und vielleicht Hinausschieben des deletären Processes, wie Winternitz gezeigt hat, erzielen können. Bei Phthisis pulmonum ist die Blutbeschaffenheit insofern eine im Vergleiche zur normalen minderwerthige, als sowohl die Zahl der rothen Blutkörperchen als auch der Haemoglobingehalt vermindert sind; die Herzaction pflegt accelerirt, der Blutdruck niedriger zu sein, die Endigungen der peripheren Nerven weisen eine erhöhte Reflexerregbarkeit auf; die Widerstandskraft ist herabgesetzt; der Körper ist meist enorm abgemagert; die äussere Hautdecke nimmt ein erdfahles Aussehen an und ist schon häufig vor der Untersuchung der Lunge und des Sputums an dem phthisischen Habitus die Diagnose leicht zu stellen.

Die Beschwerden sind: quälender, Tage und Nächte lang anhaltender Husten und Hüsteln, (mit zähem, spärlichem, oder abundantem, schleimigeitrigen, zeitweise blutig tingirtem oder rein blutigem Auswurf); Schmerzen in der Brust und Rücken, fieberheisse Haut, dabei Frösteln im ganzen Körper, nächtliche, kalte Schweisse, rapid zunehmende Schwäche und Hinfälligkeit etc.

Eine der wesentlichsten Aufgaben der Hydrotherapie sowohl bei der Prophylaxe, als auch bei der Behandlung der in Rede stehenden Erkrankung wird die Präparation der äusseren Haut sein, um ihr die Fähigkeit zu verleihen, differente Temperaturen zu vertragen, resp. die Ueberempfindlichkeit und Reflexerregbarkeit der sensiblen Hautnervenendigungen herabzusetzen und die Reactionsempfindlichkeit der kutanen Gefässe zu reguliren. Auf die Herzcontractionen wird das Wasser gleichfalls einen mächtigen Einfluss nehmen, es wird dieselben tonisiren, wodurch der Lunge eine grössere Menge Blutes zugeführt und eine erhöhte Oxydation stattfinden wird. Sowohl gegen das hectische Fieber als auch zur Bannung des ebenso lästigen als schwächenden nächtlichen Schweisses werden wir durch Theilwaschungen, Theilabreibungen, Stammumschläge und im weiteren Verlaufe durch die ausserordentlich kräftigenden und belebenden, kurzen, kalten Abreibungen und Regenbäder Wesentliches leisten können.

Gegen den localen Prozess in den Lungen, namentlich in den Lungenspitzen wurde stets eine Hyperaemisirung, eine Ueberflutung des Gewebes mit Blut angestrebt, indem man der lebhafteren Circulation normalen Blutes bactericide Eigenschaften zugeschrieben hat. Die bessere Blutbereitung, energischere Circulation und gleichzeitig erleichterte Blutabfuhr werden wir durch unsere Methode in vielen Fällen erzielen. Wir werden durch hinreichend lang fortgesetzte, in entsprechenden Zeitabschnitten (3—5 stündlich) gewechselte, correct angelegte Kreuzbinden dem Patienten ein Privatklima und Verhältnisse schaffen, unter denen der Bacillus kaum gedeihen kann, und bei gleichzeitiger Berücksichtigung zweckmässiger Ernährung, ausreichenden continuirlichen Luftgenusses Stillstand, Besserung event. Heilung des Processes herbeiführen. Die Kreuzbinden werden auch die Brust und Rückenschmerzen lindern, die Expectoration erleichtern. Gegen den mangelnden Appetit und dementsprechend unzureichende Nahrungsaufnahme haben wir mit unserem ebenso einfachen, als in den meisten Fällen wirksamen Winternitz'schen Magenmittel der Leibbinde oder dem Stammumschlage mit Schlauch für durchfliessendes

50° C. Wasser erfolgreich angekämpft. Bei heftigeren Palpitationen wird der Herzkühlapparat seine Schuldigkeit thun. Bei Lungenblutungen kann man gleichfalls von letzterem Gebrauch machen. Buxbaum empfiehlt hierbei das Auflegen kleiner mit Eis gefüllter Säckchen auf die Supraclaviculargrube zwischen die nasse und trockene Kreuzbinde. In den Berichten von Brehmer über seine Lungenheilanstalt finden wir, dass er die guten Erfolge bei Phthisikern hauptsächlich dem Aufenthalte in dem angeblich immunen Gröbersdorf zuschreibt, doch scheint uns, dass ein grosser Theil des Stillstandes und der Heilungen dem im Sommer und Winter abundanten Genusse der würzigen Waldluft, der nahrhaften Kost und nicht zuletzt den Winternitz'schen Kreuzbinden, Abreibungen und Regenbädern, letztere von den Aerzten administrirt, zu verdanken sind.

Im Jahre 1882 habe ich in der Wiener medicinischen Presse unsere Erfolge und Misserfolge bei der Behandlung der Lungenphthise veröffentlicht*) und will ich hier die daselbst geschilderte Lebensweise einer in der Anstalt behandelten Tuberculösen reproduciren, um gleichsam ein Paradigma aufzustellen, wie es mutatis mutandis in vielen Fällen verwendbar sein wird.

Der Patientin wurde ein nach der Südseite gelegenes, hohes, luftiges, geräumiges Zimmer angewiesen. Des Morgens beim Erwachen wurde dieselbe mit einem in zwölfgrädigem Wasser getauchten, etwas ausgerungenen Leintuche durch zwei Minuten abgerieben und darauf mit einem erregenden Brustumschlage (Kreuzbinde) versehen, zu Bett gebracht. Das Fenster wurde geöffnet und Auftrag ertheilt, es Tag und Nacht offen zu halten. Nur während der morgendlichen Abreibung und des Wechselns der Kreuzbinde, was am Tage vierstündlich geschah, wurde das Fenster auf einige Minuten geschlossen. Bei der rauhen Jahreszeit, die noch herrschte, wurde im Ofen continuirlich ein Holzfeuer unterhalten, um die Zimmerluft während der Kuren leichter zu erwärmen und gut zu ventiliren. Drei Monate später erhielt die Patientin die seither $1^3/_4$ Kilo an Körpergewicht zugenommen hatte, Vormittags ein kurzes, kaltes Regenbad, in der Dauer von einer halben Minute, von dieser Zeit ab wurde auch schon die Application der Kreuzbinde blos von 4 Uhr Nachmittag bis 9 Uhr Abends und von da bis zum kommenden Morgen beschränkt. Die Diät bestand in den ersten zwei Wochen in strenger Milchkur zweistündlich 1 Glas abgerahmter, abgekochter, hautloser, lauwarmer Milch; in der dritten

*) Dr. Pick, Klinik für Hydrotherapie. Casuistische Mittheilungen aus der Wasserheilanstalt des Professor Dr. Winternitz in Kaltenleutgeben.

Woche wurden kleine Veränderungen vorgenommen und der Sybaritin einige Aufbesserungen concedirt. Beispielsweise Vor- und Nachmittag zur Milch ein bis zwei Kaffeelöffel sehr guter alter Slibowitz, Pflaumenliqueur oder Cognac hinzugefügt und geröstetes Brod mit Butter und Honig gestattet. In der fünften Woche stellte sich zum ersten Male Hungergefühl ein und erhielt die Kranke, — das Fieber hatte aufgehört — gebratenes Fleisch, grünes und trockenes Gemüse, gekochte Mehlspeise und 1 Glas Bordeaux, Früh, Vor- und Nachmittag Milch, Abend abwechselnd Milchspeise, Eierspeise oder kalten Braten nebst 1—2 Gläser Münchener Bier. Die Kranke verblieb im Ganzen 14 Wochen in der Anstalt. Die physicalische Untersuchung bei dem Austritte aus der Anstalt wies, ausser leichter Schalldifferenz an den Spitzen keine pathologischen Erscheinungen, speziell keinen Catarrh auf. Das Fieber war nicht wiedergekehrt; die Schmerzen, die nächtlichen Schweisse, der Husten waren verschwunden, das Körpergewicht wies ein Plus von $5^1/_4$ Kilo auf.

IV. Krankheiten der Digestionsorgane.

„Falso queritur de natura sua genus humanum". „Mit Unrecht beklagt sich das Menschengeschlecht über seine Hinfälligkeit". Diese Anklage Salut's kann man fürwahr auch gegen unsere heutigen Geschlechter erheben, wenn man beobachtet, wie gegen die elementarsten und wichtigsten Lebensregeln gesündigt wird, wie geistige Ueberbürdung das grosse Heer der Nervenerkrankungen nach sich zieht, wie unregelmässige und unzweckmässige Ernährungs- und Lebensweise dem Organismus nahezu systematisch schweren oft irreparablen Schaden zufügt. In der Schule und in der Familie wird vieles gelehrt und gelernt, wovon sich später ein gut Theil als überflüssiger, lästiger Ballast erweist. Dagegen kommen Regeln zur Erhaltung und Befestigung der Gesundheit oft erst zur Kenntniss unserer heranwachsenden Epigonen, wenn sie nach Jahre langen Schädigungen klug geworden sind.

Menschen aus allen Gesellschaftsklassen liefern dem Arzte tagtäglich Beweise dafür, dass sie nicht wissen, wie und was, wie viel und wann man essen und trinken soll. Es giebt begüterte Menschen, die prunkvolle Repraesentationsräume haben, und in einem kleinen, dumpfen, luft- und lichtlosen Hinterstübchen schlafen. Wie viele wissen nicht, dass die Zeit des Erwachens die zweckmässigste zur Defäcation ist und eine sich eventuell im Laufe des Tages einstellende Mahnung nicht unbeachtet bleiben soll! Viele habituelle Constipationen sind durch Nichtbeachtung dieser Regel entstanden.

Der lang gestreckte tractus intestinalis wird einer grossen Reihe von Schädlichkeiten ausgesetzt, die zu den verschiedensten Erkrankungsarten und Erkrankungsformen führen, von denen ein nicht unbeträchtlicher Theil durch rationelle hygienische und diätetische Massregeln verhütet werden könnte!

1. Krankheiten der Mundschleimhaut.

Die in- und exspirirte Luft, die aufzunehmende Nahrung, die vom Magen ausgestossenen Gase passiren die Mundhöhle und kommen mit deren Schleimhaut in flüchtigen oder innigen Contact; je nach ihrer chemischen Zusammensetzung, den mitgeführten anorganischen und organischen (Mikroben) Bestandtheilen und je nach der Temperaturverschiedenheit, geben dieselben zur Entstehung diverser pathologischer Processe Veranlassung; dazu kommen auch die in der Mundhöhle selbst durch ungepflegte und schadhafte Zähne sich entwickelnden Zersetzungsprodukte. Ausser diesen Schädlichkeiten giebt es eine grosse Zahl von Erkrankungen des menschlichen Organismus, an denen die Mundschleimhaut in grösserem oder geringerem Masse participirt. Dass sich durch eine rationelle Pflege und Wartung einzelne Erkrankungen vermeiden, andere erheblich mildern lassen, ist bekannt. So wird man die a) stomatitis catarrhalis durch fleissige Mundbäder und Spülungen mit frischem, kalten Wasser allein zum Schwinden bringen. Bei der durch Quecksilber, Jod, Blei hervorgerufenen oder durch Infectionskrankheiten auftretenden stomatitis muss nächst der causalen Behandlung, die locale, die medicamentöse mit Mund- und Gurgelwässern (unter denen das Kali. chloric. sich besonderen Rufes erfreut) eingeleitet werden.

Bei der b) stomatitis ulcerosa, beim c) Ptyalimus und bei der d) Leucoplacia oris et linguae hat Winternitz ein Mittel empfohlen, welches wohl nicht in unseren hydriatischen Heilschatz gehört, welches aber wegen seiner eminenten Wirksamkeit hier erwähnt werden soll. Es ist dies ein Heidelbeersaft, der aus einem kalten Infus oder einem warmen Decoct von Fruct. vaccin. myrtil. hergestellt wird.

Von Krankheiten der Speiseröhre möge ein Fall von Oesophagismus an dieser Stelle Erwähnung finden. Eine Apothekersgattin aus Ungarn war nach einem schweren psychischen Affect von einer tiefen Ohmacht befallen worden, erholte sich aber rasch und als einzige Erinnerung an die vorangegangene Erregung blieb ein Krampf der Muskulatur des Oesophagus zurück, der das Schlingen stundenlang unmöglich machte und in der übrigen Zeit nur mit grösster Anstrengung, bewerkstelligt werden konnte; in ihrer Heimat wurde ihr vier Wochen lang täglich die Schlundsonde eingeführt und Narcotica verabreicht. Der Zustand blieb unverändert. Auf Anrathen des Professor Kovacs in Budapest kam die Kranke in die hiesige Anstalt. Sie erhielt zweimal täglich halbstündige Einpackungen, darauf 25° C. Halbbäder durch 5 Minuten; ausserdem jeden zweiten Tag eine Douche filiforme auf die Brustwirbelsäule. Nach 12tägigem Aufenthalte war wesentliche Besserung eingetreten; die Kur wurde Morgens belassen und Nachmittag auf Wassertreten durch 1½ Minuten restringirt. Die Nahrung bestand aus Milch, Milchspeise, Eierspeise und fein gehacktem Fleisch. Nach fünfwöchentlichem Aufenthalte waren sämmtliche krankhafte Erscheinungen geschwunden, Patientin konnte die Anstalt geheilt verlassen.

3. Krankheiten des Magens.

a) Der acute Magencatarrh entsteht nach übermässigem Essen oder Trinken, nach Genuss verdorbener oder unzulänglich gekauter Speisen, nach Mahlzeiten zu ungewohnter Stunde, nach zu heiss oder zu kalt genossenen Speisen oder Getränken, nach gezwungen gegessener Nahrung, gegen welche a priori Aversion empfunden wurde, nach verschluckten Fremdkörpern, nach zu lange fortgesetztem Fasten, nach Intoxication, Infection und fieberhaften Erkrankungen; nach äusseren Schädlichkeiten, Traumen, Erkältungen etc. Als Intoxicationsursachen für den acuten Magencatarrh kann man auch Krankheiten ansehen, bei denen reichlich Speichel verschluckt wird. Ferner eitrige Rachengeschwüre, putride Bronchitis und Gangrän der Lunge, wobei jauchiges Secret in den Magen gelangt. — Nebst Anorexie pflegt Völlegefühl, Druck und Schwere nach dem Essen im scrobiculo cordis aufzutreten, Durstgefühl, Aufstossen, Sodbrennen, Schmerz, Ueblichkeiten, Erbrechen, dabei Kopfdruck, Schwindel, Ekelgefühl, die Zunge pflegt belegt, der Geschmack pappig zu sein. Foetor ex ore. Constipation vorherrschend. Bei stark überladenem Magen kann man durch einen Trunk warmen Wassers oder durch Einführen des Zeigefingers in die Rachenhöhle und Berühren der hinteren Pharynxwand Erbrechen herbeiführen, worauf gewöhnlich grosse Erleichterung eintritt und man dem Kranken nach etwa 24stündigem Fasten, 4stündlich gewechselten Leibbinden wieder eine blande Diät concediren kann: „Gut gekaut, ist halb verdaut“; wie oft ist ein mangelhaftes Gebiss

Ursache eines Magencatarrhes. Langsam essen, gehörig kauen, die gekauten Speisen hinreichend lang im Munde behalten, um dieselben entsprechend einzuspeicheln, sind wesentliche Bedingungen zu leichterer Verdauung. Was die Aversion gegen bestimmte Speisen betrifft, so sollte man selbst Kinder nicht zum Essen ihnen widerstehender Nahrung drängen. Die Magenerscheinungen bei Intoxication, Infection und fieberhaften Krankheiten schwinden cessante causa. Bei acuter Intoxication wird in vielen Fällen die Magenpumpe, Ausspülung des Magens mit lauem Wasser, Carlsbader, Sodawasser etc. anzuwenden sein.

b) Der chronische Magencatarrh kann aus den beim acuten aufgezählten Schädlichkeiten entstehen, ferner durch häufige Recidivirung des acuten, derselbe kommt oft bei Alkoholikern vor, ferner bei constitutionellen Erkrankungen, Chlorose, Anaemie, Luës, Phthise. Der chronische Magencatarrh bringt den Menschen in seiner Ernährung herab, auch wenn der Catarrh nicht auf Basis einer Constitutionskrankheit beruht; es treten dabei Verstimmung, Unlust und Unfähigkeit zur Arbeit ein. Bei klar liegendem ätiologischen Moment muss, wo möglich das Grundleiden behoben werden. Beim Alkoholiker wird durch eine erfolgreiche Entwöhnungskur auch der Catarrh behoben. Gelingt es durch bessere Blutbereitung die Chlorose und Anaemie zu bekämpfen, dann heilt der davon abhängige Magencatarrh meist ohne direkte Medication.

Grosse Sorgfalt soll beim Magencatarrh der Mundpflege gewidmet werden. Schadhafte Zähne müssen plombirt oder entfernt, eventuell für Zahnersatz Sorge getragen werden. Die Reinigung der Zähne und des Mundes muss des Morgens, des Abends und nach jeder Mahlzeit geschehen. Man verwendet weiche Zahnbürsten, lauwarmes oder kaltes Wasser, Kalodontpasta und ein desinficirendes, desodorisirendes erfrischendes Mundwasser. Es ist dies von der grössten Wichtigkeit, weil unter vernachlässigter Pflege der Zähne der Appetit und oft auch die Laune des Kranken erheblich leidet.

Bezüglich der Diät achte man besonders auf leicht verdauliche und dabei nahrhafte Speisen, und muthe dem Magen nicht zu viel Arbeit auf einmal zu, also häufigere und kleinere Mahlzeiten vorzuziehen. Die von den meisten Menschen gerne genossenen und leicht resorbirbaren Nahrungsmittel sind: Milch in jeder Form, süss oder sauer, kalt oder warm, Buttermilch, Molke, Kephyr; Hühnerbouillon, dünne Fleischbrühe, Hirn, Bries, Huhn, Taube, Kalbscotelett, Rebhuhn, Haselhuhn, Rehbraten. Abrathen würden wir bei

Magencatarrh vor dem Genuss von Kaffee, Eiern, Fischen und schwarzen Fleischsorten.

Von Brodgattungen sollte nur altgebackenes oder Grahambrod oder geröstetes Weissbrod oder Zwieback genossen werden, Butter nur frischeste Qualität und in geringer Quantität. Thee pflegt in vielen Fällen dem Magenkranken wohl zu bekommen, besonders wenn man den Thee mit Milch mischt oder 1 Kaffeelöffel Rum beigiebt. Es ist selbstverständlich, dass bei der Diätvorschrift jedes schablonenhafte Vorgehen zu verwerfen ist. In manchen Fällen von Magencatarrh wird eine strenge und ausschliessliche Milchkur von bester Wirkung sein; Zusatz von Kalkwasser zur Säuretilgung gestattet, in anderen werden vorwaltende pflanzliche Nahrung angezeigt erscheinen; wir nennen von empfehlenswerthen Gemüsesorten: Spinat, Kopfsalat, gelbe Rüben, Carotten, Sprossen, Kartoffelpuré; Hülsenfrüchte auch in Puréform pflegen Blähungszustände nach sich zu ziehen. Zu widerraten sind: Kohl, Carfiol (Blumenkohl), Kohlrüben und die Salate. Zuweilen verlangt der durch länger dauernden Catarrh atonisch gewordene Magen eine leichte Anregung: Essigkren, geriebene rothe Rüben; Sauerkraut (Sauerkohl) roh genossen, pflegt vorzüglich vertragen zu werden, desgleichen der Saft, in dem das Kraut schwimmt. Dagegen ist das Sauerkraut in gekochtem oder gedünstetem Zustande Magenkranken strikte zu verbieten. Von Getränken sind nicht zu herbe Weissweine und Rothweine in mässiger Quantität, desgleichen ein Glas Pilsener oder Nürnberger (lichtes) Bier zu gestatten.

Medicamentös wenden wir in einzelnen Fällen an: Salzsäure namentlich bei Anaemischen, weil bei diesen der Magensaft weniger Salzsäure zu enthalten pflegt (drei Tropfen in $^1/_2$ Glas lauem Wasser nach Tisch). In vereinzelten Fällen von starkem Sodbrennen haben wir $^1/_4$ Kaffeelöffel Bicarbon-sodae concedirt. Zumeist aber sind 2—3 kleine Schluck Kaltenleutgebener Rebecca- oder Agnesquelle von bester Wirkung gewesen.

Von Mineralwässern empfehlen wir Karlsbader Mühlbrunn des Morgens auf nüchternen Magen 50 bis 200 Gramm möglichst warm getrunken. Eventuell wird dieselbe Dosis eine Stunde vor Tisch in gleicher Temperatur verordnet. Kissinger Rakoczy $^1/_4$ Liter früh oder Vormittag getrunken, ist bei Magen- und Darmcatarrh sehr angezeigt, oder Marienbader Kreuzbrunn ein Wasserglas voll bei nicht anaemischen, nicht zu sehr herabgekommenen Individuen.

Wir haben bei sehr nervösen Menschen vom Karlsbader Wasser, wenn es nicht in sehr kleinen Quanten verabreicht wurde, effective

Misserfolge gesehen und können nach unserer reichen Erfahrung die grösste Vorsicht bei der Dispensirung desselben anempfehlen.

Hydriatisch wird bei Magencatarrh in ähnlicher Weise wie bei der Diätwahl mit strengster Individualisirung vorgegangen werden. Die meisten an Magencatarrh Leidenden werden eine morgendliche Abreibung oder Theilwaschung gut vertragen. Zuweilen werden wir als erste Kur, namentlich wenn gleichzeitig leichte Irritabilität besteht, ein Halbbad oder Tauchbad nehmen lassen.

Im Laufe des Tages kann man dann einen Stammumschlag für 1—2 Stunden mit oder ohne Schlauch mit durchfliessendem kalten oder warmen Wasser (in den meisten Fällen letzteres) vorschreiben und darauf ein kurzes, kühles Sitzbad (ca. 18° 5 Minuten) folgen lassen. In anderen Fällen wird es geboten sein, den Patienten in Stammumschlägen oder Leibbinden 3—4 stündlich gewechselt einige Tage lang liegen zu lassen, und wird namentlich die Magenverdauung rascher und leichter beendet werden, wenn man die Mahlzeiten liegend mit gleichzeitiger Anwendung des Schlauches mit heissem Wasser vornehmen lässt. Es giebt Magencatarrhe, die durch Application von Regenbädern und namentlich localen schottischen Douchen auffallend günstig beeinflusst werden.

c. Dyspepsia nervosa. Nach Winternitz ist die nervöse Dyspepsie eine Störung der sensiblen, motorischen, secretorischen und chemischen Function des Magens. Die subjectiven Beschwerden sind von der Magenverdauung abhängig. Prävalirend sind die Erscheinungen der sensiblen Sphäre. Diese Erkrankung kann für sich allein auftreten oder auch als Theilerscheinung der Hysterie oder Neurasthenie. Als hauptsächliche Ursachen der nervösen Dyspepsie gelten übermässiger Genuss von Alkohol, Nicotin, Morphium, unregelmässige Lebensweise, langes Fasten und darauffolgendes hastiges Essen, Nahrungsaufnahme unmittelbar nach einem deprimirenden Gemüthsaffekte, geistige Uebermüdung, ausschweifende Lebensweise, habituelle Stuhlverstopfung etc. Bisweilen ist eine ursächliche Schädlichkeit nicht nachweisbar. Die Behandlung erfordert meist Entfernung aus der gewohnten Umgebung, daher Anstaltsbehandlung zu empfehlen. Mit Berücksichtigung des Allgemeinzustandes werden wir unsere localen hydriatischen, electrischen und mechanischen Magenmittel mit zweckmässiger Wahl der Reihe nach zur Anwendung bringen. Bei dem oft protrahirten Verlaufe und der Hartnäckigkeit mancher Fälle müssen mehrmalige Kurveränderungen vorgenommen werden. Von allgemeinen Proceduren wählen wir kurz dauernde, dem Körper nicht viel Wärme entziehende Wasseranwendungen: also Uebergiessungen, Tauch- oder Regenbäder, bei sehr anaemischen Menschen wechselwarme Regenbäder oder Abreibungen, letztere aus der Bettwärme applicirt. In einigen Fällen waren Sand- und Sonnenbäder von Nutzen. Von Localproceduren kommen in Betracht: Die Leibbinde, der Stammumschlag mit fliessendem Schlauche 50° C. Wasser, namentlich bei Schmerzen und Krampfzuständen, das Sitzbad in der Dauer von 5 bis 20 Minuten, Temperatur 15°—25° C. Als Unterstützungskur ist die Faradisation des Magens und Abdomens, namentlich bei retardirter Entleerung zu versuchen; ebenso percutane Galvanisation. Anode auf das Epigastrium, Kathode an die correspondirende Stelle der Wirbelsäule bis zu 15 Minuten. — Desgleichen die Bauchmassage eventuell bei sehr herabgekommenen Individuen eine allgemeine Körpermassage. Glax und Boas haben bei nervöser Dyspepsie gleichfalls nebst dem vorzüglichen Einfluss des Klimawechsels auf die Anwendung hydriatischer Proceduren Gewicht gelegt; bei gleichzeitig bestehenden Depressionszuständen Abreibungen und Regenbäder, bei gleichzeitiger Obstipation schottische Douche und Fächer empfohlen.

Ein Wort noch bezüglich der Diät: Bei der Dyspepsia nervosa wird nach unseren Erfahrungen abwechslungsreiche, gemischte Kost in der Regel besser vertragen. Nicht viel Fleisch, mehr Gemüse, rohes und gekochtes Obst und gekochte, recht derbe Mehlspeisen (Nudeln, Nockrln, Knödeln). Wenn keine Idiosyncrasie gegen Milch besteht, lassen wir zum Frühstück, Vesper und Abendbrod Milch und Milchspeisen verabreichen.

d) Ulcus ventriculi. Der Umstand, dass das runde Magengeschwür bei Chlorotischen häufig angetroffen wird, hat zu der Erkenntnis geführt, dass die Blutbeschaffenheit zum Entstehen dieser Erkrankung beitrage, und in der That ist es die chemische Veränderung, die verminderte Alcalescenz des Blutes, die bei selbst oberflächlicher Läsion das runde Magengeschwür hervorzurufen vermag, andererseits ist ein übermässig sauerer Magensaft, der an einer bestimmten Stelle vom Blute nicht neutralisirt wird, im Stande die Magenschleimhaut zu verdauen.

Die markantesten Symptome sind heftige, bohrende, nagende, und brennende Schmerzen in der Magengegend, Erbrechen kaffeesatz- oder russähnlicher, blutiger Massen und wo letzteres Symptom fehlt, treten zuweilen blutige, theerartige oder schwarze Stühle zu Tage. Die Kranken kommen sehr herab, das Leiden tendirt zu häufigen Recidiven und wenn der Process weiterschreitet, so treten Perforationserscheinungen, Collaps und das letale Ende ein. Die Behandlung des ulcus rotundum erfordert Ruhe, entsprechende Diät und entsprechende Wasserkur. Bei bestehender Blutung per os oder rectum hat der Patient absolut ruhig im Bette zu liegen, in jener Position in der er die wenigsten Schmerzen empfindet, das ist die Rückenlage; die Magengegend muss speciell vor Druck und anderen mechanischen Insulten behütet werden. Die Bauchpresse soll möglichst wenig in Action treten. Lautes Sprechen und Rufen verboten, Aufsetzen oder Seitenlagerung nur mit Hilfe des Wartepersonales gestattet werden.

Schon bei geringem Stuhldrang soll ein kühles Clysma oder ein Suppositorium mit Cacaobutter gegeben werden. Die Defäcation hat nur auf der Leibschüssel zu geschehen. Sind intensive Schmerzen vorhanden, dann erfüllt die Morphiuminjection oder das Opiumclysma den doppelten Zweck der Schmerzstillung und des zur Ruhebringens des kranken Organes. Bei gleichzeitig stärkerer Blutung und heftigen Schmerzanfällen darf wegen Perforationsgefahr keine Nahrung verabreicht werden; vielmehr sind Nährklystiere am Platze, gegen den quälenden Durst sind Mundbäder anzuordnen. Wenn die Blutung cessirt und die Schmerzen geringer geworden sind, besteht die Diät in Milch, — wenn sie vertragen wird — und zwar in Eis gekühlter, kaffeelöffelweise langsam verabreichter Milch und dazwischen kleiner Stückchen Eis. Die Milch verbleibt, sofern keine zu grosse Idiosyncrasie Seitens des Kranken gegen dieselbe besteht, als ausschliessliche Nahrung wochen- und monatelang und ist sowohl wegen ihrer Alcalescenz als auch wegen ihres grossen Nährwerthes und leichter Verdaulichkeit von grösstem Nutzen. Es ist sehr rathsam mit kleinen Dosen in regelmässigen Zeitabschnitten alle 1, $1^1/_2$, 2 oder 3 Stunden zu beginnen und allmählich mit dem Quantum anzusteigen. Wie schon bemerkt, fangen wir in der Regel mit in Eis gekühlter süsser oder saurer Milch an und gehen allmählich, — dem Geschmacke des Kranken Rechnung tragend zu lauwarmer (abgekochter, abgerahmter, hautloser) über. Wenn die Milch Magendruck erzeugt, dann wird dieselbe bisweilen mit einem Zusatze von Kalkwasser besser vertragen. Wenn der Milchgenuss durchaus verweigert wird, müssen wir zu anderer Kost übergehen; beispielsweise Hühnerbouillon, leichte, dünne, nicht zu sehr gesalzene, nicht zu heiss genossene Fleischbrühe, später mit Tapioca, Sago, Kindergries im weiteren Verlaufe, bei fortschreitender Besserung, frisch gelegte, in heisses Wasser für $^1/_4$ Minute getauchte Eier, Bries, Hirn, fachirtes Cotelett mit Gemüse, Spinat, Kochsalat, Aepfel- und Pflaumenmus. In Milch geweichte Bisquits, Zwieback, Albertcakes etc.

Welche Aufgabe hat die Hydrotherapie bei der Behandlung des Magengeschwüres zu erfüllen?

Prophylactisch werden wir bei chlorotischen Zuständen dem jeweiligen Falle angepasste Proceduren verordnen, und dadurch vielleicht der verlangsamten Circulation, der geringeren Blutmenge in der Magenschleimhaut und der verminderten Alcalescenz des Blutes vorbeugen können. Gegen die Schmerzen und das Erbrechen werden mit sorgsamer Auswahl Compressen auf den Magen, Leibbinden, Stammumschläge mit Schlauch nach Bedarf mit durchfliessendem kaltem oder warmen Wasser (bei Blutungen kein warmes!) zur Anwendung gelangen. Wie bereits erwähnt, innerlich Eispillen. Die Magenblutungen haben wir durch das von Winternitz angegebene Verfahren sehr häufig rasch zum Stillstande gebracht. Derselbe hat nachgewiesen, dass man vom Rectum aus auf reflectorischem Wege die Gefässe des Magens zur Contraction bringen könne, und zwar durch Einschieben kleiner Eissuppositorien in den Mastdarm. Eine gleiche Wirkung erzielt man durch hoch temperirte Clysmen 40°—50° C., die mehrere Male im Tage 2—3 mal und längere Zeit nachdem die Blutung aufgehört hat, 5—10 Tage fortgesetzt werden sollen. In der Reconvalescenz sind Massnahmen zu treffen gegen den allgemeinen Schwächezustand, die längere Zeit bestehende Empfindlichkeit in der Magengrube und gegen die Gefahr der Recidive. Es kommen hauptsächlich in Anwenduag: Theilwaschungen, partielle und allgemeine Abreibungen, Regenbäder und Leibbinden. Der Diät ist auch zur Reconvalescenzzeit die grösste Sorgfalt zuzuwenden.

e) Dilatatio ventriculi. Die Magenerweiterung entsteht durch gewohnheitsmässiges Vielessen und Vieltrinken, durch Elasticitätsverlust und verminderte Kraft der Magenmusculatur, wodurch der Mageninhalt schwerer und unvollständig gegen das Duodenum befördert wird und endlich durch krampfartige Contraction des Pylorus oder Verengerung desselben durch ein mechanisches Hinderniss.

Das Lumen des Pylorus wird verengt durch constringirende Narben nach Magengeschwüren, durch polypöse Wucherung der Magenschleimhaut und durch Hypertrophie der Magenmusculatur bei chronischem Catarrh und durch krebsartige Efflorescenzen. Sitzen derartige Geschwürsnarben oder Geschwülste im Duodenum, so können selbst bei unverändertem Pyloruslumen die Erscheinungen der Pylorusstenose auftreten. Die Symptome der Magenerweiterung, die häufig für unser therapeutisches Vorgehen von grossem Belang sind, variiren je nach dem Grade der Dilatation. Eine sich entwickelnde Gastroectasie kann längere Zeit hindurch für einen Catarrh gehalten und dem entsprechend behandelt werden. Dasselbe kann auch bei einer bereits manifesten Ectasie leichteren Grades geschehen, weil vorwaltend Erscheinungen gestörter Verdauung hervortreten. Bei stärkeren Magenerweiterungen wird allgemeine Abmagerung, Anaemie, zuweilen cachectisches Aussehen, Constipation und häufig alcalischer Harn auftreten.

Subjective Beschwerden: Sodbrennen, Aufstossen, Völlegefühl nach dem Essen, Ueblichkeiten, Erbrechen, vermehrtes Durstgefühl, Boulimie oder Anorexie. Die von Kussmaul beschriebene „peristaltische Magenunruhe" konnten wir auch bei leichten Fällen von Magendilatation beobachten. Das „Glou-Glou" der Franzosen, das Plätschergeräusch, ist für den erweiterten Magen characteristisch wenn es auch noch 3 Stunden nach genossener Flüssigkeit in der Nabellinie oder unterhalb derselben, bei dem horizontal liegenden Kranken durch Erschütterung hervorgerufen werden kann, die man durch mehr weniger tiefes Eindrücken der Fingerkuppen auf der Bauchwand an den genannten Partieen erzeugt. Es tritt durch Vorhandensein von Flüssigkeit und Gasen im Magen auf und wird zuweilen beim Gehen, Steigen, zuweilen sogar auch bei tieferem In- und Expiriren hörbar. Die Therapie der Magenerweiterung verlangt in erster Linie die Entfernung des oft in Zersetzung befindlichen Mageninhaltes und Abspülung der Magenschleimhaut. Dies geschieht am Besten durch Ausheber und Waschung mit lauwarmem Carlsbader oder Sodawasser. Bezüglich der Diät sind kleine Quantitäten Carlsbader Mühlbrunn, heiss getrunken, ferner Milch, russischen Thee und frisches, gesundes Quellwasser, sämmtlich in kleinen Portionen, gestattet. Von fester Nahrung empfehlen wir leicht verdauliche Fleischspeisen, gekochte Mehlspeisen, gekochtes, ungezuckertes Obst und wenig Gemüse. Hydriatisch werden wir den ectatischen Magen durch wechselwarme Proceduren, unter denen die schottische Douche am häufigsten Anwendung finden wird, zur Contraction zu bringen trachten. Gegen die Erschlaffung der Magenwände werden Leibbinden des Nachts, bei warmem Wetter auch am Tage getragen, und 3 bis 4 stündlich gewechselt, vortheilhaft sein. Das Völlegefühl, die Schmerzen, das Erbrechen und vielleicht auch das durch Contraction verengte Lumen des Pylorus werden wir durch Stammumschläge und Schlauch mit durchfliessendem, heissem Wasser günstig beeinflussen. Von allgemeinen Proceduren sind anregende und dem Körper nicht viel Wärme entziehende im Gebrauch: Abreibung, Ombrophor, Tauch- und kurz dauernde Halbbäder. Als Unterstützungsmittel wird eine recht kräftige Magenfaradisation angezeigt erscheinen.

Eines seltenen Falles von verschlucktem Fremdkörper im Magen mag hier Erwähnung geschehen. Ein Herr aus Lemberg im Alter von 54 Jahren, der eine Piece von fünf Zähnen im Munde trug, schlief nach dem Mittagmahle ein und erwachte nach einer Stunde mit heftigem Magenschmerz; er hatte den Zahnersatz vor dem Einschlafen nicht aus dem Munde entfernt und denselben verschluckt. Der herbeigerufene Arzt verordnete ein Brechmittel, reizte Schlund und Oesophagus mit der Schlundsonde, der Fremdkörper verblieb aber — im Magen. Patient fuhr nach Wien mit der Absicht die Eliminatio corporis alieni durch Gastrotomie vornehmen zu lassen. Professor Oser konstatirte durch Röntgenisirung die Lage der Zahnpiece und empfahl einige Wochen hindurch pflanzliche und breiige Nahrung zu geniessen — und abzuwarten. Am Ende der dritten Woche ging der Fremdkörper bei der Defäcation ab. Es waren durch den continuirlichen Druck und die unaufhörliche Angst schwere nervös-dyspeptische Störungen aufgetreten, die nach einer achtwöchentlichen Wasserkur, Halbbäder, Sitzbäder und Leibbinden behoben wurden.

4. Krankheiten des Darmes.

a) Catarrhus intestinalis acutus. Enteritis acuta. Der acute Darmcatarrh tritt entweder primär auf oder im Gefolge und als Symptom anderer Erkrankungen. Der primäre, acute Catarrh der Darmschleimhaut entsteht nach Diätfehlern, sowohl nach zu reichlicher Mahlzeit, als auch nach dem Genusse gesundheitswidriger Speisen oder Getränke; auch nach Einnahme bestimmter, unverdorbener Nahrungsmittel kann durch eine bestehende Idiosyncrasie diese Erkrankung zu Tage treten. Vorwaltend im Kindesalter, indess auch bei Erwachsenen kommt derselbe zuweilen durch psychische Affekte zu Stande. (Eine der ersten Heroinen des Wiener Hofburgtheaters wurde vor dem Auftreten in jeder neuen Rolle von einem acuten Darmcatarrh befallen.) Sehr häufig sehen wir denselben nach Refrigationen entstehen. Der acute Darmcatarrh tritt nach Vergiftungen mit Alcalien und Säuren ein. Erwähnenswerth ist noch die durch Sommerhitze epidemisch vorkommende Sommerdiarrhoe. Der secundäre, acute Darmcatarrh kann sich im Anschluss an einen Magencatarrh herausbilden, ferner bei ulcerösen Processen der Darmschleimhaut; bei Frauen durch Infection mit blennorrhoischem Secret, das durch Ueberfliessen von der vagina zum anus gelangt. Bei Pneunomie, Phthise, Dysenterie, Cholera und Typhus wird gleichfalls öfters secundär acuter Darmcatarrh angetroffen. Der acute Darmcatarrh tritt in den verschiedenen Abschnitten des Darmcanales auf.

Das hervorstechendste Symptom ist die Diarrhoe; dieselbe wechselt oft mit Constipation ab, dabei bestehen: Allgemeines Unbehagen, Kollern im Leibe, Stuhldrang, colikartige Schmerzen, Flatulenz, zuweilen Fieber, verminderte Harnausscheidung, Durst, Tenesmus. Der Appetit kann rege oder mangelhaft sein.

Bei der Behandlung des acuten Darmcatarrhs werden wir zunächst der causa morti gerecht zu werden trachten. Auch bei bestehender Diarrhoe ist es nicht immer angezeigt derselben rasch Einhalt zu thun. Wenn wir bei der Untersuchung des Colon Fäcalmassen, Scybala, durch Percussion oder Palpation nachweisen können, dann haben wir es trotz bestehender Diarrhoe mit einer stercoralen, paradoxen zu thun, das heisst mit einem Reizungszustande, der durch Zersetzung im Darme stagnirender Massen hervorgerufen wurde, und es ist angezeigt, durch Irrigationen mit lauem Wasser, event. versetzt mit Kochsalz, Bitterwasser, Syrup, Glycerin, Ricinusöl den Darm zu entleeren; zuweilen wird man sogar Abführmittel verabreichen müssen.

Es ist selbstverständlich, dass wir bei vorhandenem Fieber den Kranken ins Bett weisen. Catarrhalische Zustände des Darmes, die auf Hyperaemie und vermehrter Secretion der mucosa zurückzuführen sind, werden wir mit unseren hydrotherapeutischen Maassnahmen fast ausnahmslos exact zum Stillstande bringen. Durch Ableitung des Ueberschusses an Blut vom Darme zur Hautoberfläche wird die mucosa anaemisirt, dadurch die Secretion beschränkt und die peristaltische Bewegung verlangsamt. Wir werden diesen Indicationen gerecht durch kalte, kräftige Abreibungen durch 2—3 Minuten, mit unmittelbar denselben folgenden niedrig temperirten Sitzbädern 18 oder 16 ° C. durch 10—25 Minuten. Diese Kur wird am Zweckmässigsten aus der Bettwärme genommen und bei sich öfters wiederholender Diarrhoe nach einigen Stunden (4—5) repetirt. Sollte es nothwendig sein, mit der Abreibung zu einer anderen Tageszeit zu beginnen, so muss zuerst eine Vorerwärmung im Bette durch ½ bis zu 1 Stunde angeordnet werden. In der Zwischenzeit sind dreistündlich gewechselte Leibbinden oder Stammumschläge zu gebrauchen. Die Abreibung muss sehr flink, sehr correct, am Besten von zwei Badedienern (Dienerinnen) ausgeführt werden. Der Eine frottirt den Oberkörper, der Andere die Beine. Sobald der Patient an allen Körpertheilen durch das Reiben gehörig erwärmt ist, setzt sich derselbe rasch in das Sitzbad, wird allerseits mit trockenem Laken und Wolldecke zugedeckt und angewiesen sich den Leib energisch zu reiben. Ist die vorgeschriebene Zeit abgelaufen, dann wird Patient trocken gerieben, sodann mit feuchter Leibbinde, die trocken verbunden werden soll, zu Bett gebracht, oder mit Flanellbinde versehen, nachdem er sich entsprechend warm angekleidet hat, angewiesen, die Reaktionspromenade anzutreten.

Krampfzustände, die durch eine Reizung der Darmmuscularis entstehen, die peristaltische Bewegung anregen und Diarrhoe nach sich ziehen, werden wir antispasmodisch behandeln. Feuchte Einpackungen bis zu gehöriger Durchwärmung, darauf Halbbad 30°—27° 5 Minuten oder Hochbäder, 38° bis zu einer Stunde (Zuguss warmen Wassers bei Bedarf!), Stammumschläge mit Schlauch 50° Wasser oder Thermophor, Camillenlavements etc. Winternitz und Clar haben widerholt bei von tuberculösen Geschwüren abhängiger Enteritis durch entsprechende hydriatische Proceduren, Theilabreibungen, ganze Abreibungen, Leibbinden, Clysmen, einen Stillstand der diarrhoischen Entleerungen erzielt.

b) Der chronische Darmcatarrh kann durch häufiges Recidiviren des acuten entstehen, ausserdem sind Krankheiten anderer Organe die veranlassende Ursache: Erkrankungen der Leber, der Lunge; desgleichen tritt derselbe bei cachectischen Zuständen, Malaria, Phthise etc. auf. Bei catarrhalischen Entzündungen des Duodenums kann der ductus choledochus verstopft werden und es entsteht ein Icterus. Das markanteste Symptom des chronischen Darmcatarrhes ist die Constipation. Häufig wechselt dieselbe mit Diarrhoe ab. Die Beschaffenheit der Stühle ist oft sehr characteristisch. Bald ist Schleim in flüssiger Form, bald in Form von Fetzen vorhanden; in anderen Fällen ist wieder Eiter oder Blut beigemengt. Nicht selten erkennt man unverdaute Speisenreste in den Entleerungen: Carotten-, Kartoffelstücke, Kirschen, Fleischfasern, Fett und dergl. Die subjectiven Beschwerden bestehen in zumeist abundanter Gasansammlung, die das Zwerchfell in die Höhe drängt und Herzklopfen, Angstgefühle und Kurzathmigkeit erzeugt; in krampfartigen Schmerzen, Zwicken und Kneifen. Der Kranke magert bei längerem Bestehen des Darmcatarrhes ab, wird anaemisch und von Depressionserscheinungen heimgesucht; bei gleichzeitiger gastritis ist Anorexie, Pyrosis, schlechter Geschmack im Munde und belegte Zunge vorhanden. Eine unangenehme Beigabe ist die auf dem Nasenrücken, den Wangen, der Stirne, zuweilen auch auf Brust und Rücken entstehende Acne, die mit dem Besserwerden der Darmzustände verschwindet und bei der Recidive wieder erscheint.

Die den chronischen Darmcatarrh zuweilen einleitende Constipation kann ihre Grundursache in der anormalen, peristaltischen Bewegung haben, indem letztere durch Krampfzustände oder durch Atonie gehemmt ist. Gegen die Constipation sind Irrigationen mit lauem Wasser, mit event. Zusatze von Kochsalz, Oel, Bitterwasser angezeigt. Die Leibbinde, Nachts applicirt, wird auch auf die subjectiven Beschwerden günstig einwirken. Die Schleimabsonderung in flüssiger und fester Form werden wir durch Abreibungen und Sitzbäder, durch laue Wasserirrigationen und disinficirende Eingiessungen mit entsprechend verdünnter Sublimat- oder Kali-causticumlösung beseitigen. Gegen den Icterus sind täglich 1—3 Mal Eingiessungen mit 1—2 Liter Wasser vom besten Erfolge. Sie entleeren den Darm, üben auf die Circulation in der Pfortader und reflectorisch auf die Contraction der Gallenwege eine anregende Wirkung, beschleunigen die peristaltische Bewegung. Bei catarrhalischem Icterus ist dem Kranken in den ersten Tagen Bettruhe anzuempfehlen. Die Erschütterung beim Gehen pflegt Schmerz und Ueblichkeiten nach sich zu ziehen. Treten stärkere Darmblutungen auf, dann ist absolute Ruhe, Leibbinden, Schlauch mit durchfliessendem kalten Wasser, Eiswasserclystiere, Einschieben von Eisstückchen in's Rectum anzuwenden. Wir haben von Ergotininjectionen keinen Nutzen gesehen. Gegen die durch Irritation der Darmnerven oder krankhafte Contraction der Darmmuskulatur auftretenden colikartigen Schmerzen, ebenso gegen die abnorme Gasansammlung werden erfahrungsgemäss warme Umschläge mit Camillen, Thermophor und warme Eingiessungen am Zweckmässigsten angewendet werden.

Gegen die Flatulenz wurden in neuerer Zeit conform der altbekannten carbo tiliae bei Gasansammlungen im Magen, das Fermentum cerevisiae mit gutem Erfolge gebraucht. Bei Darmatonie sind nebst allgemeiner und localer Kräftigung durch hydriatische Proceduren, Regenbäder, Abreibungen, schottische Douche auf den Leib, Bauchmassage, Unterleibsgymnastik und externe oder interne Faradisation heranzuziehen. Bei Darmcatarrhen mit vorwiegender Tendenz zu diarrhoischen Entleerungen wird nebst Abreibung, Sitzbad und Leibbinde, heisser Karlsbader Mühlbrunn verordnet werden. Wie bereits erwähnt, ist eine zweckdienliche Diät unerlässlich.

Wir wollen hier die Behandlungsweise der auf nervöser Grundlage beruhenden Obstipation besprechen. Dieselbe kommt bei hysterischen Frauen und bei nervösen, irritablen meist unbeschäftigten und zu körperlicher Bewegung zu trägen Männern vor. Gewöhnlich benützen dieselben Jahre hindurch die diversesten harmlosen oder auch schädlichen Abführmittel; ihr hauptsächlichstes Denken und Trachten ist auf Erzielung einer gehörigen Entleerung gerichtet und wird dieser Schlag Menschen mit Recht Stuhlhypochonder benannt. Man muss in diesen Fällen zunächst den

Allgemeinzustand behandeln; die Abführmittel verbieten, die Lebensweise und Diät stricte reguliren und wonöthig eine Wasserkur anordnen. In diesen Fällen werden hygienische und diätetische Maassregeln die Hauptsache sein. Frühes Aufstehen, Nahrungseinnahme pünktlich nach der Uhr; tägliche, ausgiebige Bewegung im Freien, womöglich Berge steigen, Holz sägen etc. Vorwaltend Gemüsekost, Früchte, im Herbste Weintraubenkur sind oft vom grossen Nutzen. Irrigationen gestattet. Selbstbeobachtung und Selbstbehandlung sind dem Kranken strenge zu verbieten.

c) Die Peritonitis ist entweder circumscript oder diffus, primär nach einem Trauma oder nach einer Refrigation; secundär von einem entzündeten oder anderweitig erkrankten Nachbarorgane auf das Bauchfell übergreifend; und im Gefolge von Infectionskrankheiten auftretend. Die Peritonitis kann einen acuten oder schleppenden, chronischen Verlauf nehmen. Der Beginn der Erkrankung kündigt sich oft mit einem Schüttelfroste an, daran schliesst sich meistens Temperatursteigerung, es folgen Ueblichkeiten, Erbrechen, Flatulenz und Constipation oder Diarrhoe. Intensive Schmerzhaftigkeit des Abdomens, besonders gegen Druck. Die Action der Bauchpresse ist von so grosser Empfindlichkeit, dass die Kranken Stuhl- und Harnentleerung möglichst hinausschieben, jede Bewegung der unteren Körperhälfte ängstlich vermeiden und nur mit Flüsterstimme zu sprechen wagen. Die Bauchhaut ist entweder straff gespannt und man hört ein mehr weniger starkes crepitirendes Geräusch oder die Bauchdecke ist lax und man kann Fluctuation nachweisen. Die erbrochenen Massen bestehen anfänglich aus Speisenresten und nachdem der Magen entleert ist, aus grünlichgelber Flüssigkeit, Galle und Schleim. Charakteristisch ist der Puls. Die Radialis pflegt stark gespannt, wenig gefüllt zu sein und die Pulszahl frequenter als der Temperatursteigerung entspricht.

Die hydriatischen Anwendungen bestehen zu Beginn der Erkrankungen in kalten, öfters gewechselten Compressen (nicht zu schwer im Gewichte) oder in erregenden Umschlägen, d. h. solchen, die bis zur Erwärmung liegen bleiben. Man kann sich bei intelligenten Kranken bezüglich der Temperatur der Umschläge nach dem Gefühle des Kranken richten. Im weiteren Verlaufe kann man statt der Bauchcompresse einen Stammumschlag appliciren lassen und einen Schlauch mit durchfliessendem kalten, und wenn das Fieber abgelaufen ist, mit warmem Wasser anlegen lassen.

Bei Harnretention muss cathetrisirt, bei mehrtägiger Obstipation mit Oel irrigirt werden. Gegen den Durst und Brechreiz geben wir Früchtegefrorenes, in Eis gekühlte Milch oder Eisthee kaffeelöffelweise.

d) Appendicitis ist die Entzündung des Wurmfortsatzes; Perityphlitis die zumeist vom Wurmfortsatz ausgehende Entzündung und Eiterung des Peritoneums; Paratyphlitis die Entzündung resp. Eiterung des in der Coccalgegend befindlichen retroperitonealen Bindegewebes.

Causa morbi sind Kotsteine, Fremdkörper, (Ascariden) Traumen. Die Perityphtitis acuta entsteht in den meisten Fällen nach Periforation des processus vermiformis. Sie tritt durch Abscedirung oder Gangräneszenz der Wandung des Wurmfortsatzes auf und giebt häufig zu allgemeiner Peritonitis Veranlassung. Recidiven der Appendicitis entstehen sehr häufig durch ein Residuum eines periappendiculären Abscesses oder bei Exacerbation einer Appendicitis simplex, purulenta oder granulosa. Bei der Behandlung ist Bettruhe absolut erforderlich; am Besten horizontale Rückenlage. Jede active Bewegung ist dem Kranken stricte zu verbieten. Als Schmerz stillendes, die Darmperistaltik und die allgemeine Muskelunruhe verminderndes, den Durst löschendes Mittel ist das Opium anzusehen, mit dessen Darreichung man möglichst bald beginnen soll: 10—30 Tropfen (individualisirend!) als erste Dosis, und zweistündlich 5—10 Tropfen pflegen den ersten und zweiten Tag erforderlich zu sein. Ich habe in mehreren Fällen an Stelle der ersten Opiumdosis eine subcutane Injection einer 1—2 %igen Morphiumlösung gegeben. Von Nahrungsmitteln wird dem Kranken, solange vomitus besteht, wenig gereicht: Eisthee, Gefrorenes und kalte Milch; sobald das Erbrechen aufgehört hat, kann man Milch, Hühner- oder Rindsbouillon, event. mit Eidottern; gewässerten Wein in kleinen Portionen verordnen; später Hirn, Bries oder Kalbfleischpuré und dergl. Bei hartnäckigem, lang anhaltendem Erbrechen sind Nährclystiere zu verordnen. Bei Harnverhaltung muss cathetrisirt werden. Nachdem sogar bei dem blossen Verdachte der Perityphlitis oder Appendicitis Abführmittel nicht verabreicht werden dürfen, so kann man, wenn zwei oder drei Tage keine Entleerung erfolgt ist, vorsichtig, unter niederem Drucke $^1/_4$—$^1/_2$ Liter kühles Wasser in das Rectum einfliessen lassen.

Hydriatisch sind Leibbinden oder Stammumschläge und Schlauch mit durchfliessendem kalten Wasser von vorzüglicher Wirkung. Letztere kann und soll ununterbrochen bei Tag und bei Nacht bis zur Schmerzbeseitigung liegen bleiben. Auch in der Reconvalescenz wird uns die Wasserkur unschätzbare Dienste leisten. In vielen

Fällen ist es uns gelungen den Kranken vor dem operativen Eingriffe messersüchtiger Chirurgen zu bewahren, welche die Entfernung des Wurmfortsatzes für einzig lebensrettend und die Hydrotherapie bei einem jeden Falle von Appendicitis und Perityphlitis für die „vierte Dimension" erklärt haben.

5. Krankheiten der Leber und der Gallenwege.

a) Die Hyperaemia hepatis entsteht entweder durch regere Zufuhr von Blut; besonders Seitens der Pfortader (Fluxion) oder durch Störungen beim Blutabfluss durch die Lebervenen (Stauungshyperaemie).

Leberhyperaemie durch Fluxion tritt bei Menschen auf, die viel essen und zu wenig Bewegung machen, bei Menschen, die mit Vorliebe die Speisen zu stark würzen lassen, ferner bei Alcoholikern und bei Infectionskranken, gewöhnlich gleichzeitig mit Milzvergrösserung; bei Malaria, Typhus, Pneumonie, Erysipel etc. Ausserdem kann Leberhyperaemie durch ein Trauma bedingt sein.

Leberhyperaemie durch Stauungsvorgänge entsteht im Gefolge von Erkrankungen der Respirations- und Circulationsorgane, ferner durch Krankheiten der benachbarten Baucheingeweide und durch solche des Mediastinums.

Die Behandlung richtet sich nach der veranlassenden Ursache. Bei starken Essern und Trinkern muss das Nahrungsquantum eingeschränkt und auch die Qualität der zu nehmenden Nahrung überwacht werden. Reizlose Kost; mehrere Mahlzeiten in kleinen Portionen; es müssen Bewegungen im Freien und ärztlich geleitete Bewegungskuren, schwedische Heilgymnastik eingeleitet werden. Zur Regelung der Circulation sind systematisch durchgeführte Wasserkuren, Halbbäder, Einpackungen, Leibbinden und ableitende Proceduren indicirt. Bei traumatischer Leberhyperaemie ist die Kälteapplication, Leibbinden, Stammumschläge und Schlauch mit durchfliessendem kalten Wasser anzuwenden. Der gleichzeitige, innerliche Gebrauch von kleinen Quantitäten Karlsbader Wasser wird oft von Nutzen sein. Gegen die Constipation: Wasserclysmen. Bei Stauungsvorgängen werden wir bei herabgesetzter Propulsionskraft des Herzens und wo grössere Widerstände zu bewältigen sind, eine Anregung der Herzthätigkeit durch kurze, flüchtige thermomechanische Reize anstreben: Theilwaschung, Abreibung, Regenbad.

b) Die Perihepatitis tritt entweder nach einem Trauma ein oder in Folge von Erkrankungen der Leber, des Magens, Duodenum und Colon; ausserdem kann bei diffuser Peritonitis die Entzündung auf die serosa der Leber übergreifen. Sowohl gegen das Fieber als auch gegen die Schmerzen werden wir durch allgemeine und locale Proceduren antifebril und analgetisch einwirken können. Es kommen in Betracht: Theilwaschungen, Theilabreibungen, Stammumschläge, Leibbinden. So lange das Fieber anhält, werden auf die Umschläge der Schlauch mit durchfliessendem kalten Wasser wohlthätig wirken, später kann man sich nach dem Gefühle des Kranken richten und warmes oder heisses Wasser durchfliessen lassen.

In manchen Fällen von c) Fettleber; wenn dieselbe durch ein Missverhältniss zwischen Nahrungsaufnahme, (Vielesser, Alcoholiker) und Fettverbrennung, (mangelnde Bewegung, sitzende Lebensweise) entstanden ist, ferner bei gewissen, anaemischen Zuständen, werden mit hydriatischen, diätetischen und allgemeinen hygienischen Massnahmen Besserungen erzielt werden. Nebst entsprechender Wasserkur ist der innerliche Gebrauch Carlsbader Wassers erforderlich.

d) Der Icterus gastro-duodenalis heilt bekanntlich bei zweckmässigem, diätetischem Verhalten in den meisten Fällen spontan. Wir können indess in hartnäckigen Fällen durch Verabreichung warmer, alcalischer Mineralwässer, namentlich des Carlsbader Wasser, sowie durch kühle Irrigationen auf den rascheren Ablauf Einfluss nehmen. Die Annahme, dass das per os und rectum zugeführte Wasser direkt eine Vermehrung der Gallenausscheidung zur Folge habe, hat sich nach den Untersuchungen von Stadelmann als irrig erwiesen; man neigt vielmehr der Ansicht zu, dass das Wasser die Peristaltik vermehre und durch diese der Pfortaderkreislauf beschleunigt werde. Die Gallensecretion ist von letzterem abhängig, und wird bei rascherer Circulation eine ergiebigere. Das in den Magen gebrachte warme Carlsbader Wasser wird den Duodenalcatarrh beseitigen, das Secret der Schleimhaut verflüssigen und dem durch verdickten Schleim verstopften Ausführungsgang der Gallenblase, dem ductus choledochus, Luft schaffen. Sobald die Galle wieder ihren normalen Weg genommen hat, wird vermehrte Diurese eintreten (Glax). Die von Winternitz, Mosler, Federn, Monti und Anderen empfohlenen kühlen Irrigationen haben den doppelten Zweck die im Darme angehäuften, zu Reizungszuständen und Autointoxication Anlass gebenden Massen zu beseitigen, und, wie schon erwähnt, die peristaltische Bewegung zu heben. In letzterer Hinsicht werden auch Stammumschläge, Leibbinden und kurz dauernde Sitzbäder von Vortheil sein. Nicht allein wegen des lästigen Hautjuckens, sondern namentlich auch zur Circulations- und Stoffwechselanregung sind warme Hochbäder und Dampfkastenbäder mit nachfolgenden Regenbädern von Nutzen.

Bei Cholelithiasis haben wir heisses Wasser, abwechselnd mit heissem Carlsbader Wasser 3 bis 4stündlich ein Weinglas voll verordnet.

Antispasmodisch, Hochbäder 40 ° C., bis zu einer Stunde, wobei Nachguss warmen Wassers erforderlich; wechselwarme Regenbäder, Stammumschläge mit Thermophor oder heissem Schlauch waren zumeist von guter Wirkung; in manchen Fällen haben dagegen Stammumschläge und Schlauch mit durchfliessendem kalten Wasser die Schmerzanfälle gelindert. Nannyn hat den günstigen Effekt des warmen Carlsbader Wassers der dadurch erzielten Circulationsbeschleunigung und erhöhten Peristaltik des Magens und Darmes zugeschrieben; indem die energischere Bewegung der intestina, wie eine Massage auf die musculösen Gallenwege einwirkt.

6. Haemorrhoiden.

Knotenförmiges oder kranzartiges Hervortreten der Venen des Rectums aus der Analöffnung bezeichnen wir mit dem Namen äussere Haemorrhoiden; innere nennt man solche Varices, die innerhalb des Mastdarmes gelegen sind. Veranlassende Ursachen sind: Habituelle Constipation, chronisch catarrhalische Zustände des intestinum crassum, Neubildungen des Mastdarmes; Erkrankungen der Prostata, des Uterus und seiner Adnexe; zur Zeit der Gestation entstehen gleichfalls häufig Haemorrhoiden; ebenso bei Menschen mit sitzender Lebensweise (Bureaukraten, Staatshaemorrhoidarier), nach Excessen in venere et bacho, bei Berufsreitern, die Stunden und Tage zu Pferde sitzen etc. Die Beschwerden bestehen in: Gefühl der Last, des Druckes am Mittelfleisch, Kreuzschmerzen, Brennen und Stechen. Bei Haemorrhoiden in Folge sehr harten Stuhles wird durch Laxantien und entsprechende Diät (event. Vegetabilien) nachgeholfen werden. Vor jeder Entleerung Einführung eines Cacaobuttersuppositorium. Von vorzüglichster Wirkung sind Reposition, sodann Anwendung des Atzberger'schen Apparates oder der Winternitz'schen Kühlblase.

Moty empfiehlt bei Haemorrhoidalknoten heisse Umschläge. (Therap. Monatshefte Dezbr. 1899.) Zuweilen haben wir bei Prolapsu sani durch die Kühlblase nach Winternitz oder den Azberger'schen Apparat Besserung erzielt. Bei sehr starken Blutverlusten ist der Versuch einer Application des kalten Schlauches mit durchfliessendem kalten, resp. Eiswasser auf das Kreuz und Perineum gerechtfertigt.

V. Krankheiten der Muskeln und Gelenke.

a) Krankheiten der Muskeln. Muskelkrämpfe, tonische und clonische kommen in den verschiedensten Muskelgruppen vor. Es sind entweder analgetisch verlaufende Zuckungen, welche die von einem motorischen Nerven versorgten Muskeln betreffen, oder es sind schmerzhafte, kürzere oder längere Zeit andauernde Contractionen. Die vom Nervus facialis versorgten Muskeln unterliegen zuweilen partiellen oder diffusen clonischen, seltener tonischen Krämpfen; so ist der b) Tic convulsif ein diffuser Gesichtskrampf, der hauptsächlich bei chlorotischen Personen, dann nach Refrigationen, Traumen, psychischen Aufregungen, oder durch Druck eines Tumor oder einer Exostose auf die Austrittsstelle des facialis an der Schädelbasis entsteht. Erfahrungsgemäss kann der Tic auch bei Personen, besonders des weiblichen Geschlechtes auftreten, die längere Zeit mit einem mit Tic convulsif behafteten Individuum beisammen waren. Günstige Heilerfolge haben wir durch methodisch gebrauchte Transpirationskuren mit nachfolgenden Abkühlungen also mit wechselwarmen Proceduren erzielt.

Die Combination mit Massage und Electricität hat in vielen Fällen gleichfalls Nutzen gebracht. In ähnlicher Weise sind wir therapeutisch bei Muskelkrämpfen und Muskelspannungen anderer Körperregionen vorgegangen; so z. B.:

b) beim Caput obitipum spasticum, dem tonischen Krampf des sterno-cleidomastoicus und Cucullaris, bei den Muskelkrämpfen der unteren Extremitäten u. s. w. Thermische Contrastwirkungen durch Einpackung und Halbbad, Dampfkasten und Laken-, Tauch- oder Vollbad, oder durch schottische Douchen haben uns auch bei Muskelzerrungen, rheumatischen Affectionen einzelner Muskelpartieen und Gelenken, beispielsweise bei b) Lumbago ausgezeichnete Dienste geleistet.

c) Atrophia musculorum progrediens. Der Muskelschwund, der nach grosser körperlicher Anstrengung, nach ausschweifender Lebensweise, nach Infectionskrankheiten, und bei hereditärer Belastung öfters auch aus unbekannten Motiven aufzutreten pflegt, beginnt zumeist an der Muskulatur der oberen Extremitäten, verbreitet sich dann auf den Schultergürtel, Gesichtsmuskulatur, Rücken, Brust und Bauchmuskulatur und endlich auf die unteren Extremitäten. Während die Respiration durch die Muskelatrophie schon wesentlich gelitten haben kann, bleibt Blasen- und Darmfunction und Potenz längere Zeit nicht alterirt. Die innerliche Verabreichung von Jodkalium könnte vielleicht in manchen

Fällen von Vortheil sein, dagegen haben wir von argentum nitricum, Arsenik, Ergotin, Strychnin und der vielgepriesenen Osmiumsäure keinen Nutzen gesehen. Die Cirkulation anregende, roborirende Wasserkuren: Abreibungen, Regenbäder, schottische Douchen in Verbindung mit ärztlicher Massage, Heilgymnastik und dem elektrischen Strome (Galvanisation und Faradisation) dürften zuweilen einen allerdings nicht anhaltenden Stillstand herbeiführen.

d) Es sind uns zwei Fälle von Hypertrophia musculorum spuria zur Behandlung gekommen, und konnten wir ebensowenig mit Hydrotherapie, als mit Electricität oder innerlich verabreichten Mitteln einen Einfluss auf das Fortschreiten des Processes gewinnen.

b) Krankheiten der Gelenke.

Rheumatismus articulorum chronicus. Der chronische Gelenksrheumatismus verläuft fieberlos, meist ohne Complicationen seitens des Herzens oder anderer Organe; derselbe charakterisirt sich durch Gelenksschmerzen, die auch in der Ruhelage auftreten, bei Bewegungen oder Druck sich verstärken. In der Mehrzahl der Fälle ist auch Schwellung der Gelenke, Röthung und Oedem der Haut vorhanden. Bei längerem Bestande tritt Crepitation, Bewegungshemmung zuweilen Anchylosirung der Gelenke auf. Ebenso können partielle oder totale Verdickungen der Gelenkskapsel oder Gelenksenden der Knochen vorkommen. Die Kranken sind für Temperaturwechsel empfindlich und pflegen gewöhnlich bei kühlem und feuchtem Wetter manche vor jeder Wetterveränderung stärkere Schmerzen zu verspüren.

Der chronische Gelenksrheumatismus kann nach einigen Wochen abgelaufen sein, in hartnäckigen Fällen Jahre hindurch oder lebenslänglich bestehen bleiben, so dass er als crux et scandalum medicorum bezeichnet wurde. Aetiologisch kann man hereditäre Belastung, vorangegangenen acuten Gelenksrheumatismus und eclatante Verkühlungen annehmen. Von inneren Mitteln ist zuweilen das Jodkalium von Nutzen; Salicylsäure und deren Derivate sind beim chronischen Gelenksrheumatismus meist unwirksam. Indifferente Thermen, eisen- und schwefelhaltige Bäder sind gegen Schmerz, Schwellung und für die Bewegungsfähigkeit von gutem Erfolge begleitet. Der grosse Vorzug der hydriatischen Behandlung besteht darin, dass der Organismus nicht wie dies bei der Thermalkur der Fall ist, geschwächt wird, Schlaffheit der Gewebe und eine, wenn möglich noch geringere Resistenzfähigkeit gegen Witterungseinflüsse artificiell gezüchtet wird, dass vielmehr die Haut blutreicher, der Tonus der Gewebe und Gefässe erhöht wird und namentlich durch die Contrastwirkung bestimmter Proceduren gegen höhere und niedere Aussentemperatur widerstandsfähiger gemacht wird. Die einzelnen Kuranwendungen, allgemeine und locale, sowie deren Combinationen werden dem jeweiligen Falle angepasst werden und sind begreiflicher Weise sehr differenter Natur. Morgendliche Theilwaschungen, Abreibungen, wo eine grössere Wärmeentziehung erwünscht ist, oder gleichzeitig leichte Irritabilität besteht, Halbbäder, ferner Transpirationskuren, Dampfkasten, Dampfwanne, electrisches Lichtbad, trockene und feuchte Einpackungen mit nachfolgenden Abkühlungen: Uebergiessung, Tauch-, Halb-, Laken-, Vollbad; local: Longettenverbände, Douchemassage. Kaiserl. Rath. Dr. Podzahradsky hat auf die in vielen Fällen dieser Erkrankung wohlthätige Wirkung der wechselwarmen Proceduren besonders der schottischen Douche aufmerksam gemacht. Als Unterstützungskuren empfehlen wir methodische passive und active Bewegungen, Heilgymnastik, Faradisation etc. Bezüglich der gleichzeitig einzuleitenden Diät wird oft restringirte Fleisch- und vorwaltende Milch und vegetabilische Diät sich nützlich erweisen.

Die Hydrotherapie des Muskelrheumatismus ist mit der des chronischen Gelenksrheumatismus identisch.

VI. Krankheiten des Harnapparates.

1. Krankheiten der Nieren.

a) Acute Nephritis, Morbus Brightii, gleichbedeutend mit acuter, diffuser Nierenentzündung kommt nach Infectionskrankheiten, besonders nach Scarlatina, Diphtheritis, Luës, Phthisis und Malaria, nach septischen Zuständen, nach ausgebreiteten Hautverbrennungen, nach gewissen Hautkrankheiten, Eccem, Psoriasis etc. zu Stande, nach im höheren Alter acquirirter urethritis, die sich auf Blase, Uretheren, Nierenbecken fortpflanzt etc., nach Refrigationen durch Aufenthalt an Orten mit häufig wechselnder Witterung, bei Potatoren, ferner in Folge von Traumen (Sturz auf den Rücken) in Folge Einnahme scharfer Diuretica, Canthariden, Copaivbalsam, Cubeben, Ol. terebinth; dann nach innerlichem Gebrauche desinficirender Medicamente, Kali chloricum; Salicyl- oder Carbolsäure; ebenso nach externer Anwendung von Carbolsäure, Jodoform, Pyrogallussäure, Styrax etc.; desgleichen nach Vergiftungen, mit Arsen, Phosphor, Salzsäure, Schwefelsäure, Salpetersäure und Oxalsäure.

Von den Symptomen sind die Veränderungen des Harnes, und sodann die Oedeme die wichtigsten. Die acute Nephritis verläuft oft fieberlos, setzt zuweilen mit Schüttelfrost ein. Es tritt Kopfdruck und Eingenommenheit des Kopfes, Schwindel, Appetitmangel, schlechter Geschmack, Ueblichkeit, Erbrechen, Constipation auf. Lastgefühl im Rücken, (Lendengegend); welches sich beim Druck verstärkt. Oedeme in der Haut treten an den Augenlidern auf; diese werden succulenter, vorgewölbter, transparent, besonders die unteren, später sind am ganzen Körper, zumal an den Beinen, labien, scrotum, penis, Oedeme zu finden. Fingerdruck lässt für einige Zeit Vertiefungen zurück. Die Harnmenge ist vermindert; zuweilen sogar temporär Anurie; nicht selten blutiger Harn. Bei eintretender Besserung entsteht Harnfluth; 4 oder 5 Liter in 24 Stunden und darüber. Das specifische Gewicht ist gewöhnlich sehr hoch bis 1040; in der Reconvalescenz bei Harnfluth sinkt das specifische Gewicht oft weit unter die Norm. Eiweiss ist bei acuter Nephritis fast ausnahmslos anzutreffen. Das Harnsediment ist charakteristisch.

Bei bluthaltigem Harn ist es braunroth, flockig, besteht aus rothen Blutkörperchen, farblosen Blutkörperchen, Nierenepithel, Nierencilinder, Harnsäure und harnsauren Salzen. Bei Scharlachkranken kommen fast immer und in grosser Zahl Epithelialcilinder und Epithelialschläuche vor.

Die Cilinder können noch vor dem Auftreten von Albumin und nach dem Verschwinden desselben längere Zeit im Sedimente gefunden werden. Die Bezeichnung epitheloide oder desquamative Nephritis stammt von dem Vorkommen zahlreicher Nierenepithelzellen. Im Verlaufe der Nephritis kommt es zu rascher Abmagerung, Empfindlichkeit auf Druck in der Nierengegend; häufiger Harndrang und Entleerung oftmals nur einer sehr kleinen Quantität Harnes, zuweilen blos weniger Tropfen. Wenn die Krankheit einen günstigen Verlauf nimmt, der Harn eiweissfrei wird, kann, besonders bei regem Appetit eine rasche Körpergewichtszunahme eintreten. Die Krankheitsdauer ist sehr variabel, zwischen einer Woche und mehreren Monaten; es kann auch die acute Nephritis sich in chronische, parenchymatöse Nephritis umwandeln. In letzterem Falle tritt auffallende Oligurie auf; das specif. Gewicht wird höher etc.

Bei eintretender Verschlimmerung nehmen die Oedeme zu und es können seröse oder eitrige Ergüsse in die Pleura-, Pericardial- oder Bauchhöhle erfolgen und das letale Ende durch Suffocation herbeiführen. Eine andere Gefahr droht dem Kranken durch Eintritt urämischer Erscheinungen.

Eine Wendung zum Bessern kann auch in diesem Stadium durch abundante, wässerige Entleerungen auftreten. Bei Nephritis, die einer Scarlatina folgt, kann zuweilen eine retinitis albuminorica eintreten.

Die Behandlung der acuten Nephritis besteht in der Verordnung hochtemperirter Hochbäder 40 °—45 ° C. durch 10—30 Minuten. Man kann event. am Morgen und Abend je ein Bad nehmen lassen und sodann den Kranken zum Nachdunsten in wollene Decken hüllen; auch Dampfkastenbäder sind sehr empfehlenswerth. Zur Vermeidung von Congestionen, Schwächezuständen und Ohnmachten muss vor und während des Bades eine gehörige Kopfkühlung durch Kopfumschläge vorgenommen werden. Auch feuchte Einpackungen bis zu zwei Stunden und darauf Halbbäder mit 35°—30° C. haben wir angewendet.

Die Seitens der Niere mangelhafte Ausscheidung wird auf diaphoretischem Wege zum Theile durch das Hautorgan besorgt; hiebei bleiben allerdings die festen Bestandtheile im Körper zurück. Für gehörige Entleerung muss durch Irrigationen vorgesorgt werden. Durch strenge Milchkur und modificirte Milchdiät haben wir zuweilen zum rascheren Schwinden der Oedeme wesentlich beigetragen.

b) Die chronische, diffuse, parenchymatöse Nephritis kann sich aus der acuten herausbilden, besonders, wenn die acute nach Scarlatina, Luës, Intermittens, Eiterungsprocessen oder nach Erkältungen aufgetreten ist. Häufiger tritt dieselbe primär auf. Die veranlassenden Ursachen sind gleichfalls hauptsächlich Refrigationen bei wechselnder, rauher Witterung, Alcohol- und Quecksilbermissbrauch, Luës, Malaria, Phtise, langwierige Haut-, Knochen- und Gelenkseiterungen etc.

Der Verlauf der chronischen, diffusen, parenchymatösen Nephritis ist ein schleppender, sich oft über Monate und Jahre hinziehender. Vollkommene Heilungen gehören zu den grossen Seltenheiten, Recidiven zur Regel. Durch Anregung der Diaphorese von der Haut aus sind wir bestrebt den Nieren ihre Arbeit zu erleichtern und die Seitens der Kreislaufs- und Athmungsorgane auftretenden Störungen zu mildern oder zu beseitigen. Von den diaphoretischen Hilfsmitteln stehen uns Einpackungen, Dampf- und Heissluftproceduren, electrische Lichtbäder und Warmwasserbäder zur Verfügung. Die nachfolgenden Abkühlungsarten werden in Uebergiessungen, Halb-, Tauch- und Regenbädern bestehen. In manchen Fällen wird es nothwendig sein, während der Schweiss erregenden Kur den Herzkühlapparat anzuwenden. Auch Massage und heilgymnastische Uebungen werden in manchen Fällen herangezogen werden müssen. Bezüglich der Diät ist zuweilen eine strenge Milchkur, hinreichend lange fortgesetzt, von bester Wirkung. Medicamentös wenden wir als Diureticum den Birkenblätterthee, und von den „Herzmitteln“ Extr. fluid apocyni cannatini 2 Mal täglich 10 bis 15 Tropfen, Strophantus und Digitalis an.

c) Schrumpfniere. Bei dieser Erkrankung werden in einzelnen Fällen gegen die Beschwerden, seitens der Respirations- und Digestionsorgane, zumal wenn gichtische Prozesse, Veränderungen der Blutgefässe vorliegen durch Theilwaschungen, Abreibungen, Regen- und Halbbäder, Leibbinden und Herzschläuche Erleichterungen und Besserungen erzielt.

d) Uraemie. Erkrankungen der Nieren, bei denen die Harnausscheidung wesentlich oder vollkommen behindert ist, führen zu Intoxicationen, die wir mit dem Namen Uraemie bezeichnen. — Nach der gangbarsten Theorie ist es der durch ein Ferment in kohlensauren Ammoniak verwandelte Harnstoff, der im Blute und in den Geweben auf den Organismus zerstörend einwirkt. Nach einer andern Theorie geben Gehirnanaemie und Gehirnödem zur Uraemie Veranlassung. Uraemie kann nach Nierenerkrankungen während der Gravidität eintreten, bei der Cholera, acutem Morbus Brighti, bei chronischer interstitieller Nephritis, bei Nierensteinen, bei Neubildungen der Unterleibsorgane und Harnwege; bei Stagnation alcalischen Harnes der Tabiker in Fällen von Blasenparese etc. Die Symptome der Uraemie sind: Kopfschmerz, Schwindel, heftiges Nasenbluten, Brechreiz, profuses Erbrechen, zuweilen verbreiten derartige Kranke urinösen Geruch, dabei pflegen Pruritus, temporäre Amaurose, Schwerhörigkeit, Somnolenz, Convulsionen, selbst maniakalische Anfälle, Athembeschwerden, cheyne Stockes'sches Athmen, Bewusstseinsverlust aufzutreten. Hydriatisch könnte man zur eventuellen Verhütung des Eintrittes und bei bereits manifester Uraemie zur Kräftigung der Propulsionskraft des Herzens den Herzschlauch, ferner mit Vorsicht gewählte und ärztlich überwachte diaphoretische Kuren versuchen; warme Hochbäder, feuchte Einpackungen, Heissluft- und Dampfkastenbäder mit entsprechender nachfolgender Abkühlung.

2. Krankheiten der Blase.

a) Cystitis. Prophylactisch lässt sich gegen Cystitis empfehlen: Vermeidung vom Sitzen im Freien bei kühlem Wetter, auf kalten oder durchnässten Stein- oder Eisenbänken, oder auf blosser Erde, im feuchten Grase; bei Urethralleiden: Desinfection der Urethra vor jeder Injection, vor jedem Katheterismus, um dem Eindringen putriden Secretes vorzubeugen. Reinlichkeit und Asepsis beim Einführen von Instrumenten in die Blase sind selbstverständlich.

b) Cystitis acuta. Die Behandlung des acuten Blasencatarrhes erfordert Bettruhe, Milchkur, bei Aversion gegen Milch, Gersten-, Reis-, Haferschleimsuppe, Sitzbäder 1—3 täglich bis zu 1 Stunde; bei Nachlass der Erscheinungen Hochbäder 1—2 täglich in der Dauer $^1/_2$ bis zu 1 Stunde; durch Zuguss warmen Wassers die Temperatur sowohl der Hoch- als auch der Sitzbäder event. erhöhen, bei intelligenten Kranken kann man sich bezüglich der Temperatur nach dem Gefühle derselben richten. Gegen den Harndrang und die Schmerzen feuchtwarme Compressen auf Blasengegend und Prinaeum, event. Thermophor auf die Compresse oder Schlauch mit durchfliessendem, sehr warmen Wasser. Bei sehr intensiven Schmerzen Suppositorien mit Belladonna oder Morphium. Innerlich: Fol. betulae albae, Fol. uvae ursi, oder Herb. herniar., Herb. chenopod. ambrosioides.

b) Cystitis chronica. Causale Behandlung; reizlose Diät. In vielen Fällen Mineralwässer angezeigt: Karlsbad, Vichy, Preblau, Bilin, Wildungen, Salvator, Giesshübel, St. Galmier, Contrexville. Bei Residualharn in Folge von Blasenparese oder Prostatahypertrophie, Cathetrismus regelmässig vierstündlich oder sechsstündlich und darauf Blasenwaschung. Letztere wird am Besten in folgender Weise vorgenommen. Catheter, Nelaton oder Seidencatheter event. Mercier mit Condé'scher Krümmung wird mit 1 pro mille Sublimatlösung desinficirt und am Besten in Sublimatgaze trocken aufbewahrt. Vor dem Gebrauche wird derselbe mit Carbolöl oder gut verstrichenem, reinen, amerikanischen, weissen Vaselin befettet, in die Blase geführt, letztere entleert, sodann mit einer Spritze 3%ige auf Körpertemperatur erwärmte Borlösung in Portionen zu circa 30 Gramm so oft eingespritzt und wieder abgelassen, bis die Borlösung rein zurückfliesst, nun kann man nochmals 30 Gramm Borlösung einspritzen, die äussere Catheteröffnung mit dem Daumen verschliessen, das Instrument hervorziehen, so dass die letzte Borportion in der Blase verbleibt. Der Kranke ruht eine halbe Stunde lang, der Catheter wird, wie beschrieben, desinficirt und aufbewahrt. Bei eitriger oder jauchiger Cystitis haben wir an Stelle der Borlösung eine Sublimatsolution 1:10 000 verwendet. Laue Sitz- und Hochbäder event. mit Heublumen oder Mandelkleie versetzt, haben uns gegen die Schmerzen und den Harndrang oft gute Dienste geleistet.

c) Hyperaesthesia vesicae urinariae. Ueberempfindlichkeit der Harnblase kann nach Erkältungen, ferner bei neurasthenischen, hysterischen und anaemischen Individuen, bei Potus, bei sexueller Ueberreizung auftreten; zuweilen ist dieselbe die Folge der schlechten Gewohnheit jedem geringen Harndrange nachzugeben.

Dieselbe manifestirt sich in häufigem Harnlassen, selbst bei Ansammlung kleiner Harnquantitäten in der Blase. (Wir sahen einen Kranken, der mehrere Jahre vom Coitus abstinirte und seither während des Tages ungefähr stündlich etwa 50 Gramm Urin entleerte, während der Nacht beiläufig zweistündlich je 150 Gramm.) Die Beschaffenheit des Harnes ist meist normal; doch sind Fälle von Blasenhyperaesthesie bekannt, bei denen die Reaction auffallend sauer, oder aber der Harn wenig concentrirt, wässrig mit niedrigem specifischen Gewichte gefunden wurde. Bei häufigem Uriniren zu Folge schlechter Gewohnheit, genügt oft eine anhaltende Beschäftigung oder Zerstreuung, die den Kranken von dem Gefühle des Dranges und dem Denken an denselben abzulenken vermag. In den auf nervöser Basis beruhenden Fällen wird es uns gelingen, durch zweckmässig angebrachte äussere, von der Haut aus einwirkende thermische und mechanische Reize einen günstigen Erfolg zu erzielen. Abreibungen, wechselwarme Regenbäder, wechselwarme Sitzbäder, Dampfkasten mit nachfolgenden Tauchbädern etc. Sowohl der Azberger'sche Apparat als auch die Winternitz'sche Kühlblase und Kühlsonde mit different temperirtem Wasser haben uns in solchen Fällen gute Dienste geleistet. Der Diät des Kranken haben wir unser besonderes Augenmerk zugewendet. Zuweilen genügte eine einwöchentliche strenge Milchkur, in anderen Fällen eine roborirende gemischte Nahrung um Besserungen des Zustandes herbeizuführen. In einem Falle lästigen, schmerzhaften Harndranges und Entleerung geringer Quantitäten normalen Urins brachten Bettruhe und Verabreichung von Birkenblätterthee (1 Liter in 24 Stunden) nach wenigen Tagen Heilung.

d) Blasenparese und Blasenparalyse bestehen in Schwächezuständen des Sphincter oder des Detrusor vesicae oder beider Muskelgruppen. Dieselben können durch spinale Prozesse (tabes) oder cerebrale (meningitis) bedingt sein; sie können traumatischen Ursprunges sein (Verletzung des Rückenmarkes oder Verletzung der Blase selbst). Desgleichen bei marasmus senilis, bei fieberhaften Erkrankungen vorkommen; auch durch Harnstauung bei mechanischen Hindernissen, Prostatahypertrophie oder Urethralstrictur, oder wenn der Harn viele Stunden nicht gelassen und die Blase stark ausgedehnt wurde, kann Blasenparese eintreten. Bei Lähmung des Sphincter tritt Incontinenz ein.

Bei Parese und Paralyse der Blase ist, abgesehen von der causalen Behandlung Cathetrisation in regelmässigen Zwischenräumen und Blasenwaschung gegen den durch Urinstagnation entstandenen Blasencatarrh geboten. Die Wasserkur wird bei Spinalleiden sowohl auf Besserung des Allgemeinzustandes als auch das Localleiden gerichtet sein. Auch der electrische Strom, Faradisation und Galvanisation werden in diesen Fällen zu Hilfe gezogen werden.

e) Cystospasmus. Wir unterscheiden den Krampf des Blasensphincter und den des Detrusor. Beide Spasmusarten können auf nervöser, neurasthenischer oder hysterischer Grundlage beruhen, und erheischen Behandlung des Grundleidens, welches beruhigende, roborirende oder anregende Kuren erfordert, Tauch-, Halb-, Hoch-, Regenbäder etc., ausserdem locale Anwendungen: Compressen, wechselwarme und schottische Douchen. Sorgfältige Regelung der Lebensweise und Diät sind in solchen Fällen von besonderem Werthe. Bei jugendlichen Individuen, die nach Masturbation oder Excessen in venere an Blasenkrampf gelitten haben, konnten wir durch Anwendung des Psychrophors mit anfänglich warmem, bei eingetretenem Nachlasse der Krampfanfälle mit wechselwarmem und bei fortschreitender Besserung kühlem und kaltem Wasser der Heilung zuführen.

Bei Schwächezuständen des Sphincter vesicae und auch ohne diese kommt es zuweilen zur Enuresis nocturna zum nächtlichen Bettnässen. Dieses Leiden kommt öfters im Kindesalter vor, verschwindet nach kürzerem oder längerem Bestehen, manchmal erst zur Pubertätszeit, in seltenen Fällen ist es auch bei Erwachsenen anzutreffen. Durch entsprechende Erziehung und Aufklärung kann viel zum Aufhören des lästigen Zustandes beigetragen werden. Pünktliche, regelmässige Entleerung der Blase in bestimmten Zeitabschnitten bei Tag und Nacht, Einschränkung der flüssigen Nahrung besonders zur Abendmahlzeit, roborirende Wasserkur, Faradisation und die von Kraus in Wien empfohlene Massage der Blasengegend führen zur Heilung. Zuweilen genügt Hochlagerung des Beckens zur Nachtzeit, um dem Uebel zu steuern.

VII. Venerische Erkrankungen.

Urethritis muco-purulenta acuta et chronica Blennorrhoea urethrae. Der Tripper.

Sowohl bei der acuten als auch bei der chronischen Urethralblennorrhoe werden wir mit der Wasserkur in Verbindung mit medicamentöser Behandlung und diätetischen und hygienischen Massnahmen günstige Heilerfolge erzielen.

a) Bei acutem Tripper ist womöglich körperliche Ruhe, zumindest keine forcirte Bewegung, keine anstrengende Muskelarbeit geboten. Blande Diät, Milch- und Pflanzenkost, Enthaltung von geistigen Getränken, gewürzten Speisen, reichliches Wassertrinken, Sorge für tägliche, gehörige Entleerung, event. durch 28° Wasser- oder 32°—36° Camillenclysmen.

Bei heftigen Entzündungserscheinungen und Reizungszuständen der Urethralschleimhaut sind Einhüllungen des Penis in eine dünne in kaltes Wasser getauchte und ausgewundene Compresse und Anlegung eines kleinen Kühlapparates zu empfehlen. Wenn der Kranke umherzugehen genöthigt ist, dann muss für ein passendes Suspensorium Sorge getragen werden. In den ersten Tagen der Reizungserscheinungen sehen wir von medicamentösen Injectionen ab. Früh und Abends lassen wir lauwarme 38°, 36° 30° bei nicht empfindlichen Individuen kühlere, (niemals kalte!) Sitzbäder in der Dauer von 10 Minuten bis zu einer Stunde geben. (Kalte nicht, weil diese die Entstehung des Blasencatarrhes begünstigen.) Bei den warmen Sitzbädern muss während der Sitzung warmes Wasser nachgegossen werden.

In manchen Fällen werden lauwarme Hochbäder besser vertragen und leisten gegen die Schmerzen und die Corda bessere Dienste. Mit den medicamentösen Einspritzungen; deren wir in vereinzelten Fällen bei grosser Geduld und Ausdauer des Patienten entrathen können — beginnen wir erst bei Abnahme der Irritationszustände und verordnen: Alaun, Zink, Kalium hypermanganicum, Resorein, Protargol, Plumbum acetic. basic. solut, argent. nitric. in leichten Lösungen, von denen 1—4 mal im Tage injicirt werden soll. Nachdem die betreffende Lösung mit einer mit Hartgummi montirten, gehörig desinficirten und jedesmal in hydrophilem Gaze aufbewahrten Glasspritze 1—2 mal injicirt und sogleich wieder abgelassen wurde, wird die Flüssigkeit ein drittes mal eingespritzt und durch Zudrücken des orificium 3—5 Minuten in der urethra belassen. Zum Zeichen, dass die Einspritzung gelungen ist, fliesst die Flüssigkeit in einem Strahle ab. Grosse Sorgfalt und Reinlichkeit muss dem selbst manipulirenden Patienten bezüglich seiner Hände aufgetragen werden, um das Virus nicht auf die Augen zu übertragen.

An Stelle der Injectionen pflegen wir Janet'sche Waschungen der Harnröhre vorzunehmen. Die Spülflüssigkeit (gewöhnlich Kali hypermangan zwischen 1:5000 bis 1:500) wird unter geringem Drucke (etwa $^{1}/_{2}$ Meter Höhe) durchfliessen gelassen wodurch die pars pendula urethrae bis zum sphincter vesicae gereinigt wird.

b) Der chronische Tripper weicht zuweilen auch den diversesten, oft gewechselten, lege artis gebrauchten Adstringentien und dem Janet'schen Verfahren nicht, und haben wir in solchen Fällen vom Winternitz'schen Psychrophor und Schütze'schen Hydrophor überraschend günstige Resultate erzielt. Beim Psychrophor wirkt sowohl der thermische als auch der mechanische Reiz indem er den hyperaemischen Nährboden des Gonococcus anaemisirt und die hypertrophische Schleimhaut durch Druck ad normam zurückbringt. Der Hydrophor wirkt vorwaltend antiphlogistisch und kann auch bisweilen bei Fällen von acutem Tripper zur Anwendung kommen.

Die beiden genannten Instrumente haben auch noch den weiteren Vortheil, dass sie die Bildung von Stricturen zu verhindern geeignet sind.

2. Cystitis.*)

a) Bei acutem Blasencatarrh sind nebst körperlicher Ruhe, prolongirte, warme Sitzbäder anzuwenden, welche den Tenesmus oft rascher zum Schwinden bringen, wie Morphium und Camphersuppositorien. Innerlich verordnen wir reichlichen Milchgenuss, Mineralwässer, schleimige Getränke, auch (nach Ultzmann) herba herniariae, herb. chenopod. ambrosioid. oder folior. uvae ursi oder Birkenblätterthee.

b) Bei chronischem Blasencatarrh ist die Blasenwaschung erforderlich. Zunächst entleert Patient die Blase durch Uriniren. Ist Residualharn vorhanden, dann wird derselbe mit Seidencatheter entleert, sodann 3 %ige auf Körpertemperatur erwärmte Borlösung eingespritzt und abgelassen. Dies wird so oft wiederholt (man injicirt jedesmal circa 30 Gramm) bis die ausfliessende Borlösung klar zurückfliesst. Sodann kann noch einmal eingespritzt und der Catheter entfernt werden, so das ein Theil der Borlösung in der Blase zurückbleibt (Schustler).

Mosetig hat für Blasenwaschungen Jodoformemulsion mit grossem Nutzen angewendet.

3. Bei Prostatahypertrophie und Prostatorrhoe haben wir mit dem Azberger'schen Apparat und der Winternitz'schen Kühlblase Besserungen erzielt; bei letzterer hat sich auch der Psychrophor auf das Beste bewährt. Die Cathetrisirung bei Prostatahypertrophie gelingt zuweilen nur mit dem Mercier'schen Catheter mit Condé'scher Krümmung.

---

*) Siehe auch Krankheiten des Harnapparates.

4. Die Behandlung der Epididymitis und Orchitis erfordert in acuten Fällen Bettruhe, erhöhte Lagerung des Scrotum, Application kalter Compressen mit Kühlapparat für durchfliessendes Wasser; restringirte, reizlose Diät, kühle, säuerliche Getränke; Entleerungsclysmen. In chronischen Fällen erregende Umschläge in passendem Suspensorium eventuell Fricke'scher Heftpflasterverband.

Bei Retentio urinae, Harnverhaltung, in Folge acuter Schleimhautschwellung kann man vor Einführung eines Nelaton-, Seiden- oder Metallcatheters, ebenso wie bei Retentio wegen Spasmus protrahirte warme Sitzbäder oder Umschläge mit Schlauch für durchfliessendes warmes Wasser auf das Perinaeum und die Unterbauchgegend versuchen. Zuweilen kann man hierdurch dem Kranken den Cathetrismus ersparen.

6. Bei Lymphadenitis gelingt es zuweilen im Anfange der Erkrankung durch absolute Ruhe, horizontale Lagerung und Antiphlogose, Umschläge mit Kühlapparat bei passendem diätetischem Verhalten der Suppuration vorzubeugen.

VIII. Hydrotherapie bei Krankheiten der weiblichen Sexualorgane.

1. Sehr häufig kommen Frauen wegen Sterilität zur Anstaltsbehandlung. Vor Allem muss die Ursache derselben festgestellt werden. Wenn nicht mechanische Hindernisse, organische Störungen vorliegen, und die Ursache nicht beim Manne zu suchen ist, so pflegt die Unfruchtbarkeit in der Constitution begründet zu sein.

Anaemische, chlorotische, lymphatische, scrophulöse Frauen sind einer entsprechenden, roborirenden, Blut bereitenden und Blut verbessernden Kur zu unterziehen. Wasserkuren, elektrische Eisenbäder, innerlicher Gebrauch zweckdienlicher arsen-eisen, resp. jodhaltiger Mineralwässer, Eisenpräparate: Fersan, Haematogen, Fer Bravais, Blaud'sche Pillen, passende Diät, Heilgymnastik werden in vielen Fällen eine Kräftigung des Organismus und eine leichtere Conceptionsfähigkeit herbeiführen. Polysarcie der Frauen ist auch zuweilen ein Hinderniss für die Befruchtung; man wird Abmagerungskuren in der früher beschriebenen Weise durchführen. Hysterische und Nervöse werden gleichfalls nach einer rationellen Wasserkur in manchen Fällen das ersehnte Ziel leichter erreichen.

2. Acute Metritis. Im Beginne der Erkrankung Bettruhe Antiphlogose. Stammumschläge mit Kühlapparat für durchfliessendes

Wasser, später kühle und kalte Sitzbäder in der Dauer von 10 bis 20 Minuten; gleichzeitiger Gebrauch des Badespeculums.

Wenn die Entzündungserscheinungen nachlassen, Stammumschläge (ohne Schlauch), die 3—4 Stunden liegen bleiben können.

Bei gleichzeitig vorhandener Constipation Clysmen.

3. Chronische Metritis; möglichst warme Uterusdouchen; Camillenumschläge, so warm selbe vertragen werden; späterhin lauwarme Bäder, Leibbinden, Stammumschläge.

4. Bei der Behandlung der acuten Endometritis wird man sich sehr oft nach dem Gefühle der Kranken richten müssen. Während einige Kälteapplicationen in Form von Umschlägen mit Kühlvorrichtungen und kühlen Vaginalspülungen sehr wohl vertragen und davon Nutzen haben, wird man bei anderen sehr warme Vaginalirrigationen und feuchtwarme Compressen mit Schlauch für durchfliessendes warmes Wasser mit Erfolg in Anwendung bringen. Bei heftigen Schmerzen hat der von Hofrath Winternitz erfundene Vaginalkühler mit Zu- und Abflussrohr sich bestens bewährt.

5. Chronische Endometritis, körperliche Ruhe, resorbirende Bäder, Vaginalirrigationen mit Desinfectionswässern 1 : 1000 Sublimat, Kalium hypermangan. Sorge für tägliche Defäcation durch Clysmen. Bei gonorrhoischer Endometritis Uterusirrigation mit 1 : 5000 Sublimat, bei Haemorrhagieen: 5fache Verdünnung von Liqu. ferri sesqui chlorat; bei der hypertrophischen Form gleiche Verdünnung von Jodtinktur.

6. Oophoritis und Salpyngitis erfordern im acuten Stadium Bettruhe und Antiphlogose, Leibbinden, Stammumschläge bei Tag und Nacht häufig (alle zwei Stunden) gewechselt oder Kühlapparat mit durchfliessendem Wasser. Bei chronischer Oophoritis und Salpyngitis verordnen wir kühle Halbbäder, Sitzbäder, Leibbinden: kühle Lavements, event. Abführmittel.

7. Die Parametritis entsteht zuweilen nach Infection bei gynäcologischen Eingriffen, bei Entbindungen; daher prophylactisch Antisepsis bei diesen Gelegenheiten. Therapie: Absolute Ruhe, Stammumschläge mit Kühlapparat; wenn Stammumschläge durch ihr Gewicht lästig werden, Leibbinden mit Winternitz'schem Gummikühlschlauch mit Zu- und Abflussrohr. Laxantien, Vaginalirrigationen niedrig temperirt 1:1000 Sublimatlösung; bei heftigen Schmerzen Morphiumsuppositorien.

Bleibt das Exsudat stationär, sind keine Fiebererscheinungen mehr, dann sind Stammumschläge mit Schlauch für durchfliessendes sehr warmes Wasser angezeigt oder Thermophor Resorptionsbefördernde Hochbäder oder Sitzbäder sind indicirt, event. Zusatz zu den Bädern von Franzensbader Moorsalz, Halleiner Mutterlaugensalz; Badespeculum sehr empfehlenswerth. Warme Vaginalirrigationen.

8. Die Therapie der Perimetritis ist dieselbe wie bei der Parametritis.

9. Amenorrhoe auf anaemischer, chlorotischer Basis oder in Folge von Polysarcie oder Tuberculose erfordern causale Behandlung. Ausserdem Proceduren, die eine vermehrte Blutzufuhr zum Uterus nach sich ziehen.

Warme Vaginal- resp. Uterusdouche, warme Sitzbäder, Leibbinden mit heissem Schlauch oder Thermophor oder Wärmdose auf die Unterbauchgegend. Fächer und Strahldouchen auf die inneren Oberschenkelflächen von geschulter Badedienerin applicirt, beweglichen Fächer auf die Lumbalgegend und die unteren Extremitäten, schwedische Heilgymnastik; Uebungen, die das Blut zu den unteren Körpertheilen leiten.

10. Bei Menorrhagie werden wir eine Contraction der Gefässe des Uterus anstreben; die schon von Skanzoni in Würzburg empfohlenen blutstillenden hydriatischen Proceduren: eiskalte oder sehr warme Vaginalirrigationen oder abwechselnd sehr kalte und sehr warme. Wir verwenden auch einen Kühlapparat aus Gummi, der von der Unterbauchgegend zwischen den Beinen durch bis zum Kreuz angelegt wird und durch welchen kaltes Wasser circulirt.

11. Congestive und spastische Dysmenorrhoe könnte man decongestionirend und antispasmodisch behandeln, mit lauen Hochbädern, Regenbädern, Fächer auf Kreuz und untere Extremitäten, Douche filiforme und schottiche Douche auf die Lumbalgegend; warmen Sitzbädern etc.

12. Bei Vulvitis und Bartholinitis genügen oft feuchte Compressen aus hydrophilem Gaze mit kleinem, einige Stunden hindurch angelegtem Kühlapparat, um stärkere Entzündung resp. Abscedirung zu vermeiden.

13. Bei gravidem Uterus und im Puerperium wurde der Gebrauch der Wasserkur noch vor etwa 20 Jahren perhorrescirt. Winternitz hat gezeigt, dass man mit den nöthigen Cautelen zu jeder Schwangerschaftszeit und nach dem partus eine entsprechende hydriatische Behandlung einleiten und zum Wohle der Kranken durchführen könne. Das „unstillbare“ Erbrechen der Schwangeren hat zuweilen nach der Anwendung von Leibbinde mit Schlauch

für durchfliessendes warmes Wasser nachgelassen. Die Chorea gravidarum hat in mehreren von uns beobachteten Fällen nach mehrwöchentlicher Kur cessirt. Eclamptische Anfälle wurden durch feuchte Einpackungen, 35 ° Hochbädern in der Dauer einer halben bis zu einer Stunde, warmen Irrigationen wesentlich gemildert.

Pingler hat in der Austreibungsperiode zur Wehenanregung kurze, kalte Sitzbäder empfohlen.

Bei Puerperalfieber wurden Theilwaschungen, feuchte Einpackungen, Stammumschläge und Halbbäder mit ausgezeichnetem Erfolge angewendet.

IX. Hydriatische Behandlung der Syphilis.*)

Die Syphilis ist nach der Annahme der hervorragendsten Forscher auf diesem Gebiete eine heilbare Krankheit. Sie hat von dem grossen Schrecken, den sie ursprünglich verbreitete, wesentlich verloren. Man steht derselben nicht mehr machtlos gegenüber, und gehören die Verheerungen, die dieselbe im Organismus anrichtet, bei entsprechender Pflege und Behandlung, heutzutage — in Mitteleuropa wenigstens — zu den seltenen Ausnahmen.

Nicht vereinzelt sind die Fälle von Spontanheilung der Syphilis. Wiederholt haben Aerzte am eigenen Körper und an Kranken den Verlauf der Seuche beobachtet und dieselbe bei rationeller Lebensweise und entsprechender Ernährung ohne Anwendung specifischer Medicamente schwinden gesehen.

Als man das hervorragendste Antidotum, die Panacee gegen das luetische Virus, das Quecksilber, in Anwendung brachte, schuf man gleichzeitig eine neue Constitutionserkrankung, die, zuweilen mit Recht, nicht minder gefürchtet war, als die Lues selbst, den Mercurialismus.

Die Art und Weise der Application dieses keineswegs harmlosen Mittels war in den verschiedenen Zeitabschnitten verschieden.

Noch zu Beginn der sechziger Jahre war Syphilis, Quecksilber und schwere Schädigung des Körpers eine unlösbare Kette.

Erst Siegmund in Wien hat gezeigt, dass der Syphilitische bei der Einreibungskur mit grauer Salbe keineswegs herabkommen, abmagern und dahinsiechen müsse, ja dass er trotz und während der Anwendung dieses eingreifenden Mittels in seiner Ernährung gebessert werden könne, falls nur das hygienisch und diätetisch

*) Theilweise bereits publicirt vide Fortschritte der Hydrotherapie Dr. Pick Syphilisbehandlung, Urban & Schwarzenberg 1897.

richtige Regime, scrupulöse'ste Reinhaltung des ganzen Körpers, zumal auch der Mund-, Nasen- und Rachenhöhle sorgfältig überwacht und durchgeführt werde. Trotzdem ist es heute eine noch offene Frage, ob die 20 und 30 Jahre nach der Infection auftretenden Cerebral- und Spinalerkrankungen als Folgekrankheiten der Syphilis oder als durch den Abusus des Mercurs entstanden, aufzufassen seien. Eine Thatsache, die ich gleich hier, gestützt auf reiche Erfahrung erwähnen will, ist, dass bei gewissen Formen von Tabes, nach einer Einleitung einer mercuriellen Behandlung mit oder ohne Wasserkur in der Regel eine auffallende, rapide Verschlimmerung aufzutreten pflegt.

Eine weitere grosse Rolle in der Syphilistherapie spielt das Jod in seiner Darreichung als Jodkalium, Jodnatrium und Jodamonium und in seinem äusserlichen Gebrauche in Form von Bädern. Man hat bisher daran festgehalten, dass das Jod erst in den Spätformen der Luës-, in den Knorpel-, Knochen- cerebralen Affectionen, ferner nach durchgeführter Inunctionskur und als Praeventiv medication bei dem Verdachte latenter Syphilis angewendet werden solle. Entgegen diesen Anschauungen hat uns die Erfahrung gelehrt, dass wir zuweilen mit den nöthigen Cautelen und mit gleichzeitig eingeleiteten hydriatischen Applicationen durch Darreichung von Jod wohl nicht die Initialformen der ersten Eruption aber Haut und Schleimhautaffectionen der Recidiven relativ rasch zum Schwinden gebracht haben. In welcher Weise nun wirkt die Wasserkur auf die constitutionelle Syphilis?

Das syphilitische Virus hält durch die Haut oder Schleimhaut seinen Einzug in den menschlichen Körper. Auf dem Wege der Lymphbahnen gelangt dasselbe in das Blut und früher oder später kann jedes Gewebe, jedes Organ luëtisch ergriffen werden.

Auch unser Angriffsterrain bei der hydriatischen Behandlung ist die äussere Haut und die sichtbaren Schleimhäute.

Wir sind im Stande durch den Stoffwechsel anregende und beschleunigende Proceduren von der Peripherie aus, den Gesammtorganismus zu beeinflussen. In erster Linie kommen hier die schweisshervorrufenden und befördernden Applicationen in Betracht. Es ist selbstverständlich, dass wir bei der Wahl der Wasseranwendung, ebenso wie bei der Behandlung jeder anderen Erkrankung individualisiren müssen. Kräftezustand, Ernährung, Blutbereitung, Beschaffenheit des Nervensystemes; etwa vorhandene anderweitige Erkrankungen und Complicationen und last not least Stadium und Grad der luëtischen Erkrankung geben uns die Directive für unser therapeutisches Eingreifen.

Die Eruption nach erfolgter Infection hintanzuhalten, wird uns mit der Hydrotherapie ebensowenig gelingen, als durch vorzeitig oder rechtzeitig eingeleitete Inunctionskur, Jodbehandlung oder durch Excision des indurirten ulcus.

Es giebt eben keine Abortiv- oder Präventivkur bei der Luës.

Der Nutzen, den der Kranke von der Wasserkur vor dem Auftreten der Roscola hat, ist ein zweifacher: Zunächst das subjective Wohlbefinden, welches häufig ohne dieselbe durch die Kopf- und Gliederschmerzen wesentlich alterirt ist, ferner pflegt das Incubationsstadium, wie Winternitz und Sigmund in Wien und Güntz in Dresden nachgewiesen haben, erheblich abgekürzt zu werden und treten die ersten Allgemeinerscheinungen in manchen Fällen früher zu Tage.

Dr. Helmer in Wien hat bei Individuen, die wegen einer bestehenden Idiosyncrasie gegen das Quecksilber die Inunctionskur unterbrechen mussten, dieselbe bei gleichzeitiger hydriatischer Behandlung anstandslos fortsetzen und zu Ende führen können.

Bei dem maculo-papulösen Syphilide mit deutlichen Nuchal-, Axillar-, Cubital- und Inguinaldrüsenschwellungen pflegen wir feuchte Einpackungen des ganzen Körpers in der Dauer von ungefähr einer Stunde (bis zur gehörigen Erwärmung) mit darauffolgender Abkühlungsprocedur (Halbbad) in Anwendung zu bringen und diese Procedur mutatis mutandis bis zum Schwinden des Exanthemes täglich des Morgens fortzusetzen. Gleichzeitig verabreichen wir innerlich 1—2 Gramm Jodkalium Abends vor dem Schlafengehen in kleiner Quantität Milch. In dieser Form verträgt Patient das genannte Mittel in der Regel ohne die lästigen Erscheinungen von Seiten des Magens, der Nasen- und Rachenschleimhaut. Dass das Jod hierbei nicht das einzig wirksame Agens sei, beweist der Umstand, dass ohne die Wasserkur Drüsenschwellungen und Exanthem ungleich länger persistiren.

Es ist aber auch vorgekommen, dass uns frische Fälle secundärer Syphilis zugewiesen wurden, bei denen der vorher behandelnde College die Einleitung einer Inunctionskur dringend empfohlen und gewünscht hatte. Hierbei mussten wir bei gleichzeitig angewendeter Wasserkur ungleich weniger Quecksilber dem Körper einverleiben und erzielten vorzügliche Resultate.

In den Spätformen der Luës, serpiginösen Geschwüren der Haut, recidivirender Iritis, Cyclitis, bei Knorpel- und Knochenaffectionen, Gummata und Tophi, wenn Gefahr einer dauernden Schädigung vorhanden ist, haben wir zumeist Dampfkasten- und

Dampfwannenbäder, feuchte und trockene Einpackungen (stundenlang bis zu profuser Transpiration) mit nachfolgenden Tauch-, Halb-, Voll-, Regenbädern, in Verbindung mit innerlicher Verabreichung von Jodpräparaten, Decoct. Zittmanni, zuweilen Hg-Inunctionen mit günstigem Erfolge in Anwendung gebracht. Erwähnen will ich an dieser Stelle, dass wir bei der Syphilisbehandlung ein grosses Gewicht auf eine rationelle, zweckdienstliche Ernährung gelegt haben. Nicht immer ist es die sogenannte, roborirende Fleischdiät, die dem Kranken erspriesslich ist; und haben wir bei vorwaltender Milch- und vegetabilischer Kost nicht bloss dem Wunsche unserer Patienten Rechnung getragen, sondern auch die pathologischen Erscheinungen rascher schwinden, das Körpergewicht zunehmen gesehen.

Der Statistik ist die Entscheidung vorbehalten, ob Syphilitische, die hydriatisch behandelt wurden vor Recidiven länger oder häufiger verschont geblieben sind, als solche, die sich einer specifischen Medication *κατ' ἐξοχὴν* unterzogen haben.

Das oberste Postulat für eine rationelle Syphilistherapie bleibt die Eliminirung des Virus durch Steigerung des Stoffwechsels und fürwahr, keine Methode könnte dieser Indication prompter und vollkommener gerecht werden, als die Hydrotherapie!

X. Hydrotherapie bei Hautkrankheiten.

Die Hydrotherapie spielt in der Prophylaxe der Hautkrankheiten eine hervorragende Rolle. Sowohl durch allgemeine, als auch durch locale Proceduren eliminiren wir Krankheitskeime, die aus der Luft oder durch Contact mit anderen Körpern auf die Haut gelangen, an derselben haften bleiben, sich daselbst vermehren oder bei einer Continuitätslaesion in dieselbe eindringen. Die wohlthätige, sanitäre Wirkung des alltäglichen Waschens, Badens, Douchens des Körpers benöthigt nicht erst weiterer Erörterung oder Begründung. Die normale, gesunde, menschliche Haut erfordert bloss die Entfernung von angesammeltem Staub, Russ, Rauch, Fett, Schweiss und Schmutz und reicht hierzu eine Waschung mit Wasser und einer Natron- oder Natronglycerinseife aus; andere Utensilien, wie beispielsweise Schwämme, die Haut irritirende Seifen können zu artificiellen Dermatitiden Anlass geben. (Erwähnenswerth ist, dass die gesunde Haut bald mehr, bald weniger fetthaltig ist, sich fettig anfühlt; bald fettarm, sodann spröde und trocken, sich abschilfernd, für letztere ist häufiges Waschen mit Seife unzweckmässig, vielmehr der Gebrauch von indifferenten Oelen und Fetten erforderlich.)

Der Einfluss des Wassers auf Blut Zu- und Abfuhr durch die mechanische Einwirkung des Wassers auf das Gefäss- und Nervensystem giebt uns eine mächtige Handhabe pathologische Zustände der Haut zu beheben, die in einem oder mehreren Hautabschnitten oder der Gesammtdecke durch die verschiedensten veranlassenden Momente sich etablirt haben. Ein grosser Procentsatz von Hauterkrankungen sind luëtischen Ursprunges und müssen antisyphilitisch behandelt werden; andere wieder sind mit Störungen des Verdauungstraktes im Zusammenhange (Urticaria, Erytheme, Furunkulose) und wird die causale Behandlung vorerst genaue Exploration des Magens, des Darmes, der Ex- und Secrete erfordern.

Viele Hautkrankheiten sind von Funktionsstörungen und Veränderungen des Nervensystemes abhängig: Herpes, Zooster, Pruritus und werden durch zweckdienliche Behandlung des alterirten Nervensystemes behoben.

Eine weitere Zahl von path. Erscheinungen an der Haut hängt mit Blutvergiftungen und Blutentmischungen zusammen. (Phosphorvergiftung) Purpura, Scorbut etc.

Dass auch der unzweckmässige Gebrauch von Wasser und Mangel an nöthiger Reinlichkeit namentlich der Badetücher und Compressen künstlich Hauterkrankungen erzeugen kann, ist bekannt. Excema marginat; herpes tonsurans, Furunkulose u. dergl.

Bei gehöriger Sorgfalt und Pflege wird es in gut geleiteten Wasserheilanstalten, streng überwachtem Personal in den seltensten Fällen zu derartigen Hautveränderungen kommen und ist das häufige Ausbrühen und Plätten der Laken, Compressen und scrupulöseste Reinhaltung der übrigen Badeutensilien der sicherste Schutz vor dieser Art artificieller Hauterkrankungen.

In vielen Fällen von Störungen der Circulation und Secretion Entzündungsvorgängen, Neurosen, Hyper- und Atrophieen der Haut werden combinirte medicamentöse und hydriatische Behandlung, bisweilen letztere allein indicirt sein.

Die Circulationsstörungen der Haut äussern sich als Anaemie, Hyperaemie und Haemorrhagie. Die Hautanaemie kann durch allgemeine Anaemie, Oligaemie oder Leukâmie bedingt sein, oder es sind Störungen im Nervensystem oder in der Circulation Ursachen der Hautanaemie. Bei der Hauthyperaemie finden wir eine reichlichere Füllung der Blutgefässe, die entweder durch vermehrten Zufluss, active Hyperaemie oder Fluxion oder durch Stasenbildung passive Hyperaemie bedingt ist. Eine ganze Reihe von Erkrankungen der Haut entstehen durch Hyperaemie derselben. Hierher gehören die verschiedenen Erytheme, so das Erythema caloricum, welches durch übermässige Kälte oder Hitzeeinwirkung hervorgerufen wird, das Erythema artificiale traumaticum durch längere Zeit andauernden Druck oder Reibung. Ebenso die circumscripte Hauthyperaemie, die wir als Roseola variolosa, luëtica und typhosa, je nach dem aetiologischen Momente differenciren.

Bei der passiven Hyperaemie ist entweder die Gesammtoberfläche der Haut betheiligt, Cyanose, oder Theile derselben, Livedo; erstere ist hauptsächlich bei vitien cordis, letztere bei localen Störungen anzutreffen. Hauthaemorrhagieen entstehen entweder durch Rhexis, — Zerreissung von Blutgefässen oder durch Diapedesis, das ist durch Austritt von Blutkörperchen durch die intacte Gefässwand; diese Blutaustritte, Extravasate können bald oberflächlich in der Epidermis, bald im Capillarkörper, im Corium oder im Unterhautzellengewebe auftreten. Diese Blutaustritte führen je nach ihrer Form und Grösse verschiedene Namen: Petechien, Vibices, Ecchymosen; Hauthaemorrhagieen kommen beim Scorbut, Haemophilie und der Purpura vor.

Die Hydrotherapie leistet bei der Behandlung der meisten der genannten Hautveränderungen und Erkrankungen durch den Einfluss des Wassers auf Circulation und Innervation Hervorragendes. Anaemische Zustände, trägen Blutkreislauf, ungleichmässige Vertheilung des Blutes werden wir durch anregende Proceduren, Abreibung, Lakenbad, Tauchbad, kurz dauerndes Regenbad günstig beeinflussen. Hauthyperaemieen, Fluxionen werden wir durch ableitende Proceduren, durch antiphlogistisch wirkende Anwendungen, andererseits Stasen durch die Circulation beschleunigende Proceduren auszugleichen trachten. Entzündungsprocesse in der Haut, wie selbe beim Erysipel, bei manchen Eccemformen, bei Verbrennungen etc. entstehen, werden durch Compressen mit Schlauch für durchfliessendes Wasser, Berieslungen, Longettenverbände günstig beeinflusst und dadurch die subjectiven und objectiven Symptome gebessert und in vielen Fällen zum Schwinden gebracht.

Die Haemorrhagieen der Haut, die bei Infectionskrankheiten, wie Typhus, Luës, Variola vorkommen, schwinden bei entsprechender Behandlung der genannten Krankheiten von selbst; dagegen werden wir bei Scorbut, Purpura rheumatica, Morbus maculosus Werlhofii in den hydrotherapeutischen Proceduren schätzenswerthe Behelfe zur Tonisirung der Haut, der Schleimhäute und der in ihnen verlaufenden Gefässe finden. Die Secretionsanomalien der Haut betreffen die Schweissdrüsen und die Talgdrüsen.

Die Anomalieen der ersteren bestehen in vermehrter Ausscheidung von Secret, leichter Transpiration, 1. Hyperhidrosis oder dem Gegentheile, der Anhidrosis. Hyperhidrosis kann eine Erkrankung per se sein, oder aber ein Symptom von Anaemie, Glycosurie, Phthise. Im ersteren Falle werden kühle Regenbäder oder Hochbäder mit eventuellem Zusatz von Mandelkleien oder Heublumen angezeigt sein. 2. Bei Anhidrosis, wenn dieselbe in einer mangelhaften Funktion der Schweissdrüsen besteht, ohne dass anderweitige pathologische Veränderungen im Körper nachzuweisen sind, werden feuchte Einpackungen, kurze Dampfkasten und Tauchbäder die Schweissdrüsen zu vermehrter Secretion anregen. Als Folgezustand der Hyperhidrosis pflegen Sudamina, Miliaria aufzutreten, die in gleicher Weise zu behandeln sind, wie die Hyperhidrosis selbst. Zuweilen verschwinden dieselben spontan.

Von den Anomalieen der Talgdrüsen interessirt uns der 3. Lichen pilaris, jene Hautdrüsenerkrankung, von welcher die Streckseiten der Extremitäten befallen zu werden pflegen und bei welcher uns Dampfproceduren gute Dienste geleistet haben. Bei den mit den Erscheinungen der Entzündung einhergehenden Hautkrankheiten kommen hydriatische Proceduren, obwohl von specialärztlicher Seite perhorrescirt, in vielen Fällen mit grossem Nutzen zur Anwendung.

4. Bei acutem Eccem wird man oftmals sowohl die heftigen Spannungs- und Schmerzempfindungen der Haut, als auch die Röthung und Schwellung derselben am Raschesten schwinden sehen, durch Einhüllung der erkrankten Körpertheile in eine dünne, in kaltes Wasser getauchte, triefende Leinwandschichte, auf welche man einen passenden, Winternitz'schen Gummikühlapparat anlegt und mehrere Stunden im Tage fliessen lässt; zuweilen haben acute, nässende Ecceme der Application von Streupulver, Oelen und Fetten (Salben) getrotzt und das heftige Jucken, die Schmerzen und die schlaflosen Nächte sind erst auf die beschriebene Wasseranwendung gewichen. Bei der Behandlung des 5. chronischen Eccemes werden wir gleichfalls des Gebrauches des Wassers nicht entrathen können. Wo es sich um Erweichung von durch die Krankheiten gesetzten Krusten, Borken und Schwielen handelt, werden uns feuchte Einpackungen, Dampfkasten, Regenbäder und Hochbäder vorzügliche Dienste leisten. Wir werden durch mehrtägigen oder mehrwöchentlichen Gebrauch der Wasserkur die Haut geschmeidig und weich machen und dadurch allein schon häufig Heilung erzielen; zuweilen aber wird es nothwendig werden, je nach der Beschaffenheit des Eccemes verschiedene specifisch wirkende Agentien

in Anwendung bringen; Heidelbeersalbe, Ung. diachylon album, (Hebra) Theerpräparate, Wilkinsonsalbe etc.

6. Prurigo ist eine unheilbare Krankheit, die in zarter Kindheit beginnend das Individuum bis zu seinem Lebensende begleitet. Wir haben von protrahirten, mehrstündigen, namentlich nächtlichen Einhüllungen das schlafraubende Jucken wenigstens für einige Stunden schwinden gesehen und durch morgendliche Regen- oder Halbbäder den Körper der beklagenswerthen Kranken erfrischt und gekräftigt.

7. Beim Erythema nodosum, welches meistens mit Temperatursteigerung und Fieber einhergeht und sich an den Vorderarmen und Unterschenkeln mit Vorliebe localisirt, könnte man bei grosser Schmerzhaftigkeit feuchte Einpackungen mit nachfolgenden Tauch- oder Halbbädern und local Longetten mit Kühlvorrichtungen versuchen.

8. Urticaria, Nässelausschlag, bei manchen Individuen nach dem Genusse von Erdbeeren, Krebsen, Hummern, Austern, nach dem Berühren von Brennnesseln, Raupen, nach Insektenstichen auftretend, schwindet in vielen Fällen spontan, ist aber zuweilen sehr hartnäckig, trotz jeder Therapie, dem innerlichen Gebrauche des Atropin, äusserlichen Einreibungen, Sublimatbädern etc. In einem sehr hartnäckigen Falle sahen wir die Urticaria erst nach Extirpation eines Ovarialtumors schwinden; in vielen anderen Fällen nach mehrmonatlicher hydriatischer Behandlung: laue Regenbäder, protrahirte Heublumenhochbäder, Kleienbäder etc.

9. Bei einem Herpeszoster facialis und einem zoster dorsopectoralis hat Hofrath Winternitz die Wasserkur mit gutem Erfolge durchgeführt. Bei ersterem war vor der Behandlung mit Wasser sehr intensiver Schmerz im Bereiche des ersten und zweiten Astes des linken Trigeminus aufgetreten, der wochenlang fast ununterbrochen bei Tag und Nacht anhielt und erst auf feuchte Einpackungen und Halbbäder rasch nachliess.

Im zweiten Falle hat Winternitz nebst Wasserkur abwechselnd Alkohol- und Heidelbeersalben-Verband anwenden lassen und rasche Heilung erzielt.

10. Bei acutem Pemphigus, wenn gangränöser Zerfall der Blasen eintritt, lässt Unna und Eichhoff laue Vollbäder mit Zusätzen von Species aromatic. gebrauchen.

11. Bei Verbrennungen, Combustiones aller drei Grade werden wir Wasser als schmerzstillendes, reinigendes und Deckmittel in Anwendung bringen. Bei der combustio erythematosa und bullosa werden Umschläge, Compressen, Longetten, Berieslungen, Kühlapparate für durchfliessendes Wasser Anwendung finden.

Bei ausgebreiteten Verbrennungen zweiten und dritten Grades, combustio bullosa et escharotica wird ausser den genannten Proceduren das Hebra'sche Wasserbett, in dem der Kranke Tag und Nacht, Wochen und Monate hindurch in gleichmässig temperirtem 38° C. Wasser verbleiben kann, am Platze sein. Die Heilungsresultate sind nicht günstigere als bei anderen Methoden, allein die schmerzstillende Wirkung ist eminent. Wenn $^2/_3$ der Hautoberfläche oder darüber der Verbrennung ausgesetzt war, dann ist der letale Ausgang bevorstehend, und die Aufgabe des Arztes bleibt für Euthanasie Sorge zu tragen. Dieser Indication wird das Hebra'sche Wasserbett gerecht werden. Wenn bis zu 24 Stunden nach erfolgter Verbrennung dritten Grades auch bei geringer Ausbreitung Erbrechen eintritt, so ist dies gewöhnlich gleichfalls ein Zeichen von Todesgefahr.

12. Bei Psoriasis vulgaris werden wir die Schuppen durch macerirende, erweichende Proceduren hinweg zu schaffen trachten. Dies geschieht durch feuchte oder trockene, lang dauernde Einpackungen bis zu fünf Stunden oder durch protrahirte, warme Bäder oder Dampfproceduren mit nachfolgenden Halbbädern; bisweilen wird durch systematische, consequente Fortsetzung dieser und ähnlicher Proceduren für einige Monate die Haut von der psoriasis punctata, guttata, numularis, befreit bleiben. Psoriasis gyrata und universalis erfordern gewöhnlich, wenn die Haut geschmeidig geworden, die Anwendung von Theerpräparaten.

13. Beim Pemphigus foliaceus haben wir als Palliativmittel das Hebra'sche Wasserbett kennen gelernt.

14. Ulcus cruris hat Winternitz durch Ruhe, Hochlagerung, mehrstündlich gewechselte Longettenverbände und zeitweise angewandte Heidelbeersalbe der Heilung zugeführt.

15. Pruritus cutaneus nervosus kommt im höheren Alter, aber auch bei jüngeren Individuen ohne nachweisbare, anderweitige pathologische Störung vor. Er ist bald über den ganzen Körper verbreitet, bald circumscript, exacerbirt in der Bettwärme oder bei Temperaturwechsel, ebenso nach Gemüthsaffecten. Durch nervenberuhigende Proceduren, laue Hochbäder mit oder ohne Kleien- oder Heublumenzusatz, lauwarme und kühle Regenbäder in Verbindung mit reizloser Diät, Milch und Pflanzenkost haben wir Heilungen erzielt. Auch Zusatz von Alkohol bei Theilwaschungen war von erspriesslicher Wirkung.

XI. Anaemie und Chlorose.

Eine rationelle, entsprechende Wasserkur wird anaemische und chlorotische Zustände bessern und beheben können.

Auch heute noch finden wir Aerzte, die diesen alten Erfahrungssatz nicht gelten lassen wollen, und sich unserer Methode gegenüber ablehnend verhalten. Als Argument für die Nutzlosigkeit der Hydrotherapie bei Anaemie und Chlorose wird angeführt, dass es sich um Ersatz eines dem Blute mangelnden Körpers, — des Eisens — handle, welches nur durch direkte Einfuhr dem Blute die physiologische Zusammensetzung verleihen könne.

Wir wissen aber, dass wir mit dem Wasser auf die Haematopoëtischen Organe ganz besonders anregend einwirken können, und dass wir durch Beschleunigung des Stoffwechsels, Kräftigung der Circulation und Respiration, Besserung der Verdauung und Assimilationsfähigkeit zur Beseitigung des krankhaften Zustandes beizutragen in der Lage sind. Die Annahme, dass Anaemie und Chlorose auf dem mangelhaften Eisengehalte des Blutes allein beruhen, ist unrichtig; es sind noch im Gefolge anderer Störungen auftretende Veränderungen, die uns in ihrem Wesen noch nicht bekannt sind. Diese Erkrankung des Blutes tritt auf nach Blutverlusten durch heftiges, häufiges Nasenbluten, durch Lungen-, Magen-, Darm-, Gebärmutterblutung; ferner im Anschlusse an gewisse Erkrankungen, Polysarcie, Enteroptose, Catarrhus intestinalis, auch nach Traumen, ohne nachweisbaren Blutverlust (Anaemia spuria acutissima. Siehe Winternitz Publication).

Bei der Behandlung der Anaemie und Chlorose muss unser Augenmerk darauf gerichtet sein, den Organismus vor zu grosser Wärmeabgabe zu bewahren, und dies geschieht durch Wärme zuführende Proceduren, welche wir vor den Wärme entziehenden appliciren lassen. Winternitz hat festgestellt, dass durch energische, kurz dauernde, thermo-mechanische Reize der Haemoglobingehalt des Blutes, die Zahl der rothen Blutkörperchen und das specifische Gewicht des Blutes vermehrt wird, vorausgesetzt, dass der Organismus die thermo-mechanische Reizwirkung mit einer entsprechenden Reaction beantwortet.

Wir werden nach dem Gesagten bei der Behandlung Anaemischer und Chlorotischer gut thun, die Wärme entziehende Kur entweder des Morgens aus der Bettwärme, wenn eine Anhäufung von Wärme an der Körperoberfläche durch gehörige Bedeckung Nachts über stattgefunden hat, zu verordnen. Theilwaschungen, Abreibung, Tauchbad, flüchtiger Regen, Uebergiessung, oder eine der genannten

Proceduren nach einer Vorerwärmung, durch einen Dampfkasten, Dampfwanne, Heissluftapparat, electrisches Lichtbad, Sonnenbad oder durch eine Einpackung etc.

Es ist aber auch rathsam, den Körper vor der Wärme entziehenden Procedur von Innen zu heizen: durch Verabreichung einer Tasse warmer Milch mit Slibowitz, Cognac u. dgl. Nach der Kur erfolgt die Wiedererwärmung bei sehr herabgekommenen, schwächlichen oder schwer beweglichen Kranken durch Bettwärme, bei anderen durch Bewegung im Freien, Bergsteigen, Turnen etc.

In vielen Fällen werden wir die Wasserkur mit einer modificirten Mastkur verbinden: Massage, Electricität, Fütterung.

Bezüglich der Diät haben wir die Erfahrung gemacht, dass Anaemische und Chlorotische bei vorwaltender Fleischkost nicht immer kräftiger und blutreicher geworden sind, und dass wir Versuches halber ihrem Geschmacke Rechnung tragend, dieselben auf Milch und vegetabilische Kost gesetzt und überraschend günstige Erfolge erzielt haben.

XII. Acute exanthematische Infectionskrankheiten.

Specifische, pathogene Mikroorganismen und die Produkte ihres Stoffwechsels, welche acute, exanthematische Infectionskrankheiten hervorrufen, sind bisher noch nicht gefunden worden. Die in den Drüsen und in verschiedenen Organen nachgewiesenen Streptococcen und anderen Bacterienarten stammen aus der atmosphärischen Luft, in der sie in grosser Menge verbreitet sind und auf dem mit Fäulniss und Gährungsprodukten zu ihrem Wachsthum und Vermehrung vorbereiteten Boden sich ansiedeln, um gelegentlich durch Lymphe und Blutstrom im Organismus Verbreitung zu finden. Wenn wir von Mischinfection sprechen, so verstehen wir darunter die Infection mit den genannten Bacterien und einem oder mehreren uns noch unbekannten specifischen Krankheitserregern. Auf diese Weise erklären wir uns auch die gleichzeitige Entstehung mehrerer Infectionskrankheiten in einem und demselben Individuum; wie beispielsweise Tussis convulsiva und Morbillen, noch öfters treten bei demselben Patienten nacheinander in kurzen Zeiträumen zwei und mehr Infectionskrankheiten auf: z. B. Scarlatina, darauf Morbillen, Scarlatina, darauf Croup u. s. w. Die Behandlung dieser Erkrankungen war bis zu Currie's Zeiten eine rein expectative und jede hydriatische Action bis dahin durchaus verpönt. Currie war der Erste, der für die Prodrome, den Verlauf und die Nachbehandlung der acuten, exanthematischen Infectionskrankheiten sehr zweckmässige und praktische Wasseranwendungen empfahl. Von Winternitz stammen die scientifisch begründeten Methoden, nach welchen sowohl gegen das Fieber als auch gegen die durch die Infection hervorgerufenen Krankheitserscheinungen, Complicationen und Nachkrankheiten erfolgreich angekämpft wird.

1. Morbillen. Ein bestimmter Spaltpilz, dem die Morbillen ihre Entstehung verdanken, ist bisher noch nicht entdeckt worden, weder seine morphologischen, noch seine chemischen Eigenschaften sind uns bekannt; wir wissen nur, dass das Virus in der Exhalations- und Perspirationsluft; im Blute, im Speichel, im Auswurf, im Nasenschleim, in der Thränenflüssigkeit und im Bläscheninhalt der cutis vorkommt. Vergesellschaftet mit Morbillen tritt öfters Pertussis, Typhus, Scarlatina, Varicellen, Erysipel und Pemphigus auf. Die Krankheit tritt sporadisch, häufiger aber epidemisch auf. Epidemieen in der Sommerszeit pflegen mit Darmcatarrhen, solche in der rauhen Jahreszeit meistens mit Respirationskrankheiten combinirt zu sein.

Die Incubationszeit währt beiläufig 10 Tage, die Prodrome bestehen in Röthung und Schwellung der Lidbindehaut, Nasenschleimhaut, Mund-, Rachen-, Kehlkopf- und Bronchialschleimhaut. Die Röthung der genannten Schleimhäute ist oft bloss eine stellenweise, daher die Bezeichnung mancher Kinderärzte: „Schleimhautexanthem.“ Nach diesem folgt das Exanthem an der äusseren Haut. Dasselbe tritt in der Regel zu Ende der zweiten Woche auf und bleibt beiläufig eine Woche sichtbar. Nun kommt die letzte Woche der Erkrankung, die vierte, die Zeit der Hautabschuppung.

Das Masernexanthem erscheint zuerst am Gesichte, einen oder einen und einen halben Tag, später am übrigen Körper, und kennzeichnet sich durch Fleckenform; dieselben sind roth, oblong, kreis- oder semilunarförmig, werden unter Fingerdruck blass; die Flecken sind $^1/_4$—1 cm gross und heben sich ein wenig von der Hautoberfläche ab; zuweilen sind dieselben bläschenförmig mit farblosem Inhalte, in anderen Fällen pflegen die Flecken zu confluiren, wieder in anderen treten Zerreissungen kleiner cutaner Gefässe auf, Hauthaemorrhagieen. Zur Zeit der Abschuppung ist das Fieber geschwunden und erfolgt dieselbe zunächst im Gesichte und ist nicht selten mit dem Gefühle des Juckens verbunden.

Bezüglich der Complicationen erwähnen wir in erster Linie die Erkrankungen der Luftwege: Epistaxis, angina catarrhalis und diphtheritica, Larynxgeschwüre, Croup, Bronchopneumonie, seltener fibrinöse, Lungenabscess und Lungengangrän. Wie bereits erwähnt, tritt zuweilen tussis convulsiva gleichzeitig auf. Auch seitens des Herzens kommen Erkrankungen vor; Peri- und Endocarditis.

Der Darmtract zeigt Neigung zu catarrhalischer Erkrankung; es wurden sehr heftige und sehr profuse Diarrhoeen beobachtet. Als Nachkrankheiten der Masern nennen wir; Lungentuberculose und vorübergehende Amaurose. In den ohne Complication verlaufenden Masernfällen pflegt die Körpertemperatur nicht sehr hoch anzusteigen, gleichwohl kommen bei Kindern beunruhigende, cerebrale Symptome vor, die indess auf verhältnissmässig geringe Wärmeentziehungen und Abkühlungsproceduren leicht zum Schwinden gebracht werden. Diesen Umstand erklären wir mit der leichten Empfänglichkeit des kindlichen Organismus für thermische Reize und der relativ grossen Körperoberfläche im Verhältnisse zum Körpergewichte, welche eine grössere Wärmeabgabe zulässt. Wir werden demnach in vielen Fällen mit einer oder zwei Theilwaschungen im Tage den kleinen Patienten genügend abgekühlt haben; bei höherem Fieber Uebergiessungen oder 30—25—20grädige Halbbäder verordnen.

Bei Complicationen mit anderen Erkrankungen pflegt die Temperatursteigerung eine grössere und anhaltendere zu sein. Wir werden in verschiedenen Fällen die verschiedensten Wärmeentziehungskuren heranziehen müssen. Bei Gehirnerscheinungen, Delirien, Convulsionen: gewechselte, feuchte Einpackungen, mit nachfolgenden Uebergiessungen, Tauch- oder Halbbädern; nach diesen Leib- und Wadenbinden. Die Einpackungen können mehrfach wiederholt und bei sehr hohem Fieber statt eines feuchten Lakens deren zwei verwendet werden. Die Gehirn anaemisirende Wirkung der feuchten Einpackung bewährt sich in diesen Fällen auf das Beste. Bei den Catarrhen und Entzündungen des Kehlkopfes, der Bronchieen und Lungen lassen wir Halsumschläge, Kreuzbinden 4—5 stündlich gewechselt, nehmen; bei Diarrhoeen Stammumschläge, Leibbinden, eventuell auch Abreibungen und Sitzbäder.

2. Scarlatina. Unter den acuten, exanthematischen Infectionskrankheiten ist die Scarlatina, sowohl bezüglich ihres Verlaufes als auch bezüglich des Ausganges mit Recht die gefürchtetste. Nach einem kurzen Incubationsstadium, — 1—4 Tage, — treten die Erscheinungen meist unvermittelt auf. Schüttelfrost oder ein ohnmachtähnlicher Anfall und darauf hohes Fieber. Die Prodrome können sich aber auch weniger stürmisch einstellen; Appetitmangel, vermehrtes Durstgefühl, **Erbrechen,** Kopfschmerz, Halsschmerz, Unruhe, grosse Hinfälligkeit. Während bei Morbillen und Variola das Exanthem auf der Stirne und im Gesichte zuerst erscheint, und

nach abwärts sich verbreitet, sind beim Scharlach gewöhnlich Hals und Brust geröthet, sodann folgen die oberen Extremitäten, besonders die Ellenbogengegend, darauf das Gesicht, der Rücken und die unteren Extremitäten. Einzelne Körperstellen sind in der Farbe wenig, andere gar nicht verändert.

Oberlippe und Nase pflegen gelblich, palma manus und planta pedis normal colorirt zu sein. Die Intensität der Röthung wechselt mit den Stunden und Tagen; gegen Abend pflegt dieselbe stärker zu sein; desgleichen an manchen Tagen mehr minder foncirt. Ausgesprochen ist bei Scarlatinösen der Dermographismus. Der Fiebertypus ist der der continua, in manchen Fällen ist der Typus inversus, Morgens höhere Temperaturen als Abends. Das Exanthem bietet, oberflächlich betrachtet eine ausgebreitete, meist saturirte Röthe, bei genauerem Zusehen beobachtet man nahe an einander stehende, rothe Punkte, die von einem weissen Hofe umgeben sind. Das Fieber dauert gewöhnlich eine Woche, manchmal bloss vier Tage und mit dem Abfalle desselben pflegt zu Ende der ersten Woche, kleienförmige oder lamellenartige Epidermisabschuppung aufzutreten.

Dauert das Fieber oder die Abschuppung längere Zeit, mehrere Wochen, so tritt Eiweis im Urin auf. Der Verlauf kann aber auch ein anderer sein. Nach einem lebhaft einsetzenden Fieber zu Beginn der Erkrankung kann der weitere Decursus fieberlos sein. Das Exanthem kann gänzlich fehlen und erst die Desquamation verräth die vorangegangene, schwere Erkrankung, oder das gleichzeitige bei anderen Kindern in demselben Hause oder derselben Wohnung erscheinende Scharlachexanthem lässt erst die Diagnose feststellen. Der Ausschlag tritt auch in unregelmässiger Verbreitung, Scarlatina varriegata, in Pemphigusblasenform, Varicellenform, in Form von Quaddeln, (urticariaartig) rothen Pappeln auf. Auch wird derselbe an manchen Stellen später sichtbar. (Scarlatina miliaris.) Oedematöse Schwellung der Lider, der Hände und Füsse wurde zuweilen beobachtet.

Die wichtigsten Nachkrankheiten und Complicationen der Scarlatina sind: Diphtherie, Nephritis, Pneumonie, Otitis media, Pharyngitis, submaxillare Abscesse, Paralyse des Facialis, Störungen des Acusticus, (auch völlige Taubheit), Hepatitis mit Icterus, Haemorrhagische Diathese etc. Die hauptsächlichste Gefahr, die die Scarlatina mit sich bringt, liegt in der deletären Einwirkung auf das Circulations- und Nervensystem. Sonmolenz, Delirien, Coma und Convulsionen sind nicht seltene Erscheinungen und gehen zuweilen dem letalen Ende voraus.

Die Besorgniss, das Exanthem von der äusseren Haut gegen die inneren Organe hin zu leiten war lange Zeit ein Hinderniss für die Wasserkur bei exanthematischen Infectionskrankheiten; man konnte sich aber bald überzeugen, dass die Einwirkung auf den Krankheitslauf, auf Circulation und Innervation, auf das Fieber, auf die Elimination des Krankheitsvirus, — auf den Stoffwechsel überhaupt, — durch rationelle, hydriatische Proceduren eine überaus günstige sei. Die Anwendungsarten sind sehr verschiedenartige und richten sich nach dem jeweilig vorliegenden Krankheitsfalle. Unser Hauptaugenmerk werden wir auf die Herzkraft, auf die Nervenverfassung und auf das Fieber zu richten haben, wobei nicht zu vergessen ist, dass die toxischen Symptome auch bei nicht excessiv hohen Temperaturen gefahrbringend werden können.

Kräftigung der gesunkenen Herzkraft, Tonisirung der bei Scarlatina sehr erschlafften Hautgefässe und Hebung des Blutdruckes werden wir durch kurz dauernde thermo-mechanische Reize erstreben; also beispielsweise durch Halbbäder in beiläufiger Temperatur von 30°—26° C., wobei kräftiges Frottiren unerlässlich; Theilwaschungen zwei oder drei Mal im Tage wiederholt; Uebergiessungen in der leeren Wanne. Der einer jeden Procedur vorangehenden Kopfkühlung darf nicht vergessen werden, die besonders bei cephalischen Erscheinungen von wohlthuendster Wirkung ist. Die Dauer der einzelnen Proceduren hängt von der Reactionsfähigkeit des Individuums ab. Wir beurtheilen dieselbe bei der Scarlatina nach Pulsfrequenz und Herzaction. Die Reaction wird bei niedrigeren Wassertemperaturen und stärkeren Frictionen schneller erzielt werden. Bei Sonmolenz, comatösen Zuständen werden wir durch Contrastwirkungen Einfluss zu nehmen trachten: wechselwarme Bäder, kalte Ueberschüttungen im warmen Bade; bei den mit Halsaffectionen combinirten Fällen werden Halsumschläge, die bei Erwärmung gewechselt werden, gut angebracht sein. Bei Krampfzuständen, Convulsionen werden Halbbäder in der Dauer bis zu zehn Minuten beruhigend wirken. Gegen längere Zeit währende höhere Temperaturen haben wir gewechselte Einpackungen 2—3 hintereinander mit folgendem Halbbade mit vorzüglichem Erfolge gebraucht.

3. Variola, Pocken, Blattern. Thomas Lauda hat sowohl im Eruptionsstadium, als auch bei beginnender Suppuration bei Variola die Anwendung von gewechselten, feuchten Einwicklungen und nach denselben Uebergiessungen und kühle Bäder anempfohlen. Diese Kuren haben sowohl das Fieber gemässigt, als auch die Maceration der Pusteldecke und Entleerung des Pustelinhaltes be-

günstigt. Von dem Gebrauche warmer Bäder zur Beschleunigung der Suppuration und Desquamation ist man abgegangen, weil durch dieselben die Körpertemperatur eher in die Höhe gegangen und artificiell Congestionszustände hervorgebracht worden sind; man hat vielmehr in neuerer Zeit kühle und kalte Proceduren vorgezogen. Zur rascheren Decrustation, zur Beschleunigung des Abfalles der Borken wurden feuchte Einpackungen mit nachfolgenden Tauch- oder Halbbädern empfohlen.

Die Wasserkur bei Variolabehandlung entspricht indess nicht allein den Indicationen antifebril, ferner auf die obersten Epithelschichten macerirend und Desquamation befördernd zu wirken, sie nimmt auch einen nicht zu unterschätzenden Einfluss auf Innervation und Circulation. Aufregungszustände und Delirien sind namentlich im Kindesalter nicht seltene Begleiterscheinungen und werden wir durch unsere hydriatischen Massnahmen sedativ einzuwirken vermögen. Durch die thermo-mechanischen Reize der Wasseranwendungen werden wir der drohenden Herzschwäche wirksam steuern, andererseits die im Prodromalstadium stark accelerirte Herzaction beruhigen.

XIII. Acute fieberhafte Infectionskrankheiten.

1. Die Influenza ist eine meist epidemisch oder pandemisch auftretende Infectionskrankheit. Sie pflegt am häufigsten in der rauhen Jahreszeit zu erscheinen und sich sehr rasch zu verbreiten; in seltenen Fällen bleibt dieselbe auf ein kleines Territorium beschränkt, Spitäler, Gefangenhäuser, Kasernen. Die Krankheitserreger können alle Organe des menschlichen Körpers befallen, woraus sich je nach der Funktionsstörung, die selbe nach sich ziehen, die verschiedenartigsten Symptome und Folgekrankheiten erklärlicher Weise entwickeln können. Die Influenza kann mit Schüttelfrost beginnen, worauf Temperatursteigerung folgt; es treten Kopfschmerz, Schwindel, Eingenommenheit, ohnmachtähnliche Zustände, Agrypnie und Schlafsucht, Alterationen seitens der Sinnesorgane, Herzklopfen, Schwächezustände des Herzens, Aussetzen und Irregularität des Pulses, Delirien, auch wohl Endo- und Pericarditis auf; Beschwerden vom Magen und Darme, Ueblichkeiten, Erbrechen, Diarrhoe; Störungen von Seiten der Respirationsorgane, Nasen-, Laryngeal- und Bronchialcatarrhe, Pneumonie, Pleuritis; besondere, oft längere Zeit anhaltende Hinfälligkeit bleibt selbst in leichten Influenzafällen beim Praevaliren der nervösen und gastrischen Beschwerden zurück.

Bezüglich der Wahl der allgemeinen und localen hydrotherapeutischen Proceduren werden wir dieselben nach den verschiedenartigen Symptomen, dem Grade der Erkrankung und den etwa bestehenden Complicationen verschieden einrichten müssen. Gegen das Fieber werden mehrere Male im Tage Theilwaschungen oder 1—2 Halbbäder eventuell, wo ausführbar, gewechselte feuchte Einpackungen mit nachfolgender Abkühlungskur verordnet. Bei ausgesprochen cephalischen Erscheinungen werden wir die Winternitz'sche Kopfkühlkappe und gleichzeitig die von der oberen Körperhälfte ableitenden 3—4 stündlich gewechselten Wadenbinden anwenden. Bei vorwaltender Betheiligung des Herzens kommt der Herzkühlapparat mehrere Male im Tage durch eine Viertel bis zu einer Stunde in Verwendung, wobei die allgemeinen Proceduren dem Kräftezustande entsprechend ausgewählt werden. Catarrh der Bronchieen, Pleuritis, Pneumonie, Peri- und Endocarditis werden nach den bei diesen Erkrankungen angegebenen Principien zu behandeln sein. Dasselbe gilt bei hauptsächlicher Affection des Magens und Darmes; hier kommen namentlich in Betracht: Abreibungen, Sitzbäder, Leibbinden, Stammumschläge mit Schlauch. Die häufig als Nachkrankheit sich einstellenden Neuralgieen erweisen sich als sehr hartnäckig und werden mit allgemeinen und localen hydriatischen Proceduren, Electricität etc. zu behandeln sein.

2. Tussis convulsiva, Pertussis. Es ist eine bekannte Thatsache, dass eine beginnende Pertussis oft überraschend schnell durch Luftveränderung gebessert und der Heilung zugeführt wird; indess ist es nicht immer rathsam, das kranke Kind aus dem Elternhause zu entfernen, woselbst es in der Regel mit grösserer Bequemlichkeit umgeben und sanitär günstiger untergebracht ist. Ein keuchhustenkrankes Kind wird selten an einem Orte gerne aufgenommen und sind die Eltern, dem ärztlichen Rathe zu Folge, Luftwechsel vorzunehmen, häufig gezwungen, den kleinen Patienten auf dem Lande in ein abseits gelegenes Logirhaus unterzubringen, woselbst es an den nöthigen sanitären Vorkehrungen, an einem Arzte, an entsprechender Verpflegung etc., fehlt. Geschieht eine solche Dislocation zur Winterszeit, so kann leicht statt Heilung eine wesentliche Verschlimmerung des Zustandes, Pneumonie, Pleuritis u. dergl. entstehen. Es ist, wo es angeht, empfehlenswerther, entweder die gesunden Familienmitglieder in einem anderen Wohnhause zu placiren, oder das kranke Kind mit eigener Wartung vollkommen zu isoliren. Bett und Leibwäsche, Kochgeschirr und Service muss gesondert gewaschen werden, jeder Verkehr des kranken Kindes und des Wartepersonales mit den übrigen Hausgenossen

strenge verboten werden. Bisher ist es nicht gelungen, den Keuchhustenerreger durch irgend ein Medicament zu tödten, auch nicht eines der drei Stadien, stadium catarrhale, convulsivum et decrementi auf medicamentösem Wege abzukürzen. Sowohl die „Specifica" als auch die Narcotica, Nervina, Balsamica, Antiparasitica, Resorbentia, Purgantia, — sie haben uns alle im Stiche gelassen! — Auch mit der Wasserkur werden wir weder die Gesammtdauer, noch die Dauer eines Stadiums der Pertussis abkürzen.

Es wird uns aber gelingen, sowohl im catarrhalischen als auch im convulsiven Stadium dem Kranken durch Theilwaschungen, Abreibungen, gewechselte Kreuzbinden die Intensität der Erscheinungen abzuschwächen, Linderung zu schaffen, die Expectoration zu befördern, im Stadium decrementi die Ernährung und den Kräftezustand des herabgekommenen und erschöpften Kindes zu heben. Diätetisch müssen wir für möglichst reichlichen Milchgenuss plaidiren. Dabei leicht verdauliche Fleisch- und Gemüsekost. Abundanter Luftgenuss bei Tag und Nacht ist dringend anzuempfehlen.

3. Diphtherie ist ein Infectionsleiden, bei welchem der Krankheitserreger sich auf der Schleimhaut oder einer durch Continuitätstrennung der Epidermis beraubten, äusseren Hautpartie etabliren kann. Mit der localen Infection tritt in der Regel gleichzeitig auch Fieber ein; später erscheinen auch als Folgen allgemeiner Intoxication Störungen seitens anderer Organe. Characteristisch für Diphtherie ist das Vorhandensein fibrinöser Membranen auf der erkrankten Schleimhaut oder äusseren Hautpartie. Der Bacillus Löffler nistet sich, wenn er auf die Schleimhaut geräth, in's Epithel ein und der von ihm erzeugte Giftstoff gelangt durch Resorption in den Organismus. Herz, Niere und Nervensystem können secundär durch diesen toxischen Stoff erkranken; Myocarditis, acute Nephritis und multiple Neuritis sind die zuweilen auftretenden Folgekrankheiten.

Schon lange vor der von Behring eingeführten Serumtherapie bei Diphtherie, die grosse Erfolge aufzuweisen hat, haben Pauli Lauda und später Preis, Runge und Roser, die besondere Wirksamkeit des kalten Wassers bei dieser Erkrankung constatirt. Winternitz hat nachgewiesen, dass die Innervation der paretischen Kehlkopfmuskeln bei der Larynxdiphtherie durch intensive Kältereize gekräftigt und in Folge dessen häufig eine Besserung des Zustandes erzielt wird. Dieser Indication entsprechen kalte Uebergiessungen, Tauchbäder oder Abreibungen. In Rücksicht auf das Fieber werden gewechselte feuchte Einpackungen und darauffolgende triefende Mantelabreibung oder Lakenbad sich zuweilen hilfreich erweisen. Die Wiedererwärmung in den Einpackungen wird um so später eintreten, je öfters letztere gewechselt wurden. Der Nachlass des Fiebers kündigt sich gewöhnlich durch profuse Transpiration an und pflegt der Patient dann unter tiefen, ruhigen Athemzügen in einen wohlthuenden Schlaf zu sinken.

Der hydriatischen Behandlung werden oft Fälle in praemortalem Stadium überantwortet, bei welchen alle möglichen therapeutischen Versuche, auch Seruminjectionen fruchtlos angewendet wurden. Oft ist auch dann von der Tracheotomie nichts mehr zu erwarten und wohl nicht zu verwundern, wenn man in diesem Stadium von der Wasserkur keinen Erfolg erzielt.

4. Rheumatismus articulorum acutus. Polyarthritis rheumatica. Der acute Gelenkrheumatismus ist eine Infectionskrankheit, die durch einen specifischen Spaltpilz hervorgerufen wird. Diese Erkrankung tritt entweder als selbstständiges Leiden auf oder im Gefolge von anderen Krankheiten: nach Gonorrhoe, Scarlatina, Diphtheritis, Erysipel, Typhus, Luës u. a. Der acute Gelenkrheumatismus pflegt mit Fieber, zuweilen mit Schüttelfrost anzufangen; gleichzeitig sind Schwellung, Röthung und Schmerzhaftigkeit der Gelenke vorhanden, gewöhnlich werden die unteren Extremitäten und zwar das Kniegelenk zuerst ergriffen, dann folgen das Sprunggelenk, die grossen Gelenke der oberen Extremitäten, später die kleinen Fingergelenke und allmälig können sämmtliche Articulationen in Mitleidenschaft gezogen werden. Die Erscheinungen bei den zuerst erkrankten Gelenken können bereits im Rückgange sein, wenn die Krankheit auf ihrer Wanderung, Rheumatismus articulorum migrans, andere Gelenke befällt. In schweren Fällen, auf der Akme der Erkrankung ist der Patient nicht bloss von intensiven Schmerzen gepeinigt, und gegen den leichtesten Druck, die geringste Berührung und Bewegung überaus empfindlich, — er muss auch gefüttert, gehoben, gewendet werden, der Akt des Urinirens und der Defäcation gestalten sich in hohem Grade beschwerlich.

Der Verlauf des acuten Gelenkrheumatismus ist sehr verschieden, derselbe kann sich auf einige Tage und mehrere Wochen erstrecken. Die häufigste Complication ist ulceröse Endocarditis, deren Eintritt um so eher zu befürchten ist, je mehr Gelenke erkrankt sind; auch Pericarditis, oder beide genannten Erkrankungen können sich hinzugesellen; desgleichen, wenn auch seltener Myocarditis. Bei schweren Formen des acuten Gelenkrheumatismus kommt es zu Eiterungen mit zurückbleibender Anchylosirung eines oder mehrerer Gelenke. Die purpura rheumatica und das Erysipel sind häufige Begleiterscheinungen dieser Erkrankung. Iritis rheumatica mit

Tendenz zu häufiger Recidive mit nachfolgender Cyclitis und sogar Panophtalmitis sind nicht seltene Complicationen. Auch Brustfell und Lungenentzündung, acute Nephritis, Haematurie und Darmblutungen wurden zuweilen beobachtet.

Regierungsrath Professor Glax hat in seinem ausgezeichneten Lehrbuche der Balneotherapie (Verlag von Enke, Stuttgart 1900) darauf hingewiesen, dass man bei schweren Fällen von Polyarthritis rheumatica im Anfangsstadium kleine Arterien, z. B. Zweige der arteria coronaria labii superioris et inferioris oder feine Verästlungen der temporalis unter dem aufgelegten Finger pulsiren fühlt und an diesen Gefässen die Pulsation mit dem Auge wahrnehmen kann, was bei gesunden Menschen nicht der Eall ist. Glax erklärt dies als Innervationsstörung, herabgesetzten Tonus der kleinen Arterien, daher auch der Turgor, die vermehrte Schweisssecretion und Exsudatbildung. Der Blutdruck in den Capillaren wird durch Vermehrung der Widerstände in den kleinen Arterien abnorm verstärkt. Den normalen Tonus wiederherzustellen ist demnach die Hauptaufgabe der Therapie und dieser Indication, sagt Glax, wird die Wasserkur in wirksamster Weise gerecht.

In vielen Fällen von Gelenkrheumatismus werden wir mit ausschliesslich hydriatischen Behelfen günstige Resultate erzielen können. Diese Behandlung besteht in allgemeinen und localen Proceduren. Bei der Eigenthümlichkeit dieser Erkrankung von einem Gelenke auf das andere überzuspringen, wäre es denkbar, dass ein localer Kältereiz auf reflectorischem Wege Anlass zur Circulationsstörungen in verschiedenen Organen abgäbe, die zur Erkrankungsursache an einem anderen Orte werden könnten. Daher ist es, wie Winternitz gezeigt hat, von der grössten Wichtigkeit, nebst den localen Proceduren allgemeine in Anwendung zu bringen. So lange grosse Schmerzhaftigkeit, schwere Beweglichkeit und Fieber bestehen, wird man womöglich eine Kur im Krankenzimmer anordnen. Winternitz hat nachdrücklich hervorgehoben, dass wir uns gleichwie bei der Behandlung anderer Erkrankungen, bei der Polyarthritis acuta in der Wahl der hydriatischen Massnahmen nicht auf eine bestimmte Procedur entetiren dürfen, dass wir die gegebenen Verhältnisse und Umstände erwägen, auf die grosse Schmerzhaftigkeit, erschwerte active und passive Bewegungsfähigkeit, das Fieber, die drohenden Complicationen unsere grösste Aufmerksamkeit zu richten haben.

Wir werden also mit einem kühlen Halbbade 26° oder 23° C. beginnen. Vorher können wir eine kräftige, ausgiebige 10 bis 15 Minuten dauernde Faradisation durch die Gelenke vornehmen; dieselbe wirkt oft geradezu anodyn. Hierauf wird der Patient von zwei geschickten Dienern unter den Achselhöhlen und unterhalb der Kniee gehoben und in die Wanne gesenkt, oder auf dem ausgespannten Leintuche mit dem letzteren in das Bad gebracht; bei einiger Vorsicht und Umsicht geschieht dies in der Regel ohne allzu grosse Schmerzen. Im Wasser selbst lässt die Schmerzhaftigkeit so weit nach, dass Theil für Theil anstandslos gerieben, kaltes Wasser zugegossen, der Oberkörper allseitig überschüttet werden kann. Nach 4—5 Minuten ist die Procedur beendet und der Kranke dunstet, gehörig bedeckt, im Bette nach. Wenn eine gute Douchevorrichtung oder ein Ombrophor zur Verfügung steht, wird man in vielen Fällen davon Gebrauch machen können und eine dieser Applicationen dem Patienten in sitzender oder liegender Stellung geben. Ist keiner der genannten Apparate zur Hand, dann kann man sich mit einer correct ausgeführten Theilwaschung begnügen und gleichfalls dem Kranken Erleichterung und Nutzen bringen.

Durch jede der genannten Kuren wird Nachlass der Schmerzen, Temperatursherabsetzung, in einzelnen Fällen nach wenigen Anwendungen eine freiere Bewegungsfähigkeit erfolgen.

In Zwischenräumen von beiläufig 10 zu 10 Stunden kann dieselbe Procedur wiederholt werden. Nach jeder Kur wird die Luft im Krankenzimmer erneuert und der Kranke mit Milch oder Limonade gelabt. Nach etwa einer Woche, zuweilen schon nach einigen Tagen kann man zu feuchten Einpackungen übergehen; dieselben regen die Haut- und Nierenthätigkeit an. Man lässt den Kranken bis zur leichten Transpiration, circa 1 Stunde liegen und darauf eine passende Abkühlungskur vornehmen. Hat auch das Fieber nachgelassen, dann kann man bei noch vorhandenen Schmerzen zu energischen Transpirationskuren übergehen: Dampfkasten, Dampfwanne, Heissluftkasten etc., darauf passende, gehörige Abkühlungsproceduren. Gleichzeitig, das heisst in den Pausen zwischen den allgemeinen Proceduren wird auch die locale Behandlung eingeleitet. Die schmerzhaften Gelenke werden mit feuchten Longetten, die sich der Configuration des erkrankten Theiles anschmiegen, versehen, darauf mit Tafelwattebinden umwickelt und mit Calicotbinden befestigt oder aber direct auf die Longetten Flanellbinden gelegt. Auch ist zuweilen bei grösserer Empfindlichkeit eines Gelenkes die Anbringung eines Kühlschlauches angezeigt.

Die Salicyltherapie, von Stricker eingeführt, hat sich beim acuten Gelenkrheumatismus in vielen Fällen vorzüglich bewährt; es sind aber auch negative Resultate zu verzeichnen; das heisst, es wurden auf diese Erkrankung durch Salicylsäure, salicylsaures Natron oder andere Derivate kein günstiger Einfluss ausgeübt.

Der Gebrauch dieser Droguen schützt vor Recidiven nicht und wurde sogar von Riess bei dieser Medication ein häufigeres Wiederauftreten des Rheumatismus beobachtet. Die Zeitdauer der ersten Schmerzanfälle wird wohl gewöhnlich durch Verabreichung von Salicylpräparaten abgekürzt, aber die Gesammtdauer des Leidens ist durch die Neigung zu Rechuten unverändert. Bekanntlich ist die Wirkung des Mittels auf den Magen, das Herz und die Nerven nicht ganz harmlos, wir werden daher der hydrotherapeutischen Behandlung, bei welcher diese unangenehmen Nebenerscheinungen wegfallen, den Vorzug geben. Häufig wird eine Combination unserer Methode mit der medicamentösen sehr erspriesslich sein; wir haben das salicylsaure Natron innerlich verabreicht, dabei Wasserkur gebrauchen lassen und haben mit ungleich geringeren Dosen als den gewöhnlich verordneten, vorzügliche Resultate erzielt. Wir haben auch auf nasse Flanelllongetten, Salicylsäure gestreuet, verrieben auf die kranken Gelenke gelegt, trocken verbunden, und 12 stündlich gewechselt. Es entstand ein artificielles Erythem an der Haut, die Salicylresorption war im Harn nachweisbar, der Heilungseffect war ein vorzüglicher! Dr. Utschik in Wien plaidirt in dem Buche: „Fortschritte der Hydrotherapie" für möglichst frühe, ungesäumte Anwendung der Wasserkur mit gleichzeitiger interner Medication.

5. Typhus abdominalis, Heotyphus. In den letzten Jahrzehnten sind unsere Kenntnisse in der Bacteriologie, Pathologie und Therapie des Abdominaltyphus wesentlich bereichert worden. Der Bacillus Eberth-Koch ist unzweifelhaft der Krankheitserreger des Abdominaltyphus. Derselbe stellt ein an beiden Enden abgerundetes, plumpes Stäbchen dar, welches nicht bloss im Darme Typhuskranker vorkommt, (in den Peyer'schen und Mesenterialdrüsen) und in der Milz, sondern auch im Blute, in der Galle, im Speichel, im Harne, im Knochenmarke, in der Lunge und localisirt sich in den Roseolen, die, wie Eugen Fränkel nachgewiesen hat, als kleine Metastasen der Oberhaut und des Corium aufzufassen sind; letztere verdanken ihre Entstehung einer durch Bacillen bedingten Dermatitis.

Nach dem Gesagten lässt sich die Charakterisirung des Typhus als locale Darmaffection nicht aufrecht erhalten, vielmehr ist derselbe als ein den Gesammtorganismus befallender septischer Prozess aufzufassen.

Die Dejecte des Typhuskranken werden zur Infection erst geeignet, wenn sie einen uns in seinen Wesen noch unbekannten Prozess: Fäulniss-, Verwesungs-, Eintrockungs- oder einen anderen Prozess durchgemacht haben; bis dahin sind dieselben nicht inficirend.

Abgesehen von den Dejecten Typhuskranker wurde ausserhalb des menschlichen Körpers kein Eberth-Koch'scher Bacillus nachgewiesen, weder im Boden mangelhaft canalisirter Oertlichkeiten, noch im verdorbenen Brunnenwasser; wenngleich es uns wohl bekannt ist, dass diese die Quellen der Typhusinfection abgeben.

Zu den wichtigsten prophylactischen Massregeln gehört die möglichst rasche Desinficirung und Entfernung der Dejecte und der mit Se- und Excreten Typhuskranker beschmutzten Wäschestücke und Gebrauchsgegenstände, Bett und Leibwäsche werden in Metall- oder Steingutgefässen mit Carbolwasser desinficirt und von da im Desinfectionsapparate dem strömenden Dampfe ausgesetzt oder im Wasserkessel gekocht.

Die beste Desinfection für die Luft in der Krankenstube ist das bei Tag und Nacht, im Sommer ununterbrochen, in der rauhen Jahreszeit thunlichst häufig offen gehaltene Fenster, welches im Sommer gewöhnlich nicht einmal während der Kurprocedur geschlossen werden muss. Fussboden und Bettstellen werden mit in Carbolwasser getauchten Tüchern aufgewischt und desinficirt.

Die Krankenpfleger werden zur grössten Reinlichkeit angehalten; jedesmalige Desinfection der Hände und Wechsel der (waschbaren) Kleider, sobald Besudelung mit Se- oder Excreten des Typhuskranken erfolgt ist. Wechsel der Wärter in bestimmten Zeitabschnitten ist nicht bloss wegen des Ausruhens und Restaurirens derselben nothwendig, sondern auch weil dieselben, wo dies durchführbar ist, durch temporären Aufenthalt in frischer Luft und eventuellen Bädergebrauch gegen die Infection resistenter erhalten werden.

Die Ergebnisse der Behandlung des Ileotyphus mit Wasserkur sind nach den übereinstimmenden, reichen Erfahrungen von Winternitz, Ziemssen, Wunderlich, Bäumler, v. Vogel, Brand Liebermeister u. A. derart günstige, dass es in hohem Grade bedauerlich erscheint, wenn auch heute noch eine grosse Anzahl von Aerzten aus Unkenntniss des Verfahrens dieser rationellen Methode der Typhusbehandlung ablehnend gegenüber steht. Die medicamentöse Behandlung des Typhus ist von uns, den Winternitz'schen Schülern gänzlich verlassen.

Es ist uns wohl bekannt, dass arzneiliche Antipyretica die Temperaturherabsetzung unter Umständen rascher und energischer zu Wege zu bringen vermögen. Wir wissen aus unserer grossen Erfahrung, dass die Gefahr für den Kranken nicht allein in der Temperaturerhöhung besteht, dass wir vielmehr vom Beginne der Erkrankung bis zur vollkommenen Entfieberung, unser Augenmerk auf die Herzthätigkeit, auf die hinreichende Energie der Herzaction zu richten haben, und dass die Circulations- und Innervationsverhältnisse des Gesammtorganismus und der einzelnen Organe auf den Verlauf und Ausgang dieser Erkrankung von entscheidendem Einflusse sind; und gerade mit dem Wasser sind wir im Stande regulatorisch auf Innervation und Circulation mächtig einzuwirken.

Durch jede einzelne Procedur, sei dieselbe eine Theilwaschung, Uebergiessung, Tauchbad, Halbbad, feuchte Einpackung etc., werden wir die objectiven Krankheitserscheinungen und die subjectiven Beschwerden des Typhuskranken mildern. Werden diese Proceduren methodisch, consequent, zur richtigen Zeit, in der richtigen Auswahl und Dosirung ausgeführt, dann summiren sich die Effecte und der erwünschte Erfolg bleibt in der Regel nicht aus. Die Prognose bei der Typhusbehandlung ist eine um so günstigere, die Wahrscheinlichkeit unangenehmer Complicationen eine um so geringere, je frühzeitiger der Typhuskranke in hydriatische Behandlung gelangt. Das Sensorium kann auch in schweren Fällen während der ganzen Dauer des Prozesses intact bleiben, wenn rechtzeitig und entsprechend mit hydriatischen Massnahmen vorgegangen wird. Mit Unrecht wurde gegen unsere Methode der Vorwurf erhoben, dass bei derselben die Recidiven häufiger auftreten als bei medicamentöser Behandlung. Dieselben pflegen bei Diätfehlern, vorzeitig verabreichter fester oder halbfester Nahrung, oder Eiern (Wunderlichs „Eifieber") oder bei nicht hinreichend lang fortgesetzter Wasserkur vorzukommen.

Ist die Diagnose des Typhus auch nur wahrscheinlich und sind keine Gegenanzeigen für die Anwendung von Bädern vorhanden, dann kann und soll man ohne Weiteres mit denselben beginnen. Die Temperatur des Wassers soll im Anfang nicht zu niedrig gewählt werden, und erst durch allmähliches Zufliessenlassen kalten Wassers herabgesetzt werden. In der Regel beginnen wir mit 28° C. gradirten Bädern. Die Dauer des Bades richtet sich nach dem Zustande des Herzens, der Gefässe undder Körpertemperatur. Bei energischer, nicht wesentlich beschleunigter Herzaction, kräftigem Herzmuskel, wird das Halbbad bis zu 10 Minuten fortgesetzt werden können. Es ist nothwendig, eine $1^1/_2$—2 Minuten dauernde Kopf-, Gesichts- und Nackenkühlung vorauszuschicken. Im Bade wird Theil für Theil gehörig frottirt, am Besten von zwei Dienern; der eine reibt die obere, der andere die untere Körperhälfte; Kopf, Nacken und Rücken werden gehörig übergossen, sodann wird Patient dem Bade entsteigen, oder derselbe wird herausgehoben, in ein Laken gehüllt und liegend, im Bette trocken gerieben, oder aber gehörig bedeckt liegen gelassen, bis das Wasser an der Körperoberfläche verdunstet ist.

Das Badewasser wird bei den folgenden Bädern event. tiefer temperirt verordnet, wobei mit Rücksicht auf die jeweilige Körpertemperatur, den Kräftezustand und die übrigen objectiven Symptome vorgegangen wird. Die Zahl der zu verabreichenden Bäder lässt sich a priori nicht feststellen; (sie variirt zwischen 2—8 pro die). Man beachte die Regel, den Kranken Nachts, wenn derselbe schläft, des Bades wegen nicht zu wecken, auch wenn mehrere Stunden vorher nicht gebadet wurde. Es wurde nicht selten die Beobachtung gemacht, dass zu häufiges Baden den Kranken erschöpft, weniger widerstandsfähig macht, die Reactionserscheinungen durch die zu oft applicirten Bäder zum schädigenden Ueberreiz werden, wobei die Temperaturherabsetzung eine geringere wird.

In solchen Fällen pflegt eine entschiedene Besserung erst einzutreten, wenn die Zahl der Bäder restringirt wird.

Zuweilen werden wir nicht mit Halbbädern beginnen können, sondern die Typhusbehandlung mit Partialwaschungen einleiten; wenn es sich um anaemische, herabgekommene Individuen handelt, oder wenn ein bestehender diffuser Bronchialcatarrh die Bäderbehandlung contraindicirt; auch ist in der Privatpraxis nicht in jedem Hause eine Wanne oder die nöthige Menge Wassers zu beschaffen; da verbietet sich die Bäderbehandlung von selbst. Bei der Theilwaschung prüfen wir die Reactionsfähigkeit der Haut und haben eine Directive für unser weiteres Vorgehen. Wir werden sehr häufig diese Procedur drei Mal und öfters im Tage vornehmen lassen und in der Zwischenzeit 2—4 stündlich gewechselte Stammumschläge anwenden. Letzteres gilt übrigens auch bei der Behandlung mit Halbbädern. Eine andere, von Hofrath Winternitz auch in schweren Fällen nicht selten geübte Behandlungsart besteht in der Uebergiessung des Kranken in der leeren Wanne. Patient wird auf einen kleinen Schemel, der ungefähr in der Mitte der Wanne aufgestellt ist, gesetzt und abwechselnd von vorne und rückwärts mit 22°, 20° oder 18 grädigem Wasser übergossen; bei vorwaltend cephalischen Erscheinungen werden auch Uebergiessungen des Kopfes ausgeführt.

Zur thunlichsten Verhütung von Herzschwäche und Collapserscheinungen während der Procedur empfiehlt es sich unmittelbar vor derselben eine Tasse Suppe, Milch, Milch mit Slibowitz oder Cognac, oder ein Glas Wein zu verabreichen. Sollten trotz dieser Vorsicht Schwächezustände eintreten, dann kann man durch energische Nackenübergiessung und gehörige Frottirung der Extremitäten die Circulation und Innervation anregen.

Bezüglich der Wahl der Proceduren werden wir bei Personen, bei denen eine nicht zu rasche Wärmeentziehung erwünscht ist, gewechselte, feuchte Einpackungen anwenden, also bei Anaemischen, die vor dem Halbbade eine Vorerwärmung benöthigen, ebenso bei intensiven Irritationszuständen; bei sehr frequentem Pulse, beschleunigter Herzaction.

Bei starkem Meteorismus, bei Diarrhoeen, bei Darmblutungen sind Halbbäder gegenangezeigt; dagegen Stammumschläge, Leibbinden mit fliessendem kalten Schlauche, kühle Irrigationen event. Eissuppositorien zur Anwendung empfohlen. Bei soporösen, comatösen Zuständen, Convulsionen werden wir nebst der entsprechenden Allgemeinprocedur die Kühlkappe, den fliessenden Nackenschlauch, Leib- und Wadenbinden versuchen.

Intercurrente hypostatische Pneumonien erheischen die Anwendung des Herzschlauches; 3—5 stündlich gewechselte Kreuzbinden und Theilwaschungen.

6. Malaria. Mit dem Namen Malaria bezeichnen wir eine Krankheitsgruppe, die auf einer bestimmten, parasitären Infection beruht. Hauptsächlich kommen diese Erkrankungen in sumpfigen Gegenden vor, an den Ufern von Flüssen, Seen, stellenweise auch an der Meeresküste, ferner an Orten, wo nach Ueberschwemmungen intensive, grosse Hitze herrscht, ausserdem wird das Malariavirus von Individuen aus Fiebergegenden verschleppt. Sind Gesunde genöthigt sich in notorischen, oder Malaria verdächtigen Ortschaften aufzuhalten, dann empfehle man ihnen in möglichst hoch gelegenen Häusern zu domiciliren, Nachts bei geschlossenen Fenstern zu schlafen und sich vom Genusse des Trinkwassers zu enthalten (statt dessen sind Mineralwässer und Wein zu verordnen). Die Incubationsdauer wird sehr verschieden angegeben, zwischen zehn Tagen und einigen Monaten. Der Malariaparasit nistet sich in den rothen Blutkörperchen ein, entwickelt sich in denselben, erhält daselbst sein Pigment, und nachdem er reif geworden, tritt Segmentirung und Sporulation ein; die neue, junge Generation gelangt in den Blutstrom und in die rothen Blutkörperchen, worauf sich dieser Circulus wiederholt. Durch die Malariainfection entstehen im Organismus Veränderungen, die sich in erster Linie auf das Blut beziehen; ein Theil der rothen Blutkörperchen geht zu Grunde, metamorphosirt sich in Melanin, und dieser Vorgang manifestirt sich durch Fieberanfälle. Diese treten periodisch in verschiedenen Intervallen auf. Charakteristisch sind diese Anfälle durch den jedesmaligen Turnus: Schüttelfrost, Hitze, Schweiss. Ausser dem typischen Fieber ist die Milzvergrösserung eine stete Begleiterin der Malaria, bei längerem

Bestande treten auch Schwellung der Leber und der Nieren auf. In Folge der Circulationsstörungen in den letztgenannten Organen, kann es zu Icterus und Haemoglobinurie kommen, im weiteren Verlaufe bildet sich die Malariacachexie heraus. Unter Malaria perniciosa verstehen wir jene Art von Infection mit Malariavirus, bei welcher hauptsächlich Störungen des peripheren oder des centralen Nervensystemes praevaliren und welche nicht selten letal endet.

Trotz der günstigen Resultate die bei der Wechselfieberbehandlung mit kaltem Wasser von verschiedenen Autoren und Autoritäten constatirt wurden, können wir der Panacé gegen die Malaria, des Chinins nicht in allen Fällen entrathen. Es wurden von einzelnen Aerzten schon nach einer einzigen Procedur das Ausbleiben der Malariaanfälle constatirt und Winternitz giebt uns die Erklärung hierfür, dass der Krankheitserreger in seiner Entwicklung gehemmt, und noch bevor seine toxischen Eigenschaften sich geltend machen konnten, durch thermisch gesteigerte Oxydation vernichtet werden. Auch Strasser vindicirt die raschere Umwandlung der parasitenhaltigen rothen Blutzellen in Melanin der Einwirkung unserer hydriatischen Massnahmen.

Was nun die Proceduren betrifft, die wir bei Malariaerkrankungen anwenden, so bewahrheitet sich auch da der Ausspruch von Winternitz: dass wir bei einer und derselben Erkrankung mit den differentesten Formen der Wasserkur günstige Resultate erzielen können; es handelt sich immer um die Art und Weise und die richtige Zeit für ihre Anwendung. Wir haben um so befriedigendere Erfolge erzielt, je frühzeitiger die Fälle in unsere Behandlung kamen. Knapp vor dem Eintritte des Anfalles applicirte Regenbäder mit Fächerdouchen gegen die Milzgegend haben sich vorzüglich bewährt; wir konnten percutorisch die Milzverkleinerung zuweilen schon nach dem erstmaligen Kurgebrauche nachweisen. Auch kalte, kräftige Uebergiessungen, während welcher Patient zur Selbstmassage besonders der Milz- und Lebergegend angehalten wird, sind von Nutzen. Systematisch vor dem Anfalle und auch an anfallsfreien Tagen angewandte Sitzbäder in niederen Temperaturen und unmittelbar denselben folgende Rückenwaschungen wurden von Fischhof als sehr wirksam bezeichnet. Im Hitzestadium wenden wir Stammumschläge oder gewechselte, feuchte Einpackungen an und darauf kalte Tauch-, kühle Halbbäder, Abreibungen, Sturz- oder Lakenbäder. Vor dem Gebrauche warmer Bäder im Froststadium und bei den Malariaanfällen überhaupt hat Professor Glax eindringlich gewarnt, weil die Temperatur nach deren Gebrauche ansteigt, und selbst lange bestehende, im Abklingen begriffene Fälle zu exacerbiren und Rechuten einzutreten pflegen. Die hydriatische Behandlung sollte nicht bloss bis zum Ausbleiben der Anfälle andauern, sondern auch bis zum Ausgleich der functionellen Störungen des Verdauungstractes und Erzielung besserer Blutbeschaffenheit fortgesetzt werden.

Bei Malariacachexie hat die Combination der Wasserkur mit Verabreichung der Solutio Fowleri oder eines arseneisenhaltigen Mineralwassers, Roncegno, Levico, Guberquelle gute Erfolge aufzuweisen.

7. Dysenterie, Ruhr besteht in einer entzündlichen Affection der Dickdarmschleimhaut, die durch einen specifischen Krankheitserreger erzeugt wird; das Secret ist catarrhalisch, purulent oder diphtheritisch. Die Ruhr kommt im Orient endemisch vor, wird gelegenheitlich zu uns eingeschleppt und kann zum Auftreten von Epidemieen Veranlassung geben. Zu Kriegszeiten pflegt die Dysenterie ebenso häufig wie Typhus aufzutreten und viele Menschenleben zu vernichten. Man hat Verkühlung als causa morbi angenommen, weil die Ruhr nach schroffem Temperaturswechsel, oder nach andauerndem Regen aufzutreten pflegt. Die Dysenterie tritt ähnlich wie Malaria in sumpfigen Gegenden auf und localisirt sich mit Vorliebe an Orten und Häusern, wo viele Menschen dicht gedrängt wohnen, die Canalisation mangelhaft und sanitätswidrige Zustände herrschen; Arbeiterquartiere, Gefangenhäuser, Kasernen u. dergl.

Die Ruhr tritt entweder plötzlich mit Schüttelfrost und nachfolgendem Fieber ein, oder es gehen Störungen Seitens des Verdauungstraktes voraus. Appetitmangel, Schmerz in der Magengegend, Kollern und Grimmen im Leibe, sehr häufige Stuhlentleerungen, dabei Schleim, Eiter und Blutabgang. Beim Austritt des Stuhles aus der Analöffnung pflegen intensive Schmerzen aufzutreten, die nicht selten zu ohnmachtähnlichen Anfällen führen. Als häufige Complication pflegen Peritonitis, diffuse oder circumscripte aufzutreten; constringirende Narben der Darmschleimhaut, die zur Occlusion führen können, periproctitis mit Eiterdurchbruch und endlich als lange Zeit bleibende Nachkrankheit Neigung zur Diarrhoe. Selten kommen spinale Lähmungen, Leberabscesse, amyloide Degeneration der Leber und pyämische Processe vor. Hydriatisch werden niedrig temperirte Irrigationen, auch Eiswasserclystiere, mehrere Mal im Tage, ferner Abreibung mit nachfolgendem, bis zu einer halben Stunde dauerndem kalten Sitzbade und vierstündlich gewechselter Leibbinde empfohlen. Gegen den Tenesmus wenden wir den Atzberger'schen Apparat, die Winternitz'sche Kühlblase, zuweilen Suppositorien mit Morphium, opium, belladonna oder Eissuppositorien an.

8. Cholera asiatica. Choleravibrionen finden sich in Mitteleuropa zu Cholerazeiten in Flüssen und Canälen; in Indien zeitweise auch im Brunnenwasser. Der Koch'sche Commabacillus kommt in den Dejecten Cholerakranker und im Darmcanal von an dieser Seuche Verstorbenen vor. Ausserhalb des menschlichen Körpers kann man Vibrionen gelegentlich in diversen, flüssigen Nahrungsmitteln und in feuchter Wäsche antreffen.

Es wurde nicht selten constatirt, dass Commabacillen in den Darmcanal gelangt sind, sich daselbst vermehrt und denselben wieder verlassen haben, ohne dass Symptome eines Darmcatarrhes oder Symptome von Cholera aufgetreten sind. Diese Thatsache ist nur in der Weise zu erklären, dass zur Entstehung dieser Infectionskrankheit nebst dem krankmachenden Agens auch eine individuelle Praedisposition vorhanden sein müsse. In allen Choleraepidemieen hat man die Wahrnehmung gemacht, dass hygienisch und diätetisch richtig lebende Menschen ungleich seltener von der Seuche heimgesucht werden als unregelmässig und unzweckmässig lebende, und dass namentlich solche die ihren Körper an tägliche Bäder und Waschungen gewöhnt haben, fast immer verschont geblieben sind. Eine grosse Zahl hervorragender Aerzte sind für die Wasserbehandlung bei Cholera eingetreten, und hat beispielsweise Rumpf bei der letzten Choleraepidemie in Hamburg von dieser Methode bei einer grossen Zahl Erkrankter durchaus günstige Wirkungen gesehen.

Rumpf hat ein sehr übersichtliches Schema der verschiedenen Formen des Verlaufes und der Symptome der asiatischen Cholera aufgestellt. Er unterscheidet: Die Cholerainfection ohne wesentliche Krankheitssymptome, wo bei scheinbar gesunden oder nur leichtes Unbehagen, vorübergehende Darmstörung darbietenden Individuen Commabacillen in dünnbreiigem oder halbfestem Stuhle vorkommen. Choleradiarrhoe, mit mehr oder weniger häufigen, gelblichen Stühlen, Kollern, Flatulenz, belegter Zunge, Durst und Druckgefühl in scrobiculo cordis. Bei Cholerine sind reiswasserähnliche oder mehlsuppenähnliche Stühle, Erbrechen, Störung des Allgemeinbefindens.

Die ausgebildete Cholera bietet dieselben Erscheinungen dar, dabei grosse Mattigkeit, kühle, cyanotische Haut, Eingesunkensein der Augen, Krämpfe verschiedener Muskelgruppen, besonders der Waden, kleiner, fadenförmiger Puls, schwache, heisere Stimme (vox cholerica). Die Haut lässt sich in Falten stellen, die

Körpertemperatur sinkt; nun tritt entweder Collaps und Tod ein, oder fieberhafte Reaction, langsame Genesung oder es entsteht das Stadium comatosum; Sopor, Coma bei Sistirung oder Verminderung von Erbrechen und Durchfall, dabei Fieber oder subnormale Temperaturen, bei letzteren ist die Prognose infaust, bei ersterem günstiger. Rumpf hat sowohl kaltes als auch warmes Wasser und Schweiss erzeugende Proceduren in den verschiedenen Stadien der Cholera in Anwendung gebracht und spricht sich über den Effect sehr befriedigt aus. Im Stadium algidum hat er kalte kräftige Abreibungen bis zur Erzielung einer guten Reaction (Röthung und Wiedererwärmung der Haut) ausführen lassen; gleichzeitig Uebergiessungen des Kopfes mit einigen Litern Wasser darauf Nachdunsten im erwärmten Bette, halbstündlich gewechselte Leibumschläge, Wärmeflasche an den Füssen. Innerlich lässt er ad libitum frisches Wasser trinken.

Die Abreibung wird, wenn innerhalb drei Stunden kein Schweiss aufgetreten ist, wiederholt. Für frische, erneuerte Luft wird, während der Kranke zu Bette liegt, durch Offenhalten der Fenster Sorge getragen.

Auch heisse Bäder im Stadium algidum und comatosum hat Rumpf gebrauchen lassen und lobt deren Wirkung. Die Kranken, die sich anfänglich unbehaglich gefühlt, verlangen, nachdem die Krämpfe nachgelassen und das Mattigkeitsgefühl geringer geworden ist, spontan die Wiederholung des Bades. Uebergiessungen mit kaltem Wasser im warmen Bade, also Contrastwirkungen haben sich wie Rumpf angiebt, im comatösen Stadium öfters bewährt. Von Dampf- und Heissluftbädern haben Rumpf, Kartulis, Reich u. A. keine günstigen Erfolge gesehen.

Winternitz hat in einem geistvollen Essay: „Choleraschutz und Cholerabehandlung" den hohen Werth der Wasserkur zunächst als Prophylacticum hervorgehoben. Nicht auf eine bestimmte Procedur, auf genaue Individualisirung ist das Hauptaugenmerk zu richten; man wird bald mit kräftigen kalten Abreibungen, bald mit Regenbädern oder mit Tauch- oder Halbbädern zum Ziele gelangen. Zu Cholerazeiten sollte eine rationelle Hautpflege, eine Abhärtung der ganzen Hautoberfläche durch Waschungen, Uebergiessungen, Bäder u. dergl. Jedermann dringend anempfohlen werden. Bei praemonitorischer Diarrhoe werden meistens Abreibungen und unmittelbar denselben folgende kalte, bis zu 30 Minuten protrahirte Sitzbäder, darauf Leibbinden empfehlenswerth sein.

Der Vorgang bei diesen Applicationen ist meist folgender: Der Kranke wird zunächst ins Bett gebracht und gehörig zugedeckt.

Erwünscht ist eine der Kur vorangehende Erwärmung. Die Abreibung wird von zwei kräftigen Dienern im nassen, kalten Laken durch mehrere Minuten am ganzen Körper vorgenommen, sodann Patient unabgetrocknet in's kalte Sitzbad gesetzt und mit einem trockenen Laken und Kotzen umhüllt. Während des Sitzbades wird der Kranke angehalten, den Leib mit beiden Händen zu frottiren. Ist die vorgeschriebene Zeit für das Sitzbad abgelaufen, dann bekömmt der Kranke eine Leibbinde mit Flanell verbunden und wartet sodann die Wiedererwärmung im Bette ab. Bezüglich der Diät ist zuweilen abgekochte, kalte Milch in kleinen Portionen (etwa zweistündlich eine Tasse zu 200 Gramm) sowohl durststillend, als auch gegen den Brechreiz und gleichzeitig als leicht assimilirbares Nahrungsmittel sehr zu empfehlen.

Wo Idiosyncrasie gegen Milch besteht, kann man Thee mit oder ohne Rothwein, oder Gerstenschleim-, Haferschleim-, Sago-, Einbrenn-Kümmelsuppe, weich gekochten Reis, späterhin Huhn, Cotelett, gebratenes Fleisch verordnen. Brod soll nur in geröstetem Zustande genossen werden.

Von Medicamenten hat Rumpf kleine Dosen Opium bei praemonitorischer Diarrhoe verabreicht, in Fällen beginnender Cyanose 15 Tropfen Extr. opii. aqu. subcutan injicirt.

Von Milchsäure und Salzsäureanwendung wurden keine nennenswerthen Erfolge beobachtet. Die vielfach empfohlene Calomeltherapie zur raschen Entfernung der Commabacillen aus dem Darmcanale und Desinfection des Darminhaltes durch Abspaltung sehr geringer Mengen von Sublimat wurde ebenso wie Ricinusöl und andere Purgantien versucht.

Cantani in Neapel liess bei Cholerakranken 2 Liter einer 40grädigen (Celsius) einprocentigen Lösung von Acidum tannicum mehrere Mal im Tage in den Mastdarm einfliessen. Rumpf empfiehlt diese Irrigation unter niederem Drucke und langsam vornehmen zu lassen, weil dadurch zuweilen die Flüssigkeit die Ileocoecalklappe passirt und eine direkte Beeinflussung des Dünndarmes stattfinden kann. Die Resultate mit dieser Methode waren öfters recht günstig. Bei sehr hartnäckigem Vomitus hat Rumpf Magenausspülungen, subcutane Morphiuminjectionen und innerlich Eispillen verordnet. Die hauptsächlichsten Nachkrankheiten und Complicationen der Cholera sind Typhus, Pneumonie und parenchymatöse Nephritis. Die beiden erstgenannten Erkrankungen werden in ähnlicher Weise wie dies in den betreffenden Abschnitten beschrieben wurde, behandelt werden. Die Complication mit Nephritis tritt selten auf und wird mit Transpirationskuren und Milchdiät in der Regel behoben werden. Bei der oftmals zurückbleibenden

Neigung zu Diarrhoen haben Winternitz und Rumpf nebst den üblichen hygienischen und diätet. Massnahmen Heidelbeerdecoct wegen des starken Tanningehaltes empfohlen.

XIV. Stoffwechselkrankheiten.

Arthritis. Gicht. Soll die Behandlung der Arthritis Aussicht auf Erfolg bieten, dann ist die unumschränkte Einflussnahme des Arztes auf die Lebensweise des Kranken und das gesammte hygienische und diätetische Regime unerlässlich.

Wir wissen, dass sich bei der Gicht die Harnsäureproduction und die Harnsäureausscheidung in einer von der Norm abweichenden Art und Weise vollziehen und dass ferner eine in seiner Wesenheit uns noch unbekannte Veränderung des Stickstoff-Stoffwechsels statthat. Die Ursache dieser Störung ist entweder in einem Mangel an Leistungsfähigkeit des Körpers, unzureichender Oxydationskraft zu suchen oder die stickstoffhaltigen Nährstoffe werden in zu grosser Menge zugeführt und können nicht verarbeitet werden.

Die erste Art der Stoffwechselretardation finden wir bei verschiedenen dyscrasischen Prozessen, Scrophulose, Anaemie, Rhachitis, die zweite bei üppig lebenden Menschen (Schlemmern). Uebrigens können diese beiden Formen der Arthritis, die man auch als Gicht der Armen und Gicht der Reichen unterschieden hat, hereditär sein.

Nach dem Gesagten erhellt, dass wir bei der Behandlung der Gicht die beiden genannten Grundursachen berücksichtigen müssen und, dass bei keiner der beiden Formen von einer etwa auf wenige Wochen sich beschränkenden Kur dem Kranken ein bleibender Nutzen in Aussicht gestellt werden kann. Der Arthritiker sollte insolange unter ärztlicher Aufsicht und Controlle leben, bis er das Verständniss für das Maass und die Wahl der ihm zuträglichen Nahrungsmittel, das Maass seiner täglichen Muskelarbeit erlernt hat und die zur Festigung seiner Gesundheit auch im Hause durchführbaren hydriatischen Maassnahmen fortzusetzen vermag.

Die Arthritis divitum finden wir in der Regel bei wohlgenährten, feisten Menschen, mit stark entwickeltem Panniculus adiposus, Congestivzuständen zum Kopfe, vergrösserter Leber und schwacher Herzaction. Die einzuleitende Kur wird ähnlich der bei der Polysarcie empfohlenen sein. Im Anfange vielleicht nur 1—2 Halbbäder im Tage, später feuchte Einpackungen, mit nachfolgendem Halbbade mit Bauchüberguss; sorgfältig überwacht, wohl auch Dampfkasten oder electrisches Lichtbad mit vom Arzte persönlich administrirter Douche. Schwedische Heilgymnastik, gehörige Bewegung im Freien, besonders Bergsteigen, indess im Beginne nicht zu anstrengende Promenaden. Mineralwässer, Wahl der Quelle und Bestimmung des Wasserquantums je nach Beschaffenheit des Harnes. Es kommen hauptsächlich in Betracht: Carlsbader, Biliner, Radeiner, Fachinger, Vichy und Giesshübler.

Bezüglich der Diät legt Winternitz und Cantani das Hauptgewicht auf vegetabilische Kost, Ebstein empfiehlt gemischte Kost und mässigen Fettgenuss.

Bei der zweiten Form der arthritis urica, wenn der Kranke abmagert, Schwächezustände und cachectisches Aussehen darbietet, die Verdauung träge, die Circulation gestört ist, Oedeme an den Beinen auftreten, dann werden wir flüchtige Theilwaschungen, wechselwarme Regenbäder verordnen; späterhin Abreibungen, event. bei ausgesprochener Anaemie oder Scrofulose, Levico, Roncegno, Guberwasser, Fersan etc. Bei beginnender Difformität der Hände und Füsse Massage, Longettenverbände, Schottische Douche. Die acuten Gichtanfälle werden erfahrungsgemäss durch kurz dauernde kalte Proceduren, Ueberguss, beweglicher Fächer auf die schmerzhaften Stellen, Schlauch mit durchfliessendem kalten Wasser, Wassertreten u. dgl. gemildert und sogar behoben und hat man, nachdem die vielgerühmten Schwefel-, Jod- und indifferenten Thermen keinen Nutzen und den Nachtheil der Verweichlichung und der grösseren Empfindlichkeit gebracht haben, zur Hydrotherapie Zuflucht genommen. Wenn der acute, entzündliche Prozess abgelaufen ist, wird man, wie bereits erwähnt, durch Massage, Electricität, (starke faradische Ströme), Longettenverbände, Dampfdouchen der drohenden Verkrüpplung der Hände und Füsse vorzubeugen bestrebt sein.

Diabetes mellitus. Je nach den verschiedenen Symptomen unterscheidet Senator den hepatogenen, gastroenterogenen und neurogenen Diabetes. Seegen, Pavy, Düring haben auf Grundlage experimenteller und klinischer Forschungen andere Differenzirungen vorgeschlagen. Gegenwärtig unterscheiden wir beim Diabetes „leichte“ und „schwere“ Fälle und nennen leicht diejenigen, die nach vollständiger Enthaltung von Kohlehydraten, — strengster Diabetesdiät — zuckerfrei werden. Das Bild, unter dem diese Krankheit auftritt, ist ein vielgestaltiges, als markantestes und in keinem Falle fehlendes Symptom ist die Glycosurie zu nennen. Nach der Verschiedenheit der ursächlichen Momente, die auch nicht in jedem Falle festzustellen sind und der Verschiedenheit des Verlaufes wird auch die Therapie eine sehr verschiedenartige sein.

Eine grosse Zahl von Medicamenten wurde gegen den Diabetes anempfohlen, die uns sämmtlich im Stiche gelassen haben. In Kötzschenbroda bei Dresden wird in neuester Zeit ein Präparat gegen Diabetes angewendet: „Djocat" welches vom Oberphysicus Dr. Dorner in Raab als sehr wirksam geschildert wurde.

Bei einem, jedem einzelnen Falle angepassten, ärztlicherseits sorgfältig überwachten, diätetischen und hygienischen Verhalten, kann man in vielen Fällen eine Abnahme der Glycosurie, zuweilen sogar ein Schwinden derselben beobachten.

Mit der strengen Fleischdiät hat Seegen bei dem Amylivoren die Zuckerausscheidung aus dem Körper auf ein Minimum reduciren können. Eine ausschliessliche Fleischkost ist aber ein wahres Martyrium für den Kranken, und wird von den wenigsten auf die Dauer vertragen, indem es Störungen im Organismus, — Seitens des Digestionstractes und Nervensystemes hervorruft. Von dieser Ernährungsart ist man demnach abgegangen, und hat dem Kranken eine gemischte Nahrung, Fleisch, Vegetabilien und — ein gewisses Quantum Brod — gestattet; (Docent Dr. Kolisch), letzteres desshalb, weil die Patienten ohne dasselbe nichts geniessen konnten. Die von Külz (Lichenin), Pavy (Mandelbrod), Düring (Inulin) empfohlenen Surrogate wurden wegen der geringen Schmackhaftigkeit refusirt. Bei der Wahl der Gemüse wird man die in der Erde reifenden wegen ihres Zuckergehaltes verbieten, dagegen solche, die auf der Oberfläche wachsen, wie Spinat, Kohl, Kochsalat, Bohnen und Linsen in mässiger Menge gestatten.

Hofrath Winternitz war der Erste, der auf die eminente Wirkung einer correct und consequent durchgeführten systematischen, strengen Milchkur bei Diabetes hingewiesen hat. Seine Angaben, dass Thorne und Donkin schon vor ihm diesbezügliche Erfahrungen gemacht und publicirt hätten, sind insofern nicht zutreffend, als die genannten die Milch weder in regelmässigen Zeitabschnitten noch auch in der nothwendigen Qualität und Quantität verabreicht haben und ihre Erfolge weit hinter denen von Winternitz zurückstehen. Ausserdem haben Winternitz und Strasser*) eine „strenge Milchkur in Verbindung mit die Functionen, Oxydationen und den Stoffwechsel anregender und steigernder Wasserkur und methodischer Muskelarbeit" in Anwendung gebracht.

---

*) Blätter für Klin. Hydrotherapie 1899 No. 10.

Die Schlussfolgerungen, zu denen sie in dieser „vorläufigen Mittheilung“ gelangten, sind von grossem praktischen Interesse.

Regierungsrath Professor Glax hat bei Diabetes mellitis heisses Wasser methodisch trinken lassen. Er beobachtete Zunahme der Athmungs- und Pulsfrequenz, Nachlass der Arterienspannung; späterhin Durchfeuchtung der früher trockenen Haut, zuweilen Transpiration, Abnahme des Durstes, demzufolge geringere Getränkaufnahme, Sinken der Diurese und des Zuckergehaltes.

(Glax, über den Einfluss metod. Trinkens heissen Wassers auf den Verlauf des Diabetes mellitus. Sitzungsberichte der k. k. Academie der Wissenschaften 3. Abthlg. 1877.)

Die Wasserkur an und für sich wird uns beim Diabetes mellitus durch Steigerung des Assimilationsvermögens der Kohlehydrate, durch die bessere Verarbeitung stickstoffhaltiger Substanzen, Resorption des Eiweisses ausgezeichnete Dienste leisten. Sie wird auch in manchen Fällen die Säureintoxication, welche zur Entstehung des Coma Veranlassung giebt, durch rascheren Stoffwechsel hinanzuhalten vermögen. Die spröde, blasse, trockene Haut der Diabetiker wird unter dem Gebrauche der Kur hyperaemischer und zur Wasserabgabe geeigneter, wodurch der Niere ein Theil ihrer Arbeit abgenommen und möglicherweise die Combination mit Albuminurie parenchymatöser und interstitieller Erkrankung vorgebeugt wird.

Die Wasserapplicationsformen werden dem Reactionsvermögen, dem Kräftezustande, der Beschaffenheit des Herzens, des Nervensystemes u. s. w. angepasst werden.

Schwächlichen, anaemischen Individuen werden wir Theilwaschungen, Theilabreibungen, Leibbinden, späterhin kurz dauernde Regenbäder verordnen.

Bei Kräftigeren wird man mit Halbbädern in beiläufiger Temperatur von 28 ° C. beginnen und allmählich zu niedriger temperirtem Wasser übergehen können. Bei Ischialgieen, anderen Algieen und Neuritiden der Diabetiker kann man feuchte Einpackungen (1—2 Stunden Dauer), Dampfkasten und Heissluftbäder mit nachfolgenden, entsprechenden Abkühlungsproceduren verordnen. Beim Coma diabeticum könnte man ein Tauchbad von circa 25 ° C. mit kalten Uebergiessungen versuchen.

Wir werden aber selbstredend bei jedem einzelnen Falle die Verbindung unserer hydriatischen Massnahmen mit den anderen wichtigen Heilfaktoren nicht vernachlässigen. Bei fettleibigen Zuckerkranken, durch vermehrte active und passive Muskelthätigkeit, Massage, Gymnastik, die Oxydation des Zuckers beschleunigen helfen. (Külz.)

In vielen Fällen werden Mineralwasserkuren mit gleichzeitigem Gebrauche der Hydrotherapie am Platze sein: Karlsbader, Kissinger, Neuenahrer, Vichywasser. Der Diät werden wir, wie besprochen, unsere vollste Aufmerksamkeit zuwenden. In einzelnen Fällen wird es nothwendig sein als Surrogate für den Zucker: Glycerin, Saccharin, Zuckerin oder Mannit zu concediren. Auch das Gemüthsleben des Kranken erfordert peinliche Berücksichtigung. Wie häufig haben psychische Affecte erhebliche Verschlimmerung des Zustandes herbeigeführt. Erwähnen will ich noch, dass eine Abnahme oder ein Schwinden des Zuckergehaltes aus dem Harne nicht immer ein signum infallibile der Besserung des Krankheitsprocesses ist; denn man fand einige Tage ante mortem den Harn zuckerfrei und der Kranke ging marastisch zu Grunde.

Zwei Postulate müssen erfüllt werden, um von einer Besserung sprechen zu können: Erstens das Wegbleiben des enormen Schwäche- und Hinfälligkeitsgefühles des Patienten und zweitens die damit Hand in Hand gehende Zunahme des Körpergewichtes.

Diabetes insipidus.

Während meiner 24jährigen ärztlichen Thätigkeit kamen mir neun Fälle von Diabetes insipidus zur Beobachtung. Von diesen sind, — so viel mir bekannt, — drei letal verlaufen, einer hiervon durch suicidium. Fünf Fälle blieben durch etwa 4—12 Wochen in der Behandlung und konnte ich hinterher über den Verlauf nichts Näheres erfahren.

Der folgende Fall, den Hofrath Professor Winternitz, königlicher Rath Dr. Ormay in Korytnicza und ich zu beobachten Gelegenheit hatten, betrifft einen Patienten, dem ich zehn Jahre nach seiner Kur in Kaltenleutgeben gelegentlich einer Consultation bei seinem kranken Bruder begegnete und der seit jener Zeit von seinem Leiden vollkommen befreit geblieben ist.

Die mir von damals zu Gebote stehenden Daten aus unserem Krankenprotocolle, sowie die schätzbaren Mittheilungen des Herrn königlichen Rathes Ormay, der den Patienten nach seinem Austritte aus unserer Anstalt behandelte, will ich in Folgendem widergeben:

Saison 1892, Prot. Nr. 1044 de dato 12. October. Herr J . . . E . . . . 23 Jahre alt, Oeconom aus Prinzenhof, Felsö-Szeli in Ungarn erkrankte nach einem schweren Gemüthsaffecte, angeblich plötzlich, mit heftigem Herzklopfen, Unruhe, Angstzuständen, bedeutend häufiger auftretendem Harndrang, wesentlicher Vermehrung der jedesmal ausgeschiedenen Harnmenge und intensivem Durstgefühle. Durch $1^1/_2$ Jahre wurden gegen dieses Leiden, wie aus den mitgebrachten Recepten ersichtlich, die verschiedensten, internen Medicationen, Brompräparate, Jodkalium, Salicyl, Arsenik, Pilocarpin, Antipyrin, Opium, Ergotin etc., ohne Nutzen versucht. Das Resultat eines ärztlichen Consiliums in Wien, war die Empfehlung einer Kur in der Wasserheilanstalt des Hofrathes, Professor Winternitz in Kaltenleutgeben. Der Kranke war durch seine nervösen Beschwerden, zu denen sich in den letzten Monaten schlechter Schlaf und Appetitlosigkeit hinzugesellten, sehr herabgekommen, anaemisch, völlig erschöpft. Auffallend war die trockene, spröde Haut an der ganzen Körperoberfläche.

Die physicalische Untersuchung ergab ausser beschleunigter Herzaction, — bis zu 160 Schlägen in der Minute, — keine organischen Veränderungen. Die Harnanalyse lieferte bis auf ein sehr niedriges specifisches Gewicht, zwischen 1004—1009 schwankend, und bedeutender Vermehrung der Harnmenge innerhalb 24 Stunden, keine abnormen Bestandtheile, speziell weder Saccharum noch Albumen. Vom 12. bis zum 23. Oktober betrug die innerhalb 24 Stunden entleerte Harnquantität zwischen 8 und 11 Liter. Die eingenommene, möglichst restringirte Flüssigkeitsmenge war ungefähr auf gleicher Höhe. Patient erhielt in den ersten 10 Tagen Vor- und Nachmittag durch je 15—20 Minuten einen Herzschlauch mit durchfliessendem Wasser und war die Zahl der Herzcontractionen jedesmal nach der Application um beiläufig 20 Schläge in der Minute geringer als vor derselben. Anschliessend an den vormittägigen Herzschlauch wurde dem Kranken ein Regenbad in der Dauer einer Minute, und einer Temperatur von 30° C. applicirt; derselbe sodann zu Bett gebracht und etwa eine Stunde gehörig bedeckt, bei offenem Fenster liegen gelassen. Das subjective Befinden war bald entschieden gebessert, die Nachtruhe weniger gestört die Angstgefühle geringer, der Appetit gehoben; Durstgefühl vermindert, ebenso die Harnmenge innerhalb 24 Stunden um beiläufig $2^1/_2$ Liter herabgegangen. Die Diät bestand in den ersten drei Tagen ausschliesslich in Milch, zweistündlich eine kleine Tasse, 300 Gramm, abgerahmter, abgekochter, hautloser, lauwarmer Milch; späterhin des Morgens, Nachmittags und Abends je $^1/_2$ Liter Milch, Vormittags, der Zeit des grössten Durstgefühles, aus $^1/_4$ Liter Sauerkrautsaft, der den Durst noch am ehesten stillte.

Mittags $^1/_4$ Liter Bouillon und, nachdem Fleisch refusirt wurde, aus vegetabilischer Kost. Am 23. Oktober wurde dem Kranken vom Hofrathe Winternitz zum ersten Male eine feuchte Einpackung in der Dauer einer Stunde, darauf ein Halbbad 30°—26° C. durch 4 Minuten verordnet. Der Herzschlauch war für etwa stärker auftretende Palpitationen in Bereitschaft gehalten, musste aber nicht angewendet werden; der Kranke schlief, obwohl die vorangegangene Nacht ruhig und gut gewesen, $^3/_4$ Stunden während der Einpackung. Abends wurden Leib- und Wadenbinden angelegt. Diese Kur beliessen wir dem Kranken bis zu seinem Austritte aus der Anstalt.

Die innerhalb 24 Stunden ausgeschiedene Harnmenge schwankte nunmehr zwischen 3 und 6 Liter. Am 2. November musste Patient in Familienangelegenheiten in die Heimath reisen, blieb wenige Tage in seinem Domicil und begab sich dann auf Anrathen seines Hausarztes zur Kur nach Korytnicza. Königlicher Rath Ormay liess die Wasserkur in Form von Halbbädern, die allmählig niedriger temperirt wurden, fortsetzen, wendete ausserdem Galvanisation des Sympaticus und der medulla oblongata an und verordnete durch etwa eine Woche allabendlich beim Ins-Bett-gehen ein Gramm Bromnatrium. Unter dieser Therapie erlangte Patient innerhalb weniger Wochen seine vollkommene Gesundheit wieder und hatte seither über keinerlei Beschwerden zu klagen.

III. Lipomatosis sive Adipositas universalis, Polysarcie, allgemeine Fettleibigkeit ist entweder hereditär oder angezüchtet durch opulente Nahrungsaufnahme und zu geringe Muskelaction; zuweilen ist die Schuld nicht an dem Quantum, sondern an dem Quale des Jahre hindurch Genossenen: Ueberwiegende Einfuhr von Kohlehydraten, Amylum, Zucker, Fett, übermässiger Biergenuss; auch Menschen die im Tage nur eine bis zwei sehr ausgiebige Mahlzeiten halten, verfallen der Fettsucht. Es giebt aber solche, die hereditär nicht belastet sind, hygienisch und diätetisch richtig und zweckmässig leben, sich hinreichend bewegen, körperliche Uebungen betreiben, mässig essen und trinken und trotzdem übermässig viel Fett ansetzen, ja kurze Zeit nach erfolgreichen Entfettungskuren den früheren Fettreichthum wieder erlangen. Lipomatosis universalis tritt ferner beim Alcoholismus ein, nach längere Zeit fortgesetztem Arsenikgenuss, nach chronischer Phosphorintoxication, nach mit anaemischen Zuständen verbundenen Krankheitsprozessen, (durch Herabsetzung der Oxydationskraft wegen verminderter Zahl der rothen Blutkörperchen), Chlorose, Scrophulose ferner bei Diabetes mellitus, Arthritis, Luës, nach längere Zeit fortgesetzten Mercurialkuren etc.

Zur Vornahme von Entfettungskuren stehen uns verschiedene Methoden zu Gebote, die diätetische, hydriatische, balneologische und mechanotherapeutische.

In einzelnen Fällen wird jede der genannten für sich allein angewendet, zum erwünschten Ziele führen, in der weitaus grösseren

Zahl aber wird eine Combination mehrerer Methoden zweckdienlicher sein; die Wahl hängt von dem jeweiligen Krankheitszustande ab. **Entfettungskuren auf diätetischem Wege** werden durch ein Minus der Nahrungszufuhr und durch Nahrungsveränderung durchgeführt und gilt als oberstes Postulat das Fett zum Schwinden zu bringen, ohne dass der Eiweissbestand des Körpers alterirt, ohne dass das Herz geschwächt, ohne dass die Muskelkraft vermindert werde. Gegenwärtig gelten die von Noorden und Kisch empfohlenen Diätentziehungsvorschriften als die rationellsten und gefahrlosesten. Bei diesen wird nämlich stickstoffhaltige Nahrung Fett und Kohlenhydrate **in gleichem Masse vermindert,** zugeführt. Die Abmagerung ist keine so rasche und augenfällige wie beispielsweise durch die Bantingkur, der fast ausschliesslichen Fleischkost. Diese bringt aber Gefahr für die Gesundheit, ja bisweilen Gefahr für das Leben mit sich; es treten oft hochgradige Erregungszustände im Nervensysteme und nicht selten ein unaufhaltsamer Organeiweisszerfall auf. Kolisch lässt im Beginne einer Entfettungskur, namentlich bei Vielessern, vegetabilische Kost, die leicht sättigt, geniessen und schliesst sich sodann den Noorden'schen Prinzipien der gemischten, gleichmässig restringirten Diät an. Strasser hält die vegetabilische Kost insbesondere bei wohlbeleibten Arthritikern für indicirt. Ebstein hat nebst Fleisch grössere Mengen Fett zu verabreichen empfohlen. Nach Brücke wird der Ueberschuss zugeführten Fettes im Körper nicht angesetzt vielmehr durch den Darmcanal ausgeschieden; auch ist bekannt, dass Fett den Hunger und Durst leicht stillt, daher das zur Befriedigung nothwendige Nahrungsquantum ein geringeres ist. Der Einfluss grösserer Fettmengen ist indess auf den Magen nicht indifferent; es kommt leicht zu Magenverstimmungen, Völlegefühl, Ueblichkeiten, Aufstossen, daher bei dieser Methode zuweilen Unterbrechungen und Veränderungen erforderlich.

Winternitz hat bei Polysarcie durch methodisches abundantes Wassertrinken vorzügliche Abmagerungskuren durchgeführt und zwar mit und auch ohne gleichzeitige externe Wasserapplication Derselbe erklärt dies mit der dem Wassertrinken folgenden vermehrten Transpiration. Andererseits hat Oertel durch relative Flüssigkeitscarenz verbunden mit stricte dosirtem, allmählig vermehrtem Bergsteigen, Abmagerungskuren, namentlich bei lipomatosis cordis und davon abhängigen Respirationsstörungen durchgeführt. Schweninger hat zu gleichem Zwecke das Trinken während der Mahlzeit verboten, und in restringirtem Masse eine Stunde nach dem Essen gestattet, dabei Nahrung, häufig aber in kleinen Rationen verabreicht; wobei sich der Patient von einer Mahlzeit zur anderen den Appetit verdirbt. Strasser empfiehlt Entfettungskuren mit strenger Milchkur einzuleiten; bei Diabetes und Herzinsufficienz bei derselben durch längere Zeit zu verharren, bei anderen Fettleibigen allwöchentlich einen Milchtag in die vorgeschriebene Diät einzuschieben.

Entfettungskuren auf hydriatischem Wege sind von Winternitz in die Therapie eingeführt und beruhen auf dem Principe der rascheren Fettverbrennung. Gesteigerte Sauerstoffaufnahme und Kohlensäureausscheidung, dadurch bewirkte Stoffwechselbeschleunigung. Abgesehen von dem bereits erwähnten internen Gebrauche des Wassers werden wir durch äussere Application des Wassers Zweckdienliches zu leisten im Stande sein. Niedrig temperirte Halbbäder 23° C. bis 20° werden durch Wärmeentziehung zur rascheren Fettverbrennung beitragen; diese wird noch intensiver durch Combination mit vorhergehenden Regenbädern oder Abreibungen, wobei auch das mechanische Moment insofern in Betracht kommt, als es das Zuströmen des Blutes zu den Hautgefässen zur rascheren Wärmeabgabe im Bade und erhöhten Wärmeproduction begünstigt. Wir können auch durch die Transpiration hervorrufenden Proceduren eine Abnahme des Körpergewichtes erzielen; dieselbe beruht auf Flüssigkeitsverlust und wird namentlich bei Entfettungskuren anaemischer Individuen indicirt sein. Zu diesen Proceduren gehören: Dampfwannen-, Dampfkastenbäder, electrische Lichtbäder, Sonnen-, Sand- und Heissluftbäder. Ausserdem eignen sich die Einpackungen, Wärmestauungsproceduren für Fettleibige mit Congestionen, zur oberen Körperhälfte, weil durch diese Procedur der Blutreichthum resp. Blutüberschuss im Kopfe abgeleitet werden kann. Nach jeder Transpiration hervorbringenden Procedur, sei dieselbe Wärme zuführend oder Wärme stauend, muss eine wärmeentziehende folgen.

Die dilatirten Gefässe müssen zur Contraction gebracht, die übermässige, an der Körperoberfläche angesammelte Wärme entzogen, die Körpertemperatur ad normam oder unter die Norm gebracht und die Schweisssecretion beendet werden. Diese nachfolgende und abschliessende Procedur wird gleichfalls je nach erforderlicher grösserer oder geringerer Wärmeentziehung und stärkerem oder schwächerem mechanischem Reize sorgfältig gewählt werden: Abreibung, Uebergiessung, Lakenbad, Tauchbad, Halbbad, Regenbad, Vollbad etc.

Entfettungskuren auf mechano-therapeutischem Wege. Pettenkofer und Voit haben nachgewiesen, dass der Fettverbrauch durch Muskelarbeit vermehrt wird, dass eine Steigerung der Oxydation stickstofffreier Körperbestandtheile durch forcirte Muskelaction eintritt. Demgemäss, — nach denselben Principien, wie bei der Wasserkur, — vermehrte Sauerstoffaufnahme und Kohlensäureausscheidung. Letzteres wird noch in erhöhtem Masse der Fall sein, wenn wir die Respirationsmuskeln direkt zu energischer Thätigkeit anregen; durch Tiefathmungen (Lungenlüftung) activ oder passiv.

Sowohl localer (partieller) Fettüberschuss, beispielsweise am Nacken, Rücken, Bauchwand, als auch allgemeine Polypyonie werden durch Massage, schwedische Heilgymnastik in Verbindung mit Leibesübungen im Freien, Radfahren, Reiten, Holzsägen, Schneeschaufeln u. dergl. günstig beeinflusst. Selbstverständlich ist fachärztliche Verordnung und Ueberwachung geboten. Bum und Herz in Wien haben die Technik der mechanischen Behandlung der Lipomatosis universalis, namentlich die heilgymnastische Methodik in den letzten Jahren wesentlich bereichert und sind deren neuartige Apparate für Muskelübung und Muskelkräftigung das Hervorragendste was bisher auf dem Gebiete maschineller Kinesitherapie geboten wurde.

Balneologische Kur bei lipomatosis universalis. Das Marienbader Glaubersalzwasser erfreuet sich bei Entfettungskuren eines grossen Rufes. Es wirkt eminent diuretisch und regt die Darmthätigkeit an; dem hinreichenden Genusse desselben folgt reichliche Diurese und ausgiebige, breiige Entleerungen. Mit letzteren wird auch, wie Kisch nachgewiesen hat, Verdauungsflüssigkeit aus dem Körper eliminirt, wodurch ein grösserer Theil der Nahrungsmittel nicht assimilirt und durch die Unterernährung der Fettansatz verhindert wird. Ebenso wird nach Seegen durch das Glaubersalz der Fettverbrauch direkt erhöht. Lipomatosis anaemischer Individuen wird mit Eisenwässern und alcalischen Eisensäuerlingen erfolgreich behandelt, wobei Anaemie und Chlorose gebessert oder behoben und die darauf basirende Lipomatosis eingedämmt wird. Es ist selbstverständlich, dass wir bei dem Gebrauche einer jeden Trinkkur auf Diät und Bewegung, Herzkraft und Muskelkraft, Quantum der Flüssigkeitsaufnahme und Harnausscheidung, event. auch auf abundante Schweissabsonderung unser besonderes Augenmerk richten müssen. In den meisten Fällen werden wir Marienbader Trinkkuren mit entsprechenden hydriatischen und mechano-therapeutischen Massnahmen mit grossem Nutzen zur Anwendung bringen.

Eines Falles will ich hier erwähnen, bei welchem auf medicamentösem Wege eine bedeutende Entfettung erzielt wurde, die allerdings a priori nicht beabsichtigt war. Es handelte sich um eine ziemlich corpulente, mit einer grossen Struma parenchymat. behaftete Dame, bei welcher durch letztere bedrohliche Suffocationserscheinungen aufgetreten sind, die eine interne Verabreichung von grossen Dosen Jodkalium durch ungefähr 20 Tage (anfänglich ein Gramm, später bis zu drei Gramm pro die) erheischten und lebensrettend waren. Es trat eine dauernde, dem Gesundheitszustand der Dame nicht schädigende Abmagerung ein.

Oxalurie und Phosphaturie. Das Auftreten abnormer Mengen von Oxalsäure und Phosphorsäure im Körper manifestirt sich durch gewisse Störungen in der somatischen und psychischen Sphäre: Appetitmangel, Schmerzen in den Lenden, im Kreuze, Unterleib und den unteren Extremitäten, Abnahme des Körpergewichtes, Verstimmung, Unlust und Unfähigkeit zur Arbeit.

Die Diagnose wird erst durch die Harnanalyse klargestellt: Nachweis von oxalsaurem und phosphorsaurem Kalk. Bei stärkerer Phosphaturie Neigung zur Alkalescenz. Die Entstehungsursache ist wahrscheinlich ungenügende Oxydation der Kohlehydrate. Die hydriatische Behandlung daher ähnlich, wie bei der Polysarcie und beim Diabetes mellitus, die Oxydation anregende und beschleunigende Proceduren.

XV. Intoxicationen.

Die Behandlung der acuten und chronischen Vergiftungen verlangt möglichst schnelle und vollkommene Eliminirung des Giftstoffes und die Behebung oder Abschwächung der durch das Gift bereits entstandenen krankhaften Veränderungen. Die Antidota sind entweder mechanischer, chemischer oder dynamischer Natur. Von den mechanischen Gegenmitteln, die vom Magen aus angewendet werden, ist die Magensonde resp. Magenpumpe das wichtigste. Die Auswaschungen und Ausspülungen mittelst derselben haben den Vortheil der raschen und unmittelbaren Entfernung des Giftes, während bei den Emeticis immerhin bis zu ihrer Wirkung ein längerer Zeitraum zu verstreichen pflegt. Ausserdem kann man den Magen nach vollkommener Entleerung seines Inhaltes mit Wasser oder einem entsprechenden in dem Wasser gelösten Desinficiens weiter reinigen. Sowohl flüssige, als auch pulverförmige Gifte, die durch Brechmittel schwer zu entfernen sind, werden mittelst der durch die Magenpumpe eingebrachten Flüssigkeit eliminirt werden können.

Die Magensonde und -Pumpe sind contraindicirt in Fällen, wo der Giftstoff in grösseren Stücken eingenommen wurde oder wenn starke Verätzungen des Schlundes oder des Oesophagus durch Säuren oder Alcalien erfolgt sind. Wenn nach einer Vergiftung spontan Erbrechen erfolgt, pflegt die Magenspülung überflüssig zu sein.

Hat das eingenommene Gift den Magen bereits passirt oder wurde es in das Rectum eingebracht, dann sind lauwarme Clysmen, eventuell mit Abführmitteln Ol. ricini, Camillen, Bitterwasser oder das zweckentsprechende Antidot im Wasser gelöst, anzuwenden.

Gasförmige Gifte und Dämpfe können durch den Mund oder die Nasenhöhle in den Körper gelangen und erheischen Inhalationen, Ausspülungen eventuell mit Beimengung gasförmiger chemischer Antidota, Sauerstoffeinathmungen, künstliche Respiration etc. Giftstoffe, die auf die äussere Haut oder in eine seichte Hautwunde gelangen, können durch einfache Waschungen oder Abspülungen mit gewöhnlichem, lauen Wasser entfernt werden; man kann auch gelöste Desinficientien oder gelöste, chemische Antidota verwenden.

1. Den acuten Alcoholismus können wir zunächst mit einer Magenausspülung mit Wasser behandeln, gegen die Gehirnhyperaemie. Kopfwaschungen, Kopfumschläge eventuell mit Kühlvorrichtung; Uebergiessungen, Clysmen, Leib- und Wadenbinden verordnen. Beim chronischen Alcoholismus werden gegen die cephalischen Erscheinungen, Irritationszustände und die Agrypnie feuchte Einpackungen durch 1—2 Stunden, darauf Halbbäder; bei vorhandener Herzschwäche die modificirte Buxbaum'sche feuchte Packung mit gleichzeitiger Anwendung des Herzschlauches von grossem Nutzen sein.

Bei häufigem Erbrechen: Leibbinde oder Stammumschlag mit warmem Magenschlauch (durchfliessendes Wasser). Der gewöhnliche Begleiter des chronischen Alcoholismus ist der Magencatarrh, den wir ausser durch internen Gebrauch heissen Carlsbader Wassers mit Sitzbädern, Schottischen Douchen, Leibbinden, Stammumschlägen und vorsichtig gewählter Kost behandeln werden.

2. Bei chronischer Bleivergiftung Saturnismus hat Buxbaum Dampfkasten, wechselwarme Regenbäder, sowie gegen die schmerzhaften Bleicoliken Stammumschläge mit Thermophor, Clysmen, im weiteren Verlaufe warme Hochbäder; gegen die Arthralgieen und Paresen lokale Schottische Douchen empfohlen.

3. Die chronische Arsenvergiftung könnte man in ähnlicher Weise, durch den Stoffwechsel beschleunigende Proceduren: Dampfkästen, feuchte Einpackungen, Regen- und Halbbäder zu beheben trachten.

4. Chronische Morphiumvergiftung, Morphiophagie, Morphinismus. Schwere, körperliche Schmerzen, sei es, dass dieselben nach Verletzungen und Verwundungen auftreten, durch chirurgische Eingriffe hervorgerufen sind; sei es, dass pathologische

Veränderungen im Organismus die veranlassenden Ursachen abgeben, psychische Exaltations- und Depressionszustände, die durch äussere Motive plötzlich entstehen oder aber in krankhafter Veränderung des Central- oder peripheren Nervensystemes ihre Begründung haben, — sie können in den meisten Fällen temporär mit einem Schlage gebannt werden, — durch eine Morphiuminjection.

Diese segensreiche Erfindung ist sehr oft zu einer schweren Geissel jener Unglücklichen geworden, denen der Gebrauch dieses oft zauberhaft wirkenden Analgeticum seitens des Arztes zu häufig in Anwendung gebracht werden musste (?) oder gar dem Kranken zu selbständigem, uncontrollirtem Gebrauche in die Hand gegeben wurde! Dass ein grosser Procentsatz Morphiumsüchtiger sich aus den Reihen der Aerzte recrutirt, ist in der häufigen Selbstbehandlung und der allzu liberalen und unbedachten Anwendung der Pravasz'schen Spritze begründet. Nicht immer sind die genannten Uebel die Ursachen der Morphiumsucht.

Ich behandelte einen Collegen, der in einem Gebirgsstädtchen Steiermarks eine äusserst mühevolle Praxis ausübte und, wenn er sich spät Abends totmüde zur Ruhe begab und Nachts neuerdings zum Kranken gerufen wurde, erlangte er die nöthige physische Kraft zur Wanderung erst nach einer Morphiuminjection. Nicht selten kamen uns auch Kranke beiderlei Geschlechtes zur Entziehungskur, die durch gewissenlose Morphiumsüchtige zur Angewöhnung planmässig verleitet wurden.

Es ist eine bekannte Thatsache, dass unter dem Einflusse dieses Alcaloides nicht nur die physischen und psychischen Kräfte in hohem Masse leiden, sondern, dass auch der Charakter depravirt wird!

Den Versprechungen und Schwüren des Morphiumsüchtigen muss der Arzt stets misstrauen! Das Lügen und (sich selbst) Betrügen gehört zur Regel! Diese traurige Erscheinung pflegt auch längere Zeit nach gelungener Entziehungskur diesen bedauernswerthen Menschen anzuhaften und erklären sich hieraus die so häufig auftretenden Rückfälle.

Die Prophylaxe verlangt eine rationelle Behandlung jener somatischen und seelischen Beschwerden und Schmerzen, über die man in vielen Fällen durch Ausdauer, Geduld und Consequenz, einerseits mit den verschiedensten thermischen und mechanischen Umstimmungsmitteln, andererseits mit psychischer Behandlung einen günstigen Einfluss gewinnen kann. Es sind dies zumeist mühevolle und für den Arzt unbequeme Behandlungsmethoden, man erspart aber häufig dem Kranken die peinvollen Monate, Jahre, ja zuweilen das ganze Leben hindurch währenden Consequenzen der Morphiumsucht!

Es ist selbstverständlich, dass wir in Fällen, in denen das Morphium unersetzlich ist und bei denen die Qualen der Krankheit weitaus grösser sind, als der Usus und sogar der Abusus des Morphium selbst nicht anstehen werden, zur Spritze zu greifen, ich nenne blos Carcinom, Tabes dolorosa, hartnäckige und fruchtlos mit anderen Mitteln behandelte Prosopalgieen, (die schon alte Leute zum Selbstmorde getrieben haben). Die furchtbaren Schmerzen bei complicirten Fracturen u. dergl.

Die Entwöhnungskur kann rationeller Weise nur in Anstaltsbehandlung durchgeführt werden. Man bringe dem Morphinisten, selbst wenn er Arzt ist, und dem scheinbar Aufrichtigsten, wie bereits erwähnt, das grösste Misstrauen entgegen und verabsäume nicht das Wartepersonal, auch das verlässlichste, strenge und scharf zu bewachen und zu controlliren, man wird anderen Falles bei der Charakterschwäche, Demoralisations- und Depravationssucht derartiger Kranker Enttäuschungen erleben und die geplante Entwöhnung nicht immer durchführen können.

Wir unterscheiden zwei Methoden der Morphiumentziehungskur, erstens die rasch durchgeführte und zweitens die allmähliche, sogenannte quallose Methode.

Die erstere müssen wir als nicht vollkommen gefahrlos bezeichnen; es wurden bei derselben intensive Erregungszustände, ja sogar maniakalische Anfälle beobachtet, oder aber Erscheinungen von Herzschwäche und grosser Prostration. Der scheinbare Vorzug der raschen Entwöhnung ist der Gewinn an Zeit; derselbe wird aber durch die damit verbundenen, eben erwähnten peinlichen Zustände und Gefahren und ausserdem durch die erfahrungsgemäss ungleich häufiger auftretenden Recidiven aufgewogen. Nachdem dem Kranken die Morphiumspritzen, der Morphiumvorrath und die Recepte abgenommen, das stricte Verbot der eigenmächtigen Widerbeschaffung auf das Eindringlichste ausgesprochen wurde, kann man mit der Injection etwa des zehnten Theiles der gewohnten Dosis beginnen, das Quantum bei jeder einzelnen Injection weiter herabsetzen und nach dem Ablaufe weniger Tage die Einspritzungen vollkommen sistiren. Es ist rathsam den Patienten im Vorhinein aufmerksam zu machen, dass er den Aufenthalt in der Anstalt als Leidensstation betrachten müsse, dass eine Nichtbefolgung der ärztlichen Anordnungen den Erfolg bestimmt vereitle, dagegen ein correctes Verhalten demselben das hohe Glück der Gesundheit wiederbringe.

Bei beiden Arten der Entwöhnung handelt es sich darum, dem Kranken, der weder essen, trinken, schlafen noch ohne Morphium athmen zu können glaubt, die Reize und Behaglichkeitsgefühle zu ersetzen, die er durch den täglichen oder oft stündlichen Gebrauch der Injectionen thatsächlich empfunden oder empfunden zu haben sich eingebildet hat.

Diese substituirenden Reize sind äusserlich und innerlich angewandte. Jedem einzelnen Falle angemessen, werden die diversesten hydriatischen Proceduren in Anwendung gelangen. Wir werden dem anaemischen, frilösen, gegen Kälteapplication überaus empfindlichen Individuum Wärme zuführende, oder Wärme stauende Anwendungen verordnen; Dampfkasten, Heissluft, electrisches Lichtbad feuchte Einpackungen, protrahirte, höher temperirte Hochbäder, aromatische Heublumenbäder, Regenbäder und darauf abkühlende Badeformen diversester Art. In Fällen ungleichmässiger Blut- und Wärmevertheilung, bei heissem Kopfe, kalten Händen und Füssen werden Theilwaschungen, Theilabreibungen, ganze Abreibungen und Uebergiessungen von Nutzen sein, die bald eintretende Reaction dem Kranken ein wohlbehagliches Gefühl am ganzen Körper erzeugen. Innerlich verordnen wir, entgegen unseren sonstigen Anschauungen über Excitantia bei Behandlung anderer Krankheiten, starken, schwarzen Kaffee, Thee und Alcoholica und haben durch Concedirung und Anempfehlung grösserer Gaben von Bier, schweren Weinen, Champagner, Cognac sehr oft dem Kranken über die schwersten Zeiten des Morphiumhungers hinweggeholfen. Selbstverständlich muss man darauf bedacht sein, dass aus dem Morphiophagen nicht ein Alcoholiker werde. Das Gleiche gilt bezüglich des substituirenden Opium, Cocain u. dergl. Von welchen Mitteln wir übrigens in den seltensten Fällen Gebrauch gemacht haben.

Bei der allmählichen Entwöhnung ist es zweckmässig in den ersten Tagen nur eine kleine Restrinction der gewohnten Dosis vorzunehmen und etwa erst in der zweiten Woche auf die Hälfte derselben herabzugehen und von da ab gradatim die Lösung schwächer zu nehmen. Bei diesem Modus pflegen die Abstinenzerscheinungen bedeutend geringer zu sein. Ist man bei der Darreichung kleinster Dosen angekommen, dann empfiehlt es sich nicht etwa die Injectionen zu sistiren, es ist vielmehr rathsam eine oder mehrere Wochen mit Injectionen physiologischer Kochsalz- oder leichter Chininlösung fortzufahren und dem Kranken sodann die ihn sehr beruhigende und erfreuende Mittheilung zu machen, dass er seit Tagen oder Wochen kein Morphium mehr erhalten habe. Die bei der Entwöhnung öfters auftretende Diarrhoe wird mit Abreibungen und Sitzbädern bei gleichzeitiger entsprechender Diät prompt beseitigt.

Erwähnen will ich noch, dass Bernheim in Nancy Morphium- und Cocainentziehungskuren mit Hilfe der Hypnose und Suggestion sehr rasch geheilt haben soll.

Bei einem acuten Vergiftungsfalle mit Morphium (tentamen suicidii) bestand, als ich gerufen wurde, seit sechs Stunden vollkommene Bewusstlosigkeit; ich wendete Magenpumpe an, leitete künstliche Respiration ein, liess schliesslich Kopf, Brust und Rücken der Patientin im warmen Bade kalt übergiessen. Eine hartnäckige Agrypnie blieb in der Reconvalescenz wochenlang bestehen, gegen welche feuchte Einpackungen laue Halbbäder, Leib- und Wadenbinden, vorwaltende Milchdiät angewendet wurde.

Ein 30jähriger Rechtsanwalt kam wegen Cocainismus zur Anstaltsbehandlung. Er hatte gegen eine, Jahre lang bestehende Ischialgie in den letzten acht Monaten täglich 2—4 Injectionen einer (angeblich) 1%igen Cocainlösung gebraucht.

Der Hüftschmerz trat anfallsweise jeden 2. oder 3. Tag auf, ausserdem war Appetitlosigkeit, Constipation, tiefe depressio animae, hochgradige Asthenie und abwechselnd Bradycardie und Tachycardie zu constatiren. Allmähliche Entwöhnung mit gleichzeitiger hydriatischer Behandlung, laue Regenbäder, Tauchbäder, Irrigationen, gegen den Hüftschmerz schottische Douchen, Massage, Electricität brachten nach 10wöchentlichem Kurgebrauche Heilung.

Sachregister.

(Die Zahlen verweisen auf die Seiten.)

MIX
Papier | Fördert gute Waldnutzung
FSC® C083411

Zeitfracht Medien GmbH
Ferdinand-Jühlke-Straße 7
99095 Erfurt, Deutschland
produktsicherheit@kolibri360.de